一、ISO/TC 249领导层

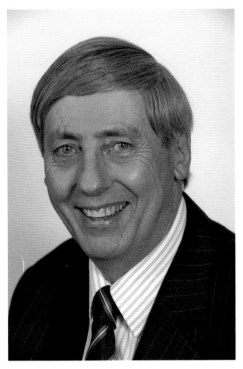

ISO/TC 249第一任主席David Graham

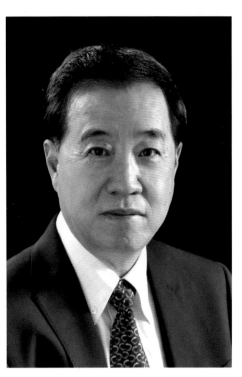

ISO/TC 249现任主席沈远东

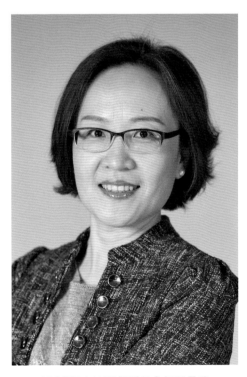

ISO/TC 249现任委员会经理桑珍

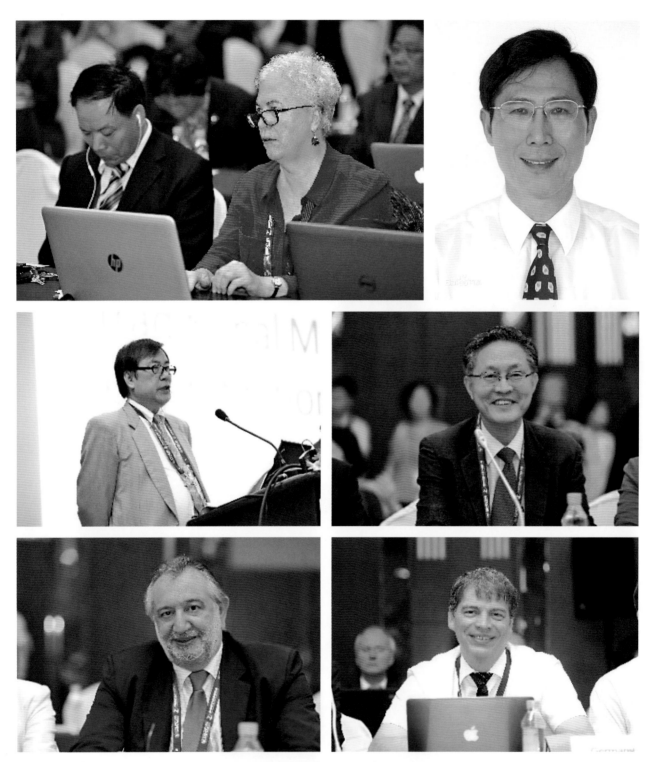

ISO/TC 249 主席顾问团一（CAG1）

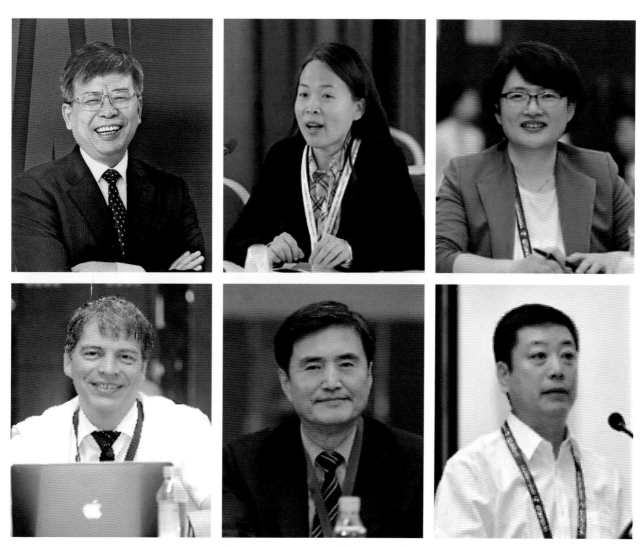

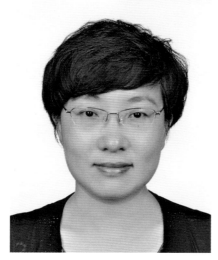
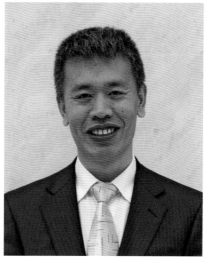

ISO/TC 249主席顾问团二（CAG2）

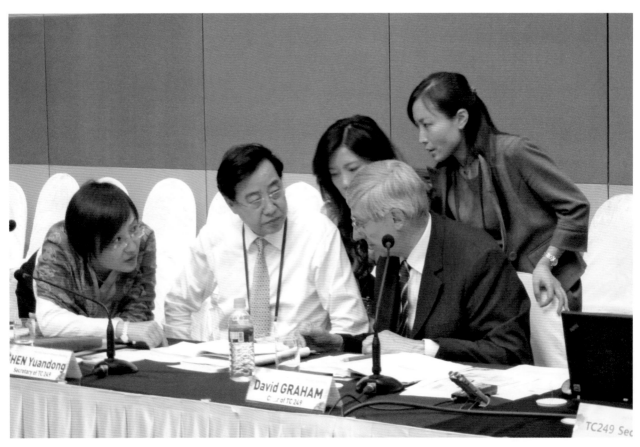

ISO/TC 249主席和秘书处工作团队（一）

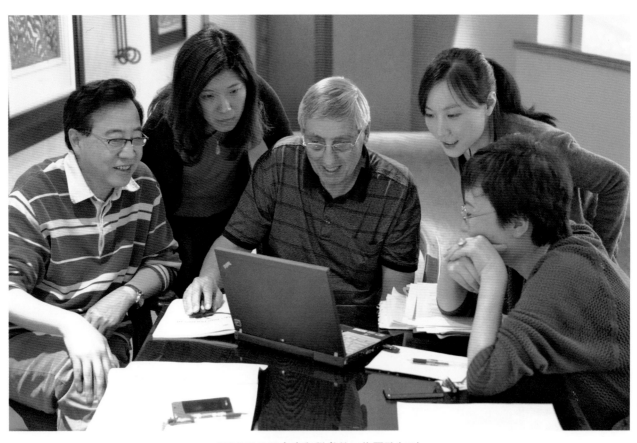

ISO/TC 249主席和秘书处工作团队（二）

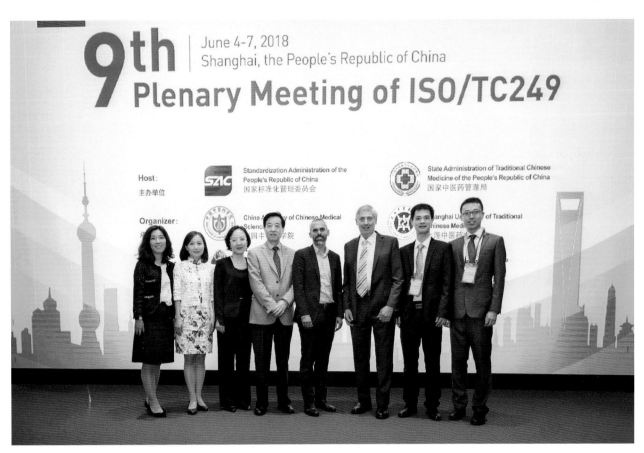

ISO 中央秘书处技术管理官员与 ISO/TC 249 主席和秘书处工作团队（一）

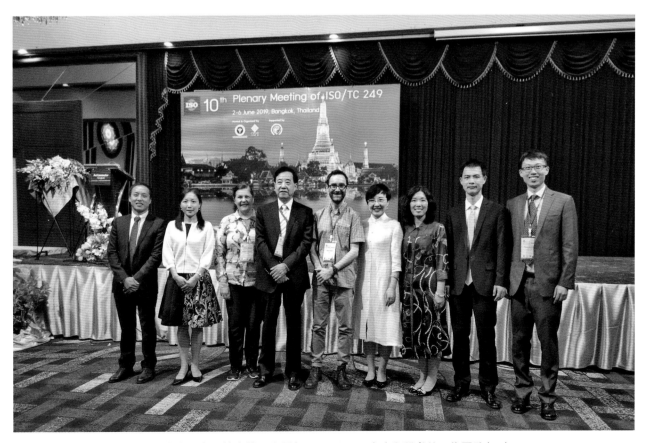

ISO 中央秘书处技术管理官员与 ISO/TC 249 主席和秘书处工作团队（二）

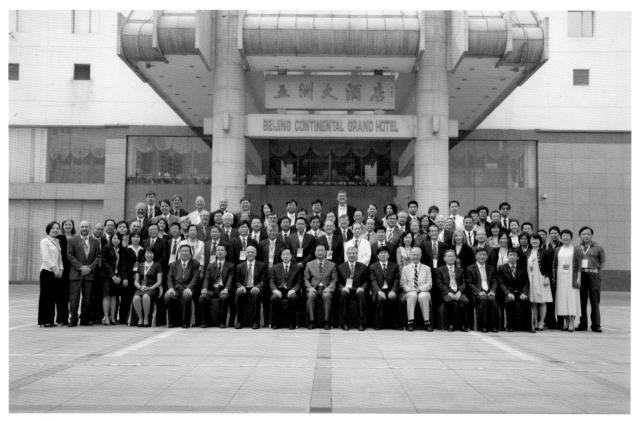

ISO/TC 249 第一次全体成员大会（2010,中国·北京）

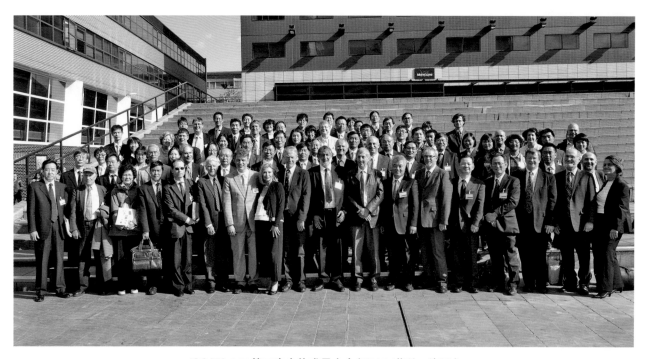

ISO/TC 249 第二次全体成员大会（2011,荷兰·海牙）

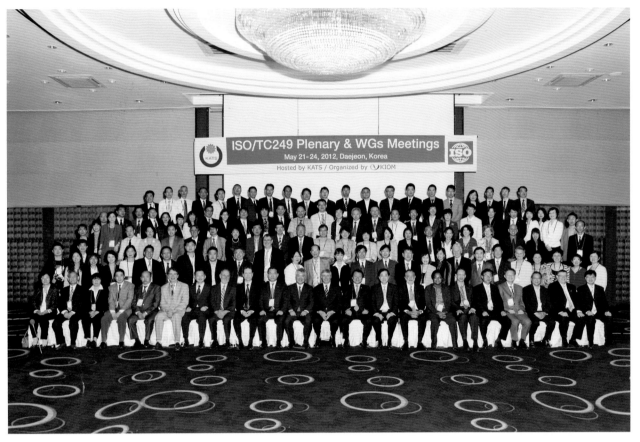

ISO/TC 249第三次全体成员大会（2012,韩国·大田）

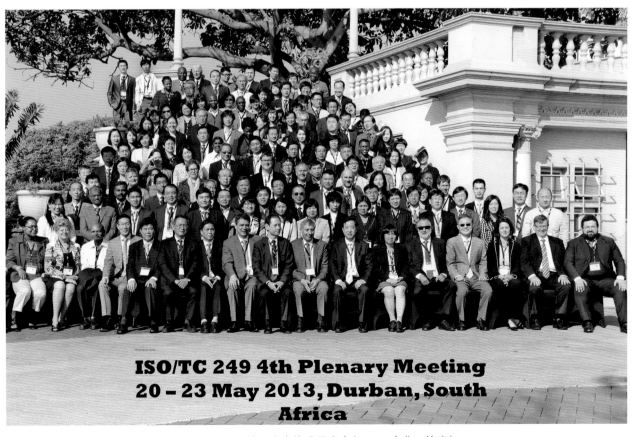

ISO/TC 249第四次全体成员大会（2013,南非·德班）

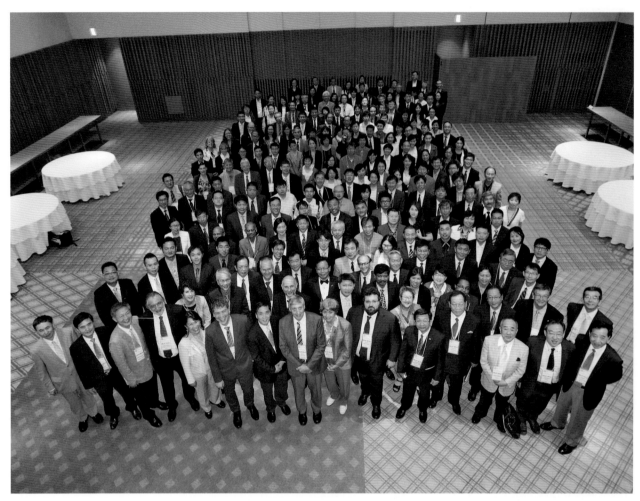

ISO/TC 249 第五次全体成员大会（2014，日本·京都）

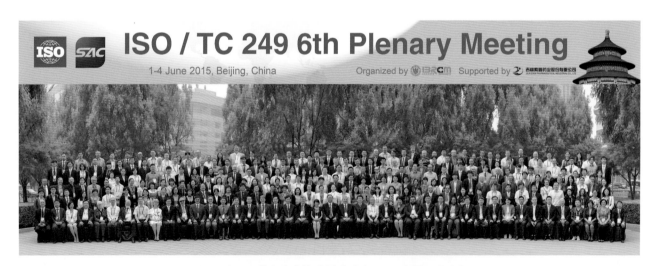

ISO/TC 249 第六次全体成员大会（2015，中国·北京）

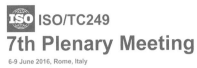

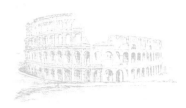

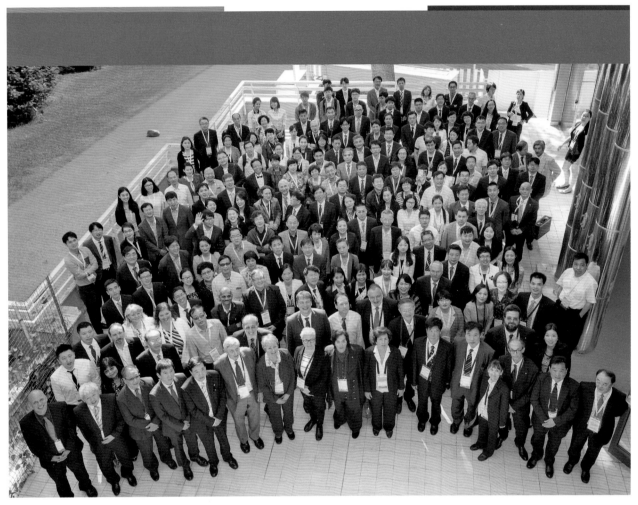

ISO/TC 249第七次全体成员大会（2016,意大利·罗马）

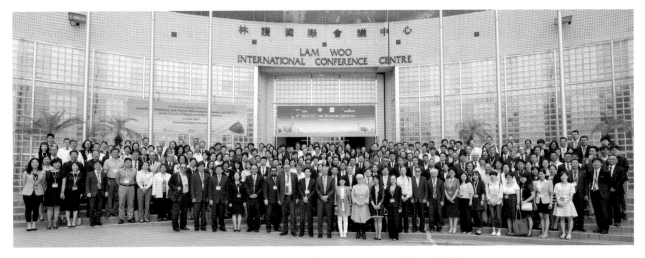

ISO/TC 249第八次全体成员大会（2017,中国·香港）

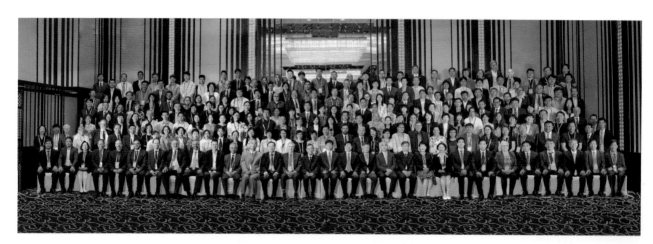

ISO/TC 249第九次全体成员大会（2018,中国·上海）

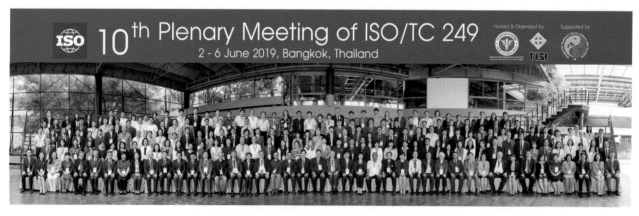

ISO/TC 249第十次全体成员大会（2019,泰国·曼谷）

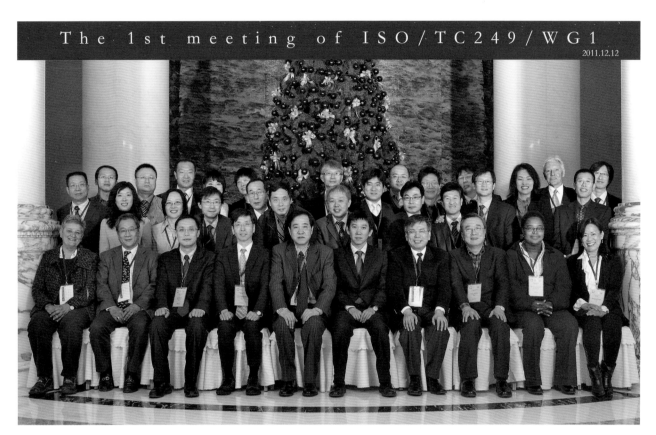

ISO/TC 249/WG 1 第一次工作组会议（2011，中国·北京）

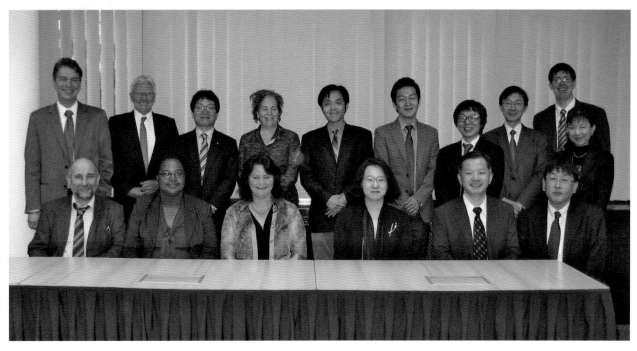

ISO/TC 249/WG 2 第一次工作组会议（2012，德国·柏林）

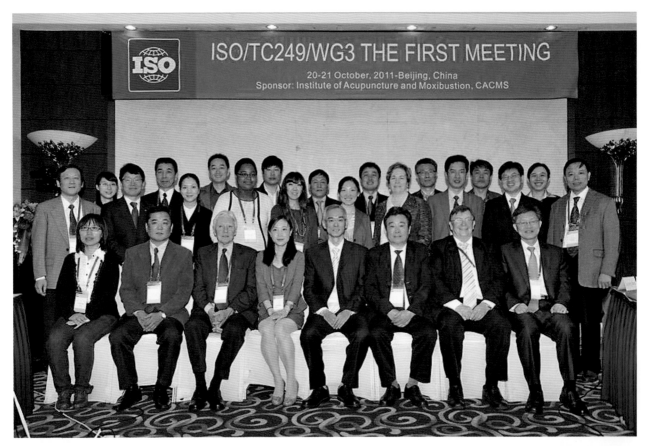

ISO/TC 249/WG 3第一次工作组会议（2011,中国·北京）

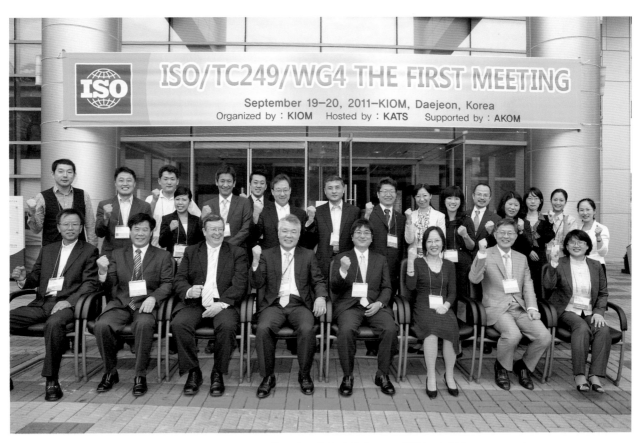

ISO/TC 249/WG 4第一次工作组会议（2011,韩国·大田）

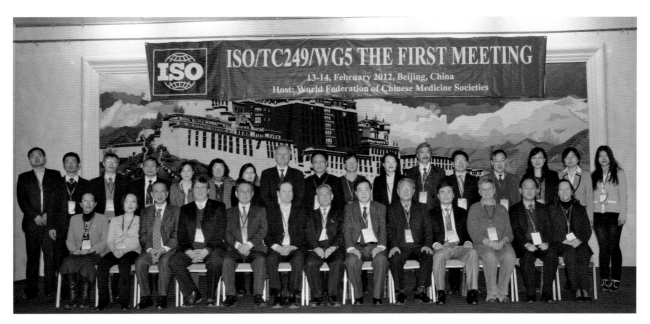

ISO/TC 249/WG 5第一次工作组会议（2012，中国·北京）

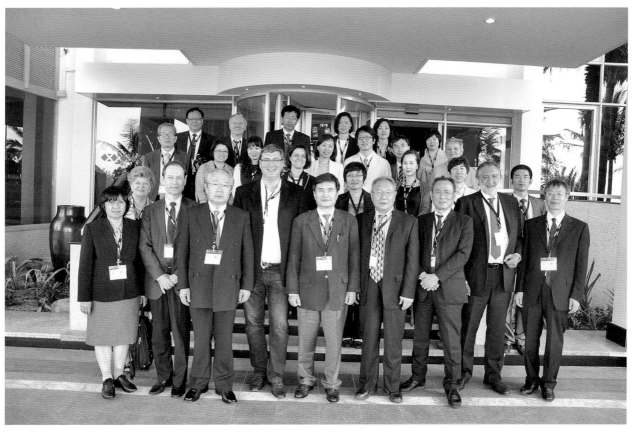

ISO/TC 249/JWG 1第一次工作组会议（2013，南非·德班）

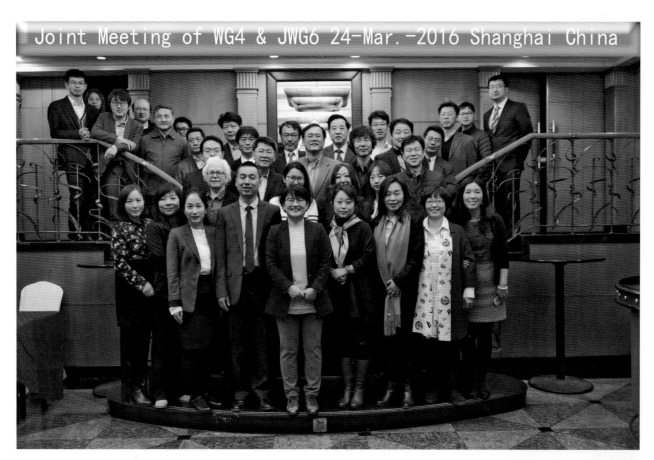

ISO/TC 249/JWG 6第一次工作组会议（2016，中国·上海）

五、ISO/TC 249秘书处开放周

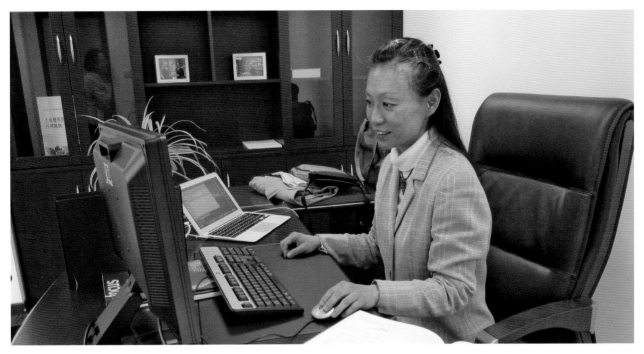

ISO/TC 249秘书处开放周，日本专家Michiho ITO博士受邀来秘书处工作（2016）

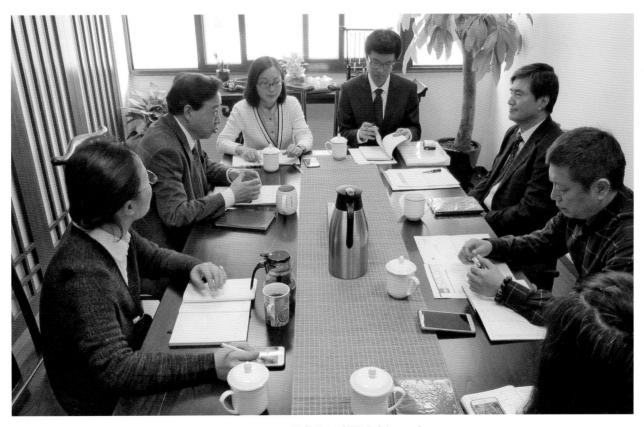

ISO/TC 249秘书处开放周活动（2017）

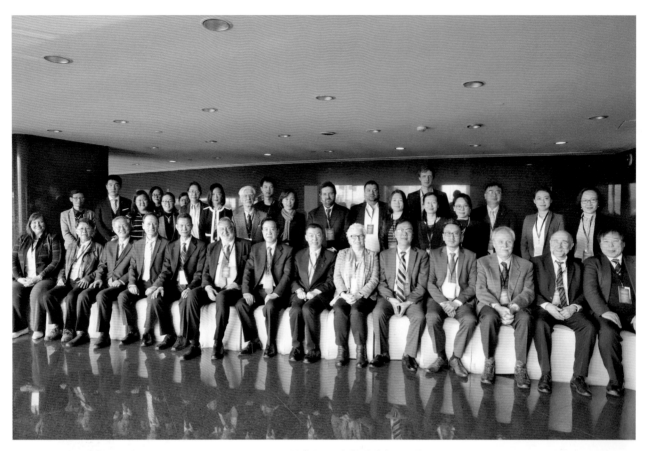

ISO/TC 249秘书处开放周活动（2018）

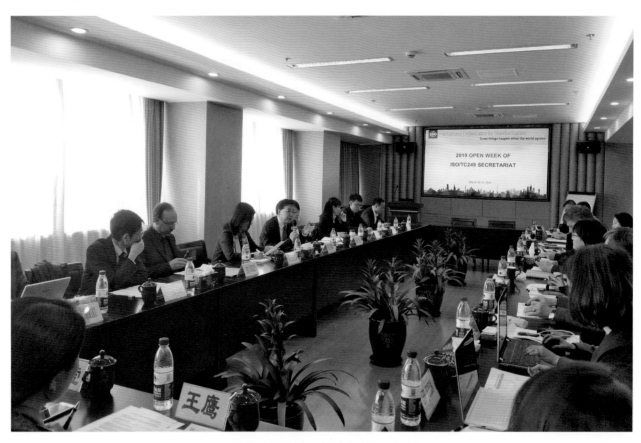

ISO/TC 249秘书处开放周活动（2019）

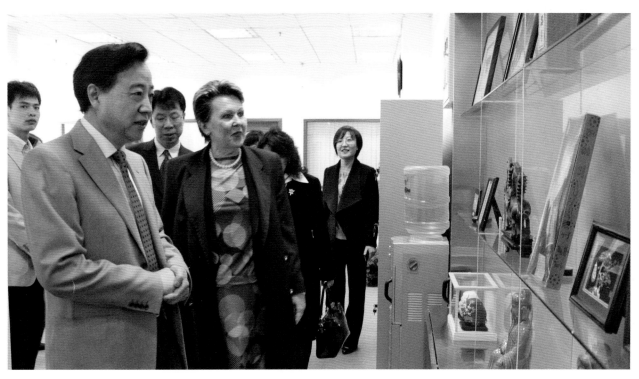

ISO副主席 Elisabeth Stampfl-Blaha 访问 ISO/TC 249 秘书处（2012）

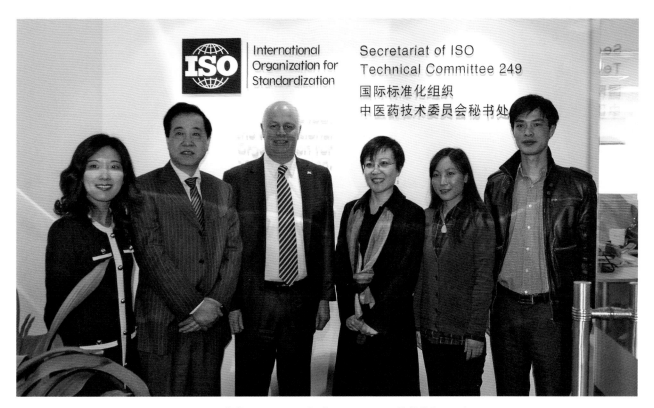

ISO秘书长 Rob Steele 视察 ISO/TC 249 秘书处（2013）

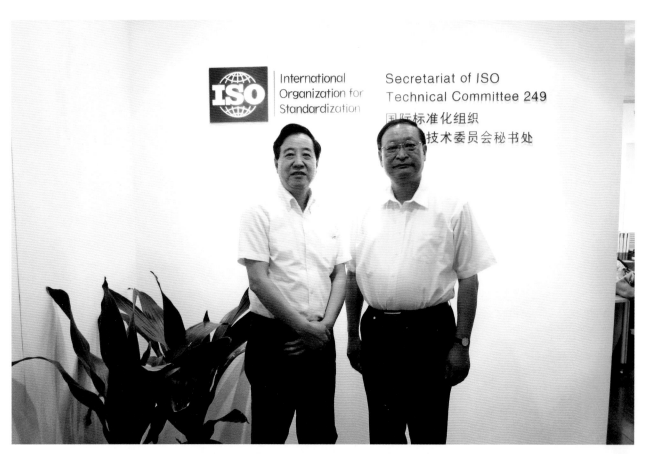

国家卫生和计划生育委员会副主任、国家中医药管理局局长王国强视察ISO/TC 249秘书处（2015）

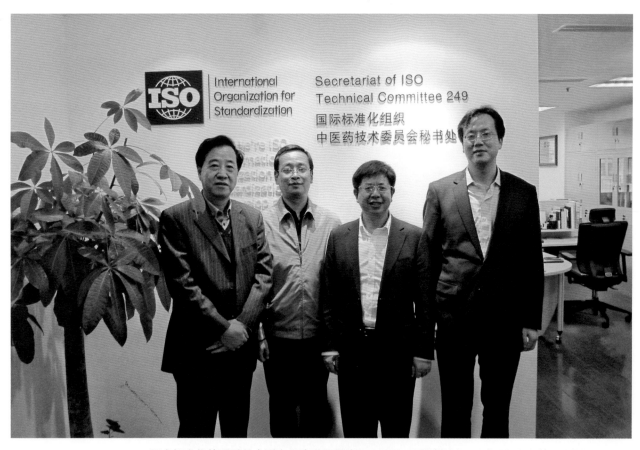

国家标准化管理委员会副主任陈洪俊视察ISO/TC249秘书处（2017）

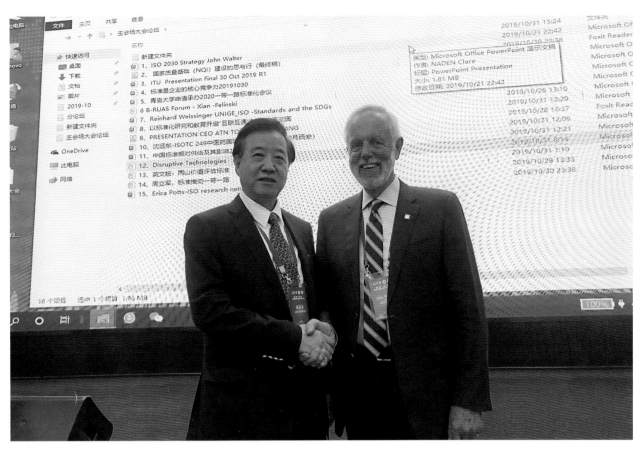

ISO/TC 249主席沈远东与ISO主席John Walter会晤（2019）

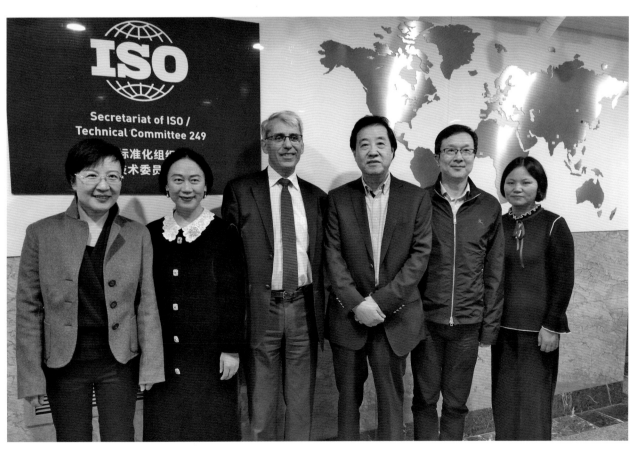

法国标准化协会（AFNOR）标准部主任、ISO技术管理局成员Alain Costes在ISO/TC 249秘书处参观交流（2019）

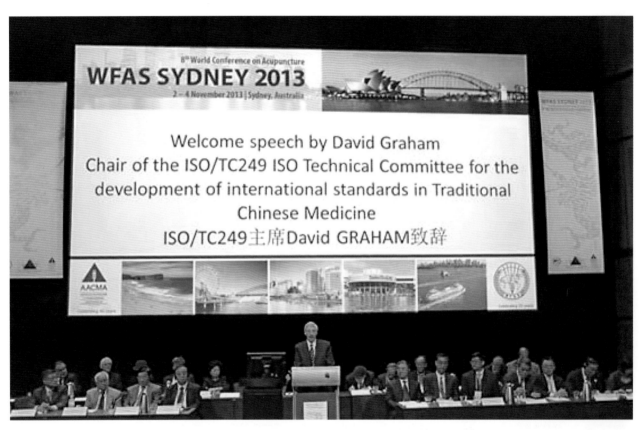

ISO/TC 249主席出席世界针灸大会（2013,澳大利亚·悉尼）

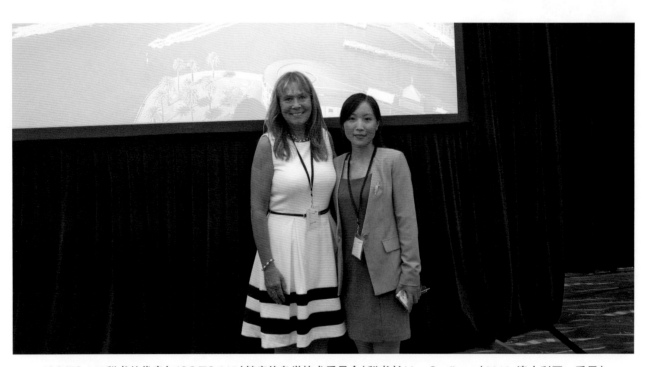

ISO/TC 249秘书处代表与ISO/TC 215（健康信息学技术委员会）秘书长 Lisa Spellman（2013,澳大利亚·悉尼）

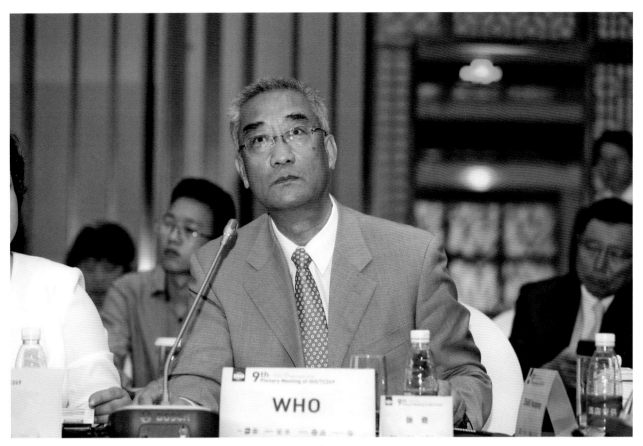

WHO传统医学、补充医学与整合医学处主任张奇出席ISO/TC 249第九次全体成员大会（2018，中国·上海）

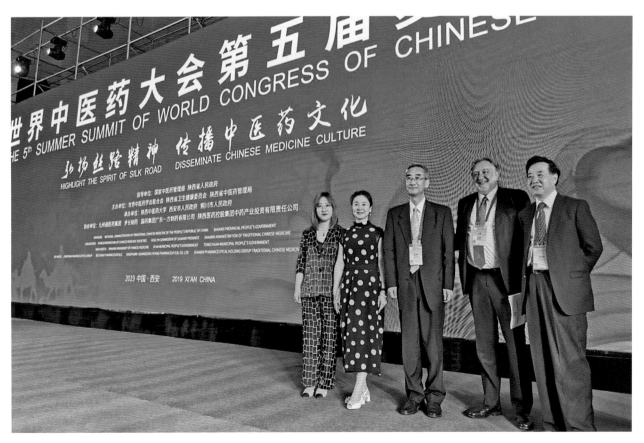

ISO/TC 249主席沈远东出席世界中医药大会第五届夏季峰会（2019，中国·西安）

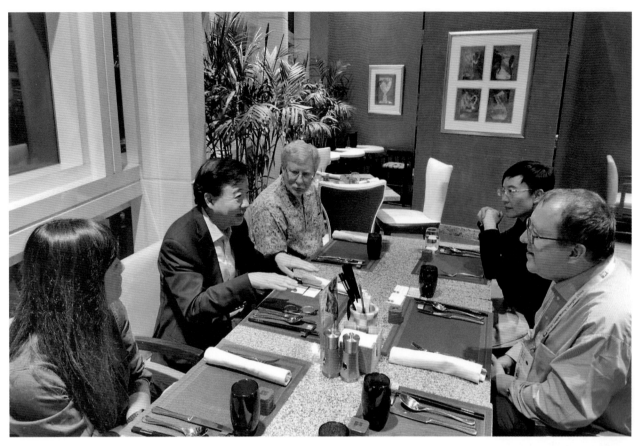

ISO/TC 249 与 IEC/SC 62D 双方领导层会晤（2019,中国·上海）

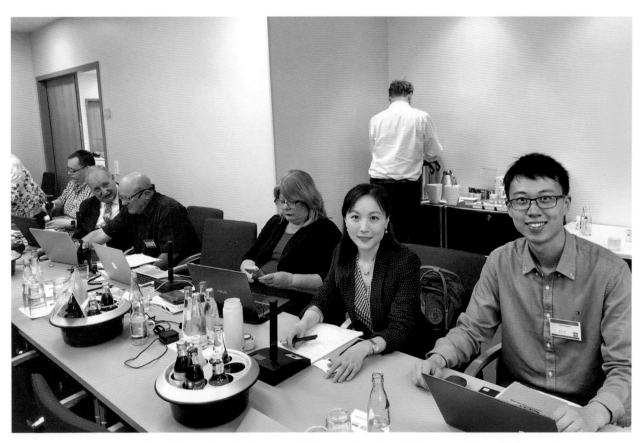

ISO/TC 249 秘书处代表赴德国柏林参加 ISO/TC 314（老龄社会）第三次年会（2019,德国·柏林）

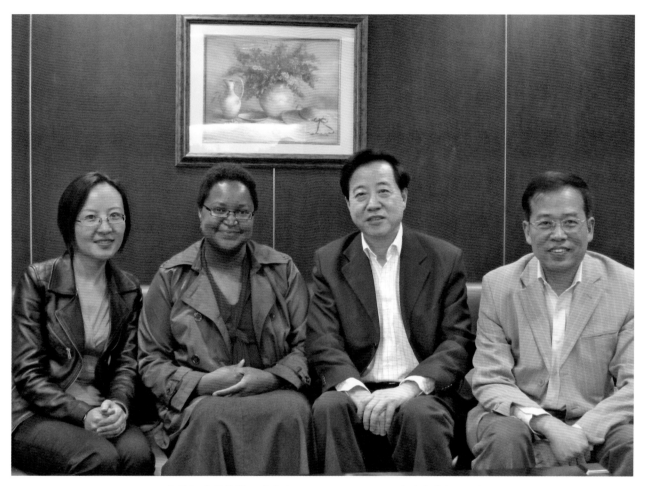

南非标准局传统医学专家Amanda Gcabashe来沪考察（2011）

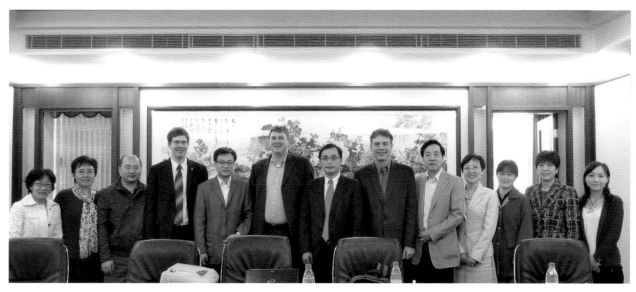

中德药学专家标准化工作会谈（2012）

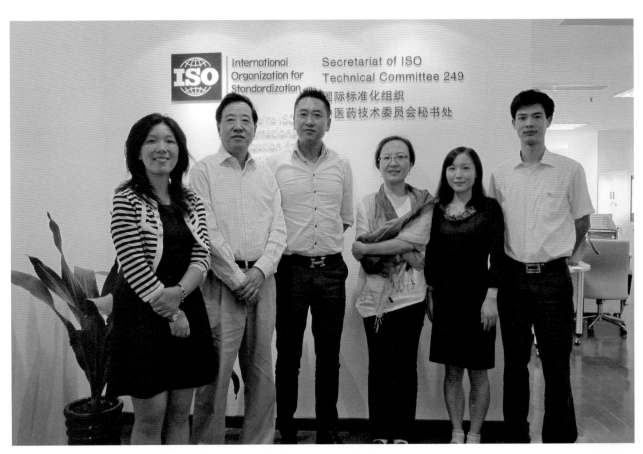

ISO/TC 249荷兰代表团团长刘成先生到访ISO/TC 249秘书处（2014）

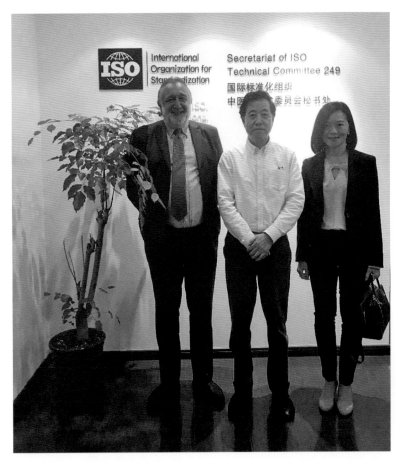

ISO/TC 249西班牙代表团团长Ramon M Calduch
携夫人陈杨月龄女士到访ISO/TC 249秘书处
（2017）

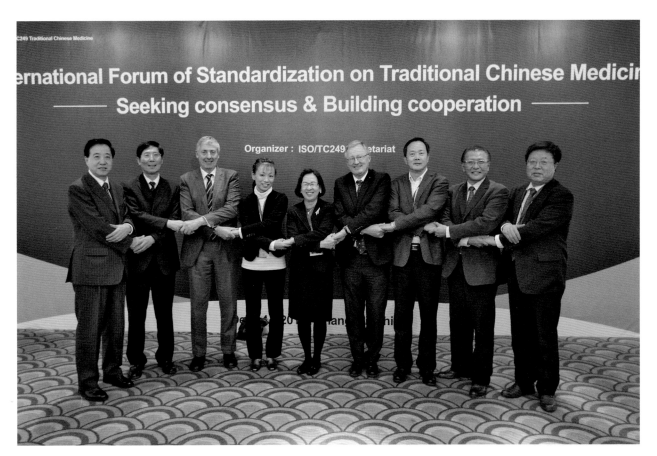

中医药国际标准化论坛（2014）

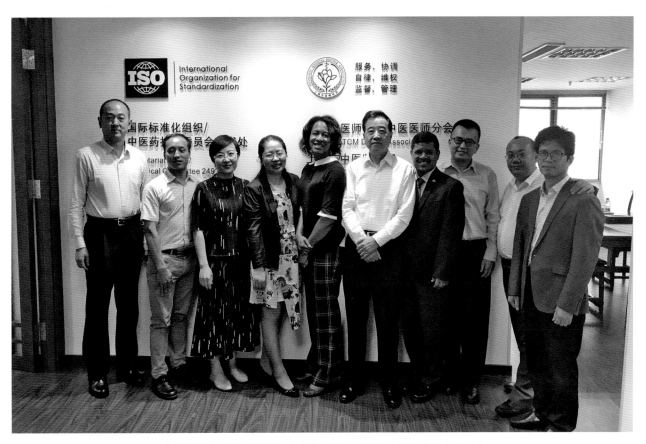

《美国药典》（USP）委员会成员到访ISO/TC 249秘书处（2018）

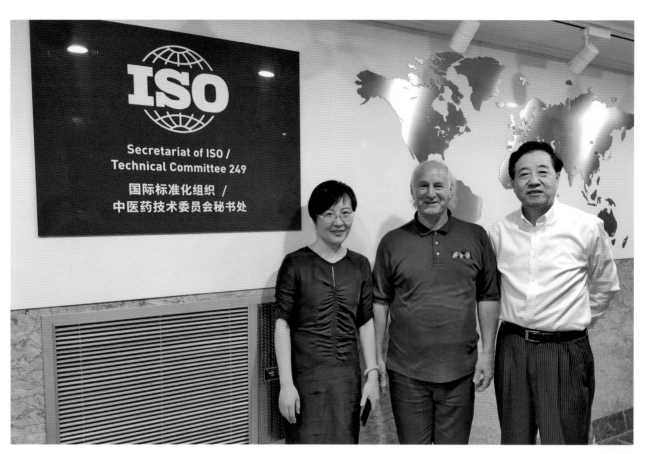

《美国草药典》(AHP)主席 Roy Upton 到访 ISO/TC 249 秘书处 (2019)

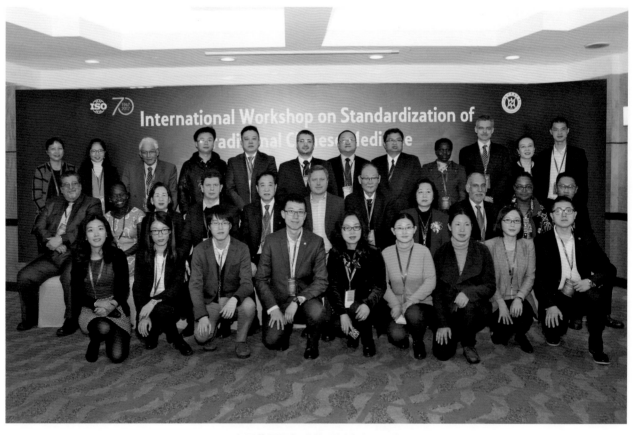

中医药国际标准化研讨会 (2017)

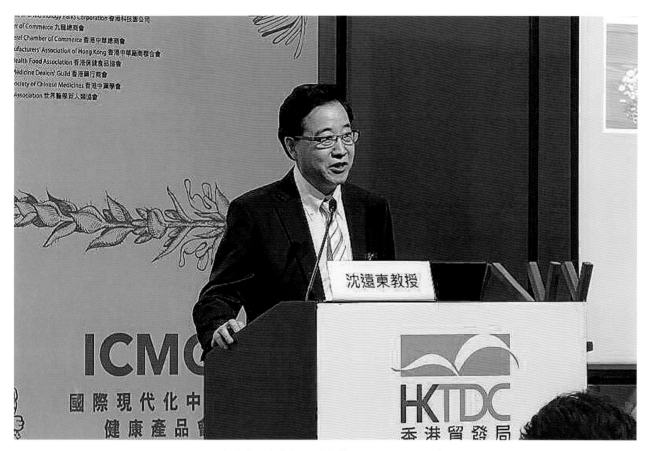

ISO/TC 249主席沈远东参加香港中药国际论坛（2017，中国·香港）

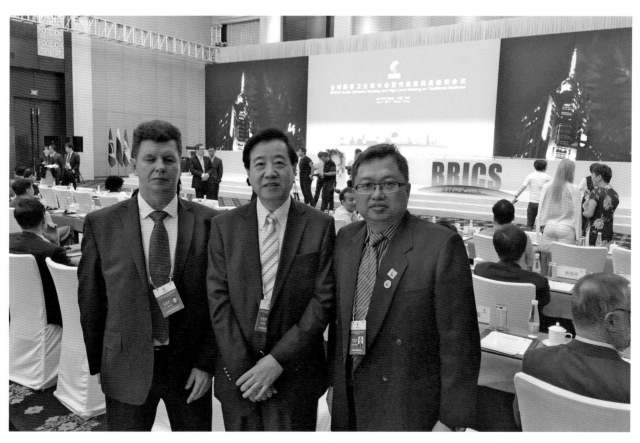

ISO/TC 249主席沈远东参加"金砖"国家卫生部长会暨传统医学高级别会议（2017，中国·天津）

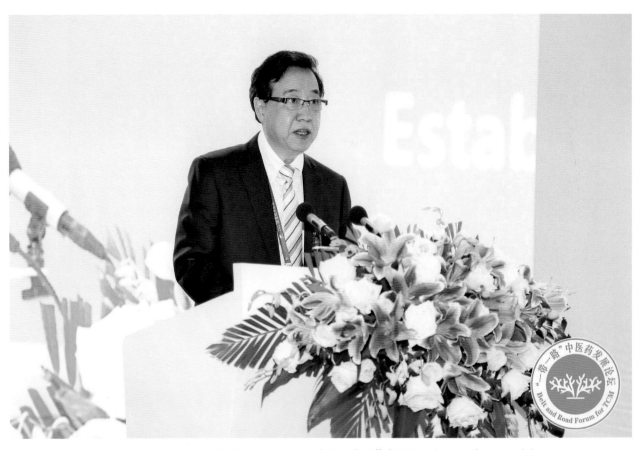

ISO/TC 249主席沈远东出席2017欧亚经济论坛中医药发展论坛（2017，中国·西安）

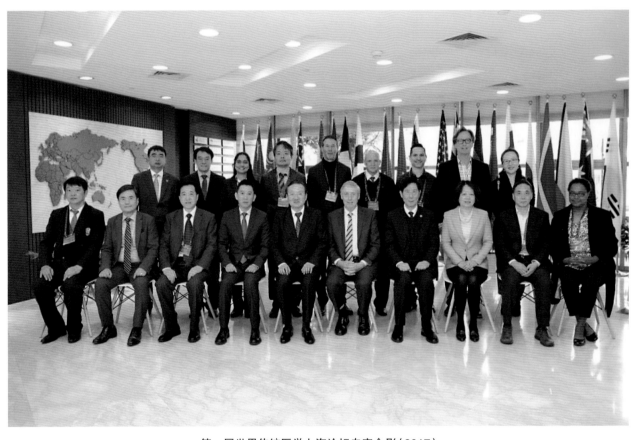

第一届世界传统医学上海论坛专家合影（2017）

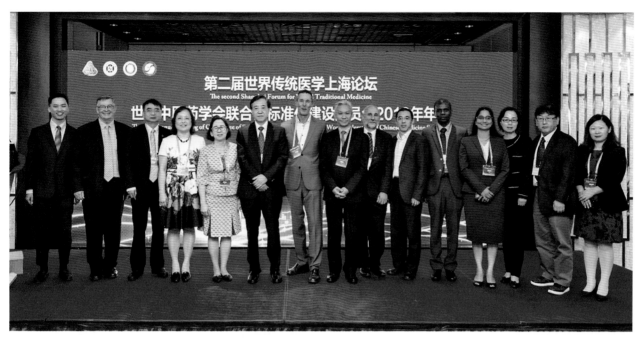

第二届世界传统医学上海论坛专家合影（2019）

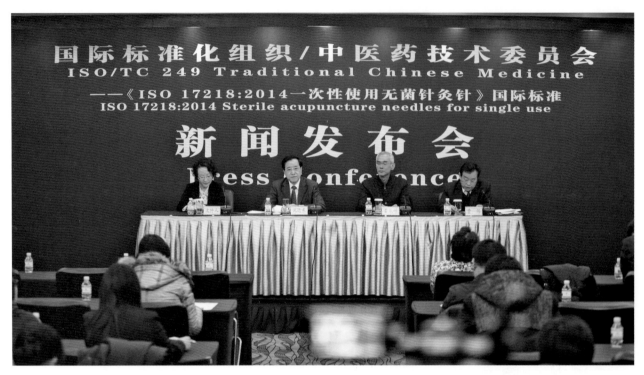

ISO首个中医药国际标准《ISO 17218: 2014 一次性使用无菌针灸针》新闻发布会（2014）

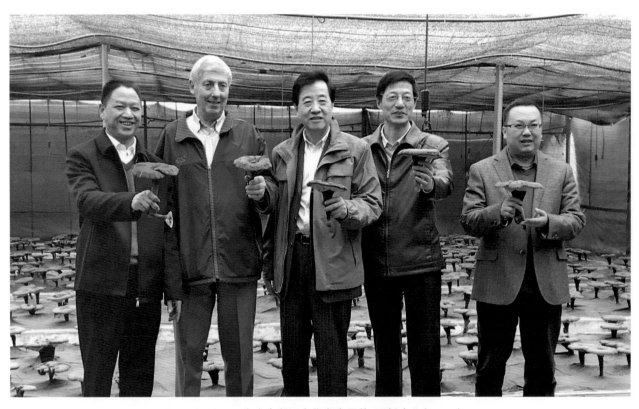

ISO/TC 249主席在浙江金华考察灵芝、石斛产业（2017）

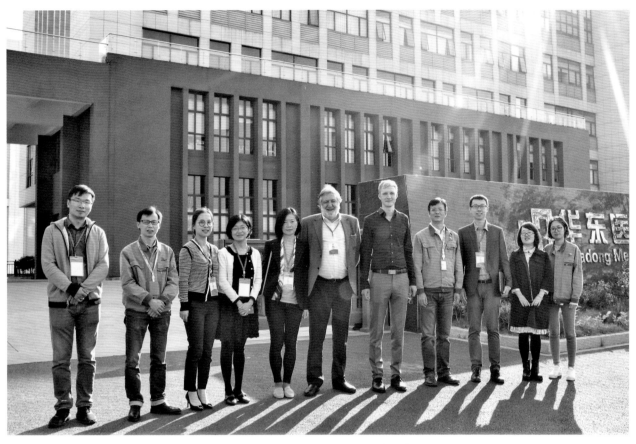

ISO/TC 249德国和西班牙专家调研华东医药（2018）

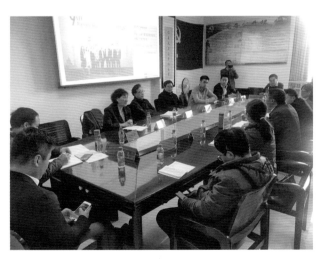

ISO/TC 249秘书处团队赴云南文山考察三七种植产业现状
（2018）

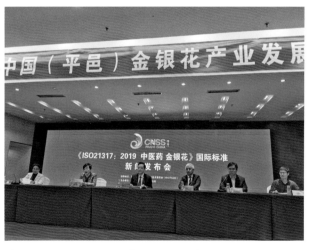

《ISO 21317:2019 中医药——金银花》新闻发布会（2019）

"十三五"国家重点图书出版规划项目

ISO
中医药国际标准
理论研究与实践

ISO Standards for Traditional Chinese Medicine:
Theory and Practice

主　编　沈远东

副主编　桑　珍　吕爱平

 上海科学技术出版社

图书在版编目（CIP）数据

ISO中医药国际标准理论研究与实践 ／ 沈远东主编
. -- 上海 ：上海科学技术出版社，2020.12
  ISBN 978-7-5478-5079-4

  Ⅰ．①I… Ⅱ．①沈… Ⅲ．①中国医药学－国际标准
－研究－中国 Ⅳ．①R2-65

中国版本图书馆CIP数据核字(2020)第167778号

ISO中医药国际标准理论研究与实践

主　编　沈远东

副主编　桑　珍　吕爱平

上海世纪出版(集团)有限公司
上海 科 学 技 术 出 版 社　出版、发行
(上海钦州南路71号　邮政编码200235　www.sstp.cn)
上海雅昌艺术印刷有限公司印刷
开本 889×1194　1/16　印张 22.5　插页 16
字数 400 千字
2020 年 12 月第 1 版　2020 年 12 月第 1 次印刷
ISBN 978－7－5478－5079－4/R·2181
定价：198.00 元

编委会名单

主　编　沈远东

副主编　桑　珍　吕爱平

编　委（按姓氏笔画排序）

石燕红　吕爱平　李　静

沈远东　郑林赟　姜水印

徐晓婷　桑　珍　黄奕然

黄虞枫

内容提要

国际标准化组织/中医药技术委员会(ISO/TC 249)工作范畴为:所有起源于古代中医并能共享同一套标准的传统医学体系标准化领域的工作,涵盖传统与现代继承发展的两大领域,具体负责中药原材料质量与安全、中药制成品质量与安全、医疗设备质量与安全及信息等领域的标准化工作,并包括服务类标准。ISO/TC 249 现有 45 个成员体,下设 7 个工作组。

本书由 ISO/TC 249 秘书处成员与相关专家共同编写,围绕 ISO 中医药国际标准展开,具体阐述了中医药国际化与中医药国际标准化的发展概况、ISO 与 ISO/TC 249 的概况、中药的国际标准化、针灸的国际标准化、中医医疗器械的国际标准化、中医药名词术语和信息学国际标准化、ISO/TC 249 的联络关系、ISO/TC 249 的特点与创新点、ISO/TC 249 成立十年大事记、中医药国际标准化的战略思考与 ISO/TC 249 的未来发展,并附以中医药国际标准化相关政策文件,首个 ISO/TC 249 国际标准《一次性使用无菌针灸针》制作程序,ISO/TC 215 和 ISO/TC 249 联合协议,中药材国内、国际标准,全面总结 ISO/TC 249 成立以来的工作经验。

本书结合已发布国际标准的成功案例,为已经或即将参与制定 ISO 中医药国际标准的专家提供指导和建议,提高中医药国际标准的内涵与质量。本书也介绍了中医药国际标准化领域工作的最新进展和未来的发展规划,为中医药国际标准化的研究者和对中医药国际标准化感兴趣的读者提供实用的信息。

序　言

国际标准化组织／中医药技术委员会（ISO／TC 249）成立至今已十年有余。我作为ISO／TC 249 主席顾问团的中国代表，与来自 45 个成员体的专家们共同见证了 ISO／TC 249的创建和发展历程。作为 ISO 中医药国际标准化工作实践的一位亲历者，回顾往事，感慨良多。

中医药是中华民族的科学与文化瑰宝，至今已传播至全球 183 个国家和地区，为维护人类的健康做出了重大的贡献。在中医药广泛传播应用的同时，如何更加科学、安全和有效地使用中医药已成为国际医药卫生界关注的重要课题。在这样的大背景下，为了加强中医药的质量和安全控制，2009 年国际标准化组织（ISO）创建了中医药技术委员会（ISO／TC 249），秘书处设于上海中医药大学。当时，我担任上海中医药大学校长，对于我校能够承担这项重要任务深感使命重大，给予了全力的支持。

中医药国际标准是一种世界的共同语言，它对于加强产品的质量和安全、促进国际合作和交流，具有十分重要的作用。由于中医药国际标准化是一项创新性的工作，其艰巨性是非亲历者难以体会的。十年磨一剑，现在 ISO／TC 249 经过十年的艰辛探索，已经形成了良好的发展局面。目前，ISO／TC 249 已经发布了 62 项中医药的国际标准，对推动中医药国际化与促进社会和经济发展已经或者将会起到积极的作用。

我们高兴地看到，上海中医药大学中医药国际标准化研究所的同志们回顾总结了 ISO／TC 249 秘书处工作平台上辛勤耕耘取得的成绩和体会，编写出版了这本著作，提供给从事中医药国际化和中医药标准化的同道一起分享。

本书的内容不仅介绍了 ISO 的宗旨目标和工作规则程序，更为可贵的是，本书的编著者们提供了中国传统医学学科和产业如何纳入国际标准化体系的过程和经验，同时对中医药国际化面临的挑战和今后的发展也提出了深刻的见解。中医药的国际标准化工作是一个年轻的新领域，本书的出版为国际标准化工作者率先提供了一本有价值的工具书，同时也为中医药国际化提供了一个成功的案例，相信必将对推动该领域的发展产生重要而广泛的影响。

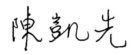

2020 年 10 月

Preface

It is a great pleasure to contribute a preface to this book *ISO standards for Traditional Chinese Medicine: Theory and practice* which covers the evolution and work of ISO/TC 249.

The committee started in 2009 at a very opportune time when the use of Traditional Chinese Medicine (TCM) was gaining rapid popularity across the world. TCM not only makes a major contribution to the health and wellbeing of countless communities but it is also very important for trade and commerce. It is essential that global growth in the use of TCM is supported by the provision of quality health services and therapeutic products. ISO/TC 249 is making an essential contribution by bringing together experts from many sectors and countries to work together to develop international standards for TCM.

At the end of 2009, it was my great honour to be nominated as the first Chairperson of ISO/TC 249 and since then I have greatly enjoyed the role working with experts and professionals. There have been many learnings gained from the experiences with ISO/TC 249. As a new committee with a new secretariat, it was necessary to develop trust and cohesion across the experts from many countries while accommodating their different national views and ambitions. A fundamental issue was how to accommodate within the development of international standards, the variations to TCM which over many centuries had evolved from ancient Chinese medicine in countries outside of China. Another important aspect was to agree on the scope of the work of the committee that was both realistic and achievable. A number of working groups were established to deal with a broad work area such as informatics, rather than being formed for each specific, short term project and this approach allowed continuity and depth of experience within the work of each group.

While there have been very robust discussions on occasions, respect and understanding between members of the committee has always been displayed and this is reflected in the impressive achievements of the committee.

The ISO model of standards development is very robust with strict requirements for project management, ensuring good input from all the members, outcomes gained from consensus and the regular review and updating of the standards and other deliverables. The confidence this provides leads to the very wide use of ISO products and it is expected that the work of ISO/TC 249 will continue to make a major contribution to the future of TCM.

I congratulate Professor Shen Yuandong and his colleagues for preparing this record of the work of ISO/TC 249 which is an important part of the committee's process of continuous improvement and also for documenting the committee's important contribution to the increasing use of TCM.

Dr David Graham
Past chair, ISO/TC 249

前　言

　　国际标准化组织(ISO)是全球最大、最权威的国际标准制定和发布机构。随着中医药在全球广泛的传播和应用,为加强中医药的质量和安全,2009 年 ISO 成立了中医药技术委员会(ISO/TC 249 Traditional Chinese Medicine)。ISO/TC 249 的秘书处设于上海中医药大学。2015 年,上海中医药大学根据中医药国际标准化发展形势的需要,以 ISO/TC 249 秘书处为核心创建了中医药国际标准化研究所。

　　ISO/TC 249 的成立是中医药国际标准化发展史上的一个里程碑,至今 ISO/TC 249 已经历了十年的发展历程。十年来,在国家标准化管理委员会和国家中医药管理局的领导下,在 ISO 技术管理局和中央秘书处的指导下,在技术委员会主席和秘书处的共同努力下,实现了 ISO 中医药国际标准零的突破。截至 2020 年 9 月,ISO/TC 249 已发布中医药国际标准 62 项,目前已有 45 个成员体(member body)、7 个工作组(working group)和 7 个联络组织(liaison),ISO/TC 249 的工作业绩在 ISO 的技术委员会中名列前茅。

　　国际标准是行业科技成果和先进经验的总结,对打破技术垄断、提高产品的安全质量、促进经济和社会的发展起着十分重要的作用。国际标准又是建立在"自愿参与、市场需求和形成共识"基础上的一种世界共同语言,所以中医药国际标准化毫无疑问是中医药国际化的基础和关键。然而中医药国际标准化的道路并不是一帆风顺的,因为国际标准化是工业现代化的产物,而中医药是起源于中国古代的一门传统医学科学和传统产业。在 ISO 制定和发布中医药国际标准,对 ISO 来说是一个新生事物,对中医药来说也是一个挑战。所以在 ISO/TC 249 的发展历程中,冲突和磨合在所难免,而理解和共识成就了 ISO/TC 249 的丰硕成果。

　　ISO/TC 249 是专注于制定中医药国际标准的技术委员会,也是向世界讲述中国故事的平台,同时也是中国体现大国责任、参加国际健康治理体系的一个实践基地。我们谨把十年来在中医药国际标准化平台上的经历回顾总结成册,期望将十年来中医药国际标准化工作的实践经验和体会,与从事中医药国际化和中医药国际标准化的领导和同事们分享,为中医药走向世界、造福于人类健康贡献一份力量。

上海中医药大学中医药国际标准化研究所　沈远东

2020 年 9 月 27 日

本书常用英文缩略语一览

AFNOR：Association Francaise de Normalisation，法国标准化协会

ANSI：American National Standards Institute，美国国家标准学会

BP：*British Pharmacopoeia*，《英国药典》

BPH：*British Herbal Pharmacopoeia*，《英国草药典》

BSI：British Standards Institution，英国标准学会

CAM：Complementary and Alternative Medicine，补充替代医学

CHM：Community Herbal Monograph，《欧盟草药专论》

CM：Complementary Medicine，补充医学

CMM：Chinese materia medica，中药

CPM：Chinese proprietary medicines，中成药

DIN：Deutsches Institut für Normung，德国标准化协会

EDQM：European Directorate for the Quality of Medicines，欧洲药品质量管理局

EMA：European Medicines Agency，欧洲药品管理局

EP：*European Pharmacopoeia*，《欧洲药典》

FDA：Food and Drug Administration，（美国）食品药品监督管理局

FHH：Western Pacific Regional Forum for the Harmonization of Herbal Medicines，西太区草药
    论坛

FIP：International Pharmaceutical Federation，国际药学联合会

GACP：good agricultural and collection practices，规范种植采集指南

GMP：Good Manufacturing Practices，生产质量管理规范

GP – TCM RA：Good Practice in Traditional Chinese Medicine Research Association，中医药规
    范研究学会

HMPC：Committee on Herbal Medicinal Products，草药药品委员会

IEC：International Electrotechnical Commission，国际电工委员会

IFP：information focal point，联络人

IRCH：International Regulatory Cooperation for Herbal Medicines，国际植物药监管合作组织

IS：International Standard，国际标准

ISA：International Federation of the National Standardizing Associations，国家标准化协会国际联合会

ISO/TC 249：ISO Technical Committee 249，国际标准化组织/中医药技术委员会

ISO：International Organization for Standardization，国际标准化组织

ITU：International Telecommunication Union，国际电信联盟

JISC：Japanese Industrial Standards Committee，日本工业标准委员会

JWG：Joint Working Group，联合工作组

NCA：National Competent Authorities，各国药品监管当局

NCT：nonconventional therapies，非常规疗法

NHP：Natural Health Product，天然保健产品

NHPR：Natural Health Products Regulations，《天然保健产品条例》

NNHPD：Natural and OTC Health Products Department，天然和非处方保健品管理局

OECD：Organization for Economic Cooperation and Development，经济合作与发展组织

PAS：Public Available Specification，公共规范

QAR：Quality Assurance Report，质量保证报告

SAC：Standardization Administration of the People's Republic of China，中国国家标准化管理委员会

SC：Subcommittee，分技术委员会

TC：Technical Committee，技术委员会

TCM：Traditional Chinese Medicine，中医药

TR：Technical Report，技术报告

TS：Technical Specification，技术规范

UNSCC：United Nations Standards Coordination Committee，联合国标准协调委员会

USP：*United States Pharmacopeia*，《美国药典》

WFAS：World Federation of Acupuncture-Moxibustion Societies，世界针灸学会联合会

WFCMS：World Federation of Chinese Medicine Societies，世界中医药学会联合会

WHO：World Health Organization，世界卫生组织

目　录

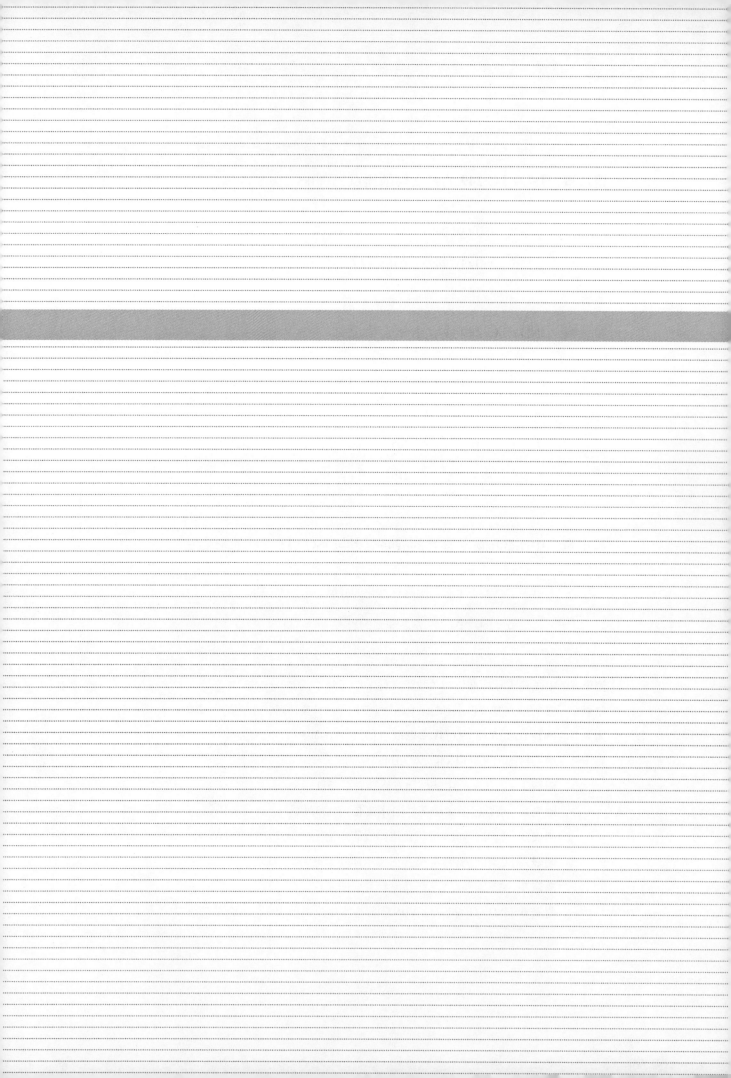

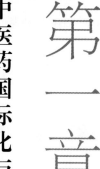

ISO
中医药国际标准
理论研究与实践

第一章

中医药国际化与中医药国际标准化的发展概况

中医药学起源于中国古代,是中华民族原创的医学科学,是当今世界多元医学的重要组成部分。中医药学不仅为中华民族的繁衍昌盛做出了重大的贡献,同时也对世界的文明进步产生了积极的影响。自秦汉时期以来,中医药学就一直是中国对外进行文化科学交流与贸易往来的主角之一,也是中国古代与丝绸之路沿线国家交流合作的重要内容。当前在经济全球化和中国成为全球第二大经济体的历史时期,特别是在我国政府"一带一路"倡议的推动下,中医药国际化也理所当然地被纳入国家战略之中。中医药在被全球广泛传播和中医药国际化战略加速推进的新形势下,中医药的国际标准化问题引起了全球广泛的关注。

也正是在这样的历史背景下,中国政府有关部门在 2009 年 4 月向国际标准化组织(International Organization for Standardization,ISO)总部提交了关于成立 ISO 中医药技术委员会的申请。同年 9 月,ISO 总部批准成立国际标准化组织/中医药技术委员会,当时暂定名为 ISO Technical Committee 249(ISO/TC 249)。ISO/TC 249 的成立标志着中医药国际化进入了一个新的历史阶段。中国传统医学从此迈入了国际标准化的平台。本书就围绕近年来中医药国际化战略的发展作理论上的梳理和阐述,并将参加 ISO/TC 249 十年中的实践和体会与从事中医药国际化的工作者们作一分享和讨论。

第一节

中医药国际化战略的背景

中医药是我们中华民族几千年历史文化、科学和智慧的结晶,它为中华民族的繁荣昌盛和世界文明进步做出了重大的贡献。中医药为一门传统医学,它起源于中国古代的中国传统医药学。在现代社会高速发展、现代医学高度发达的时代,在世界林林总总的传统医学中,它一枝独秀,依旧保持着独特的魅力,保持着它完整的理论和实践体系。在现行的国家卫生体制中,中医药扮演着不可替代的角色。

一、中医药在全球传播和应用的概况

伴随着社会经济的发展和全球人口老龄化和人类疾病谱的改变,单一的现代医学模式已不能适应医疗保健事业的发展。世界各国人民对传统医学和对中医药服务需求日益增长。正是这种刚性的需求,并在经济全球化潮流的推动下,中医药在全球得到广泛的应用和传播。

世界卫生组织(World Health Organization,WHO)历来强调传统医学对人类健康的重要性,并为推动传统医学的发展做出了重大的贡献。早在20世纪70年代召开的第二十九届世界卫生大会上,传统医学项目已被纳入WHO的工作计划中。其后在2003年和2009年发布了《WHO传统医学决议》。在2008年北京召开了首届世界传统医学大会,并发布了促进传统医学发展的《北京宣言》。

为了促进传统医学的发展,WHO还在全球建立了14个传统医学合作中心,其中有7个设在中国。根据WHO的最新报告,在其成员中,传统医学的应用、研究和管理都有了显著的增长和进步。近年来,WHO牵头进行了几次全球范围的调研,179个WHO成员参与调研并提供了相关信息。报告表明,截至2018年,在参与调查的WHO成员中,109个成员制定了关于传统医学和补充医学的法律法规,107个成员为传统医学设立了国家级办公室;传统医学和补充医学的研究机构数量也在迅速增加,75个成员设立了国家级研究机构;此外,有124个成员制定了关于草药的法律法规,125个成员有草药注册系统,78个成员有对传统医学和补充医学服务提供者的监管,45个成员将传统医学和补充医学纳入医疗保险体系。

中医药是世界传统医学体系中最强大、最完整的一个医学体系。得益于中国特色的医疗卫生体系,中医药学在我国的现行医疗卫生体系中享有与西医同等重要的地位。据中国政府2018年发布的《中国的中医药》白皮书显示,中医药已传播到183个国家和地区。据WHO统计,目前103个成员认可使用针灸,其中29个设立了传统医学的法律法规,18个将针灸纳入医疗保险体系。中药逐步进入国际医药体系,已在俄罗斯、古巴、越南、新加坡和阿联酋等国以药品形式注册。有30多个国家和地区开办了数百所中医药院校,培养本土化中医药人才。中药也逐步进入国际医药体系,已有几十味中药材分别收入《美国药典》和《欧洲药典》,部分国家已经以药品形式对中药进行注册。全球从事与中医药行业相关的海外从业者近30万。据不完全统计,全球的中医药服务贸易量达500亿~600亿美元。

二、中医药国际化的概念、目标与内容

随着经济全球化的发展和中医药在全球的广泛传播和应用,中医药在全球的影响力不断增强。同时中医药所具有的独特疗效和作用,特别是在治未病、慢性病、难治性疾病以及康复医学、老年医学领域方面的优势正在日益凸显。

中国在构建人类命运共同体中承担着义不容辞的责任。人类对健康的需求是人类的基本需求之一,我国政府积极倡导中医药走向世界,中医药的海外发展将为解决现代社会人类面临的健康问题提供中国方案。中国传统医学与现代医学优势互补,将会对人类的疾病防治和健康增进发挥积极作用。中医药国际化既是中国对构建人类命运共同体的一种贡献,也是现代社会人类共同应对挑战的实际需要。

(一) 国际化与全球化

国际化是设计和制造容易适应不同区域要求产品的一种方式。它要求从产品中抽离所有的语言、国家/地区和文化相关的元素。换言之,应用程序的功能和代码设计要考虑在不同地区运行的需要,其代码简化了不同本地版本的生产。开发这种程序的过程,就称为国际化。国际化主要指跨越国界,消除不同民族和国家间政治、经济等方面的差异。

国际化又与全球化有着十分密切的关系。上述国际化的定义局限在"产品"领域,起初国际化是为了加强产品的同质性,以便利于国际贸易,促进国际贸易。而全球化是一种概念,也是一种人类社会发展的现象。全球化目前有诸多定义,通常意义上的全球化是指全球联系不断增强,人类生活在全球规模的基础上发展及全球意识的崛起。全球化亦可以解释为世界的压缩和视全球为一个整体。其实全球化起初亦是起源于经济全球化。随着人类社会在全球化背景下的发展,国与国之间在政治、经济上互相依存,以及在文化、科技、教育、生活方式等方面的交流,全人类对全球化的意识不断崛起,各国对全球化都表现出了极大的热忱。当代全球化主要体现在国际化、自由化、普遍化这三个方面。由此我们可以看到"国际化"与"全球化"在概念和内容上存在着重复性,我们可以理解为"国际化"是"全球化"的一个初级阶段,"全球化"比"国际化"在程度上更深,在内容上更广。

(二) 中医药国际化

中医药国际化是建立在我国改革开放以来实施"走出去"的国家战略之上的。在"九五"和"十五"期间,中医药国际化就被纳入国家主管部门的中医药发展规划之中。综述业内专家的观点,关于中医药国际化大致包括以下概念与内容:中医药国际化是一种目标,也是一种过程;中医药的科学内涵得到国际社会的广泛认同,中医药文化在国际社会得到广泛传播。我们比较认同以下关于中医药国际化的概念和定义:中医药诊疗行为在世界各国被承认,为合法的医疗行为;在中医药诊疗活动中所使用的用以防治疾病的专属物品在世界各国被承认为合理的医疗用品;中医药的概念、理论和研究方法在国际科学界,特别是医学界得到广泛的认同和运用。我们认为"中医药国际化主要是从中医药作为一种防治疾病、增进健康的知识与技艺体系在国际上被广泛接受和应用的角度加以界定"这一观点比较科学和全面。

三、中医药国际化已取得的成就

在我国政府的中医药国际化战略指引下,中医药的全球化发展取得了可喜的成就。目前中医药已传播到 183 个国家和地区,中国已同外国政府、地区主管机构和国际化国际组织签署了 86 个中医药的合作协议。据 WHO 统计,至今已有 103 个成员认可使用针灸,其中 29 个设立了传统医学的法律法规,18 个将针灸纳入医疗保险体系,有 30 多个国家和地区开办了数百所中医药院校。总部设在中国的世界针灸学会联合会有 53 个国家和地区的 194 个会员团体,世界中医药学会联合会有 67 个国家和地区的 251 个会员团体。在 WHO 的支持下,以中医药为基础的传统医学国际疾病分类编码 WHO ICD-11 已完成并正式发布,这标志着中医药和相关的传统医学已纳入 WHO 的主流卫生管理体系。

在中国政府的推动下,ISO 于 2009 年成立了 ISO/TC 249,截至 2020 年 9 月底,已有 45 个成员体,并已发布中医药国际标准 62 项。近年来,中国中医药专家屠呦呦获得 2015 年诺贝尔生理学或医学奖,中医针灸列入联合国教科文组织人类非物质文化遗产代表作名录,《本草纲目》和《黄帝内经》列入世界记忆名录,这些成就极大地提高了中医药的国际声誉,促进了中医药国际化的发展。根据我国政府的《中医药"一带一路"发展规划 2016—2020》,"计划在沿线国家合作建设 30 个中医药海外中心,发布 20 项中医药国际标准,注册 100 种中药产品,建设 50 家中医药对外交流合作示范基地"。这个计划正在顺利推进,部分指标已经超量完成。

四、中医药国际化面临的机遇

随着中国的改革开放和经济的全球化,中医药已在全球广泛地传播和应用。在新形势下,中医药的国际化面临着诸多机遇。

(一)中医药国际化上升为国家战略

中医药国际化的历程是一个由周边国家开始逐步向全球传播,从民间到官方的发展过程。早在 20 世纪 70 年代初,中国的针刺麻醉成果在全球引起了高度的关注。特别是在 1972 年,美国尼克松总统访华后,其随行医生和记者发表了在华期间参观针刺麻醉和接受针灸治疗的文章。文章在全世界产生了很大的影响,加速了中医药国际化发展的进程。2001 年和 2003 年,我国政府又分别参与了 WHO 制定的传统医学发展战略的起草工作,这为中医药的国际化发展创造了良好的条件。

中医药国际化战略是基于国家在 20 世纪 90 年代中期逐步形成的"走出去"战略。在国家"九五"和"十五"期间,中医药国际化就被列为我国中医药事业的发展方向。之后在"十一五""十二五""十三五"期间,2007 年国家科技部会同卫生部、国家中医药管理局发布了《中医药国际科技合作规划纲要》,并正式启动了"中医药国际科技合作计划"。随着国家综合实力的增强和国际地位的提高,中医药国际化战略也越来越完善和清晰,其推动力和执行力也更加强大。

之后在国家有关中医药发展的法规和规划中,都将促进中医药的国际合作、交流作为重要内容。为推动中医药国际化的发展,我国政府先后出台了一系列的政策文件。2009 年,国务院颁布的《关于扶持和促进中医药事业发展的若干意见》中提出:扶持有条件的科研院所和高等院校开展对外交流合作;完善相关政策,积极拓展中医药服务贸易;加强中医药知识和文化对外宣传,促进国际传播。2011 年,国家卫生和计划生育委员会和国家中医药管理局联合发布的《中医药对外交流与合作中长期规划纲要(2011—2020)》提出:鼓励在境外建立一批高水平中医医疗机构;鼓励扩大境外中医药学历教育和继续教育规模;鼓励开展中医药文化海外推广工作。2012 年,商务部和国家中医药管理局等 14 个部门共同发布的《关于促进中医药服务贸易发展的若干意见》中指出:鼓励建设一批境外中医药服务贸易示范机构;支持在境外组织中医药文化的宣传、培训活动。2015 年,国务院授权发布《推动共建丝绸之路经济带和 21 世纪海上丝绸之路的愿景与行动》,明确提出"扩大在传统医药领域的合作"。2016 年 2 月,国务院颁布的《中医药发展战略规划纲要(2016—2030年)》中指出,要通过加强中医药对外交流与合作、扩大中医药国际贸易等举措,积极推动中医药海外发展。2016 年 12 月,国家中医药管理局和国家发展和改革委员会颁布的《中医药"一带一路"发展规划纲要(2016—2020)》中明确指出,要加强与"一带一路"沿线国家在中医药领域的交流与合作,开创中医药全方位对外开放新格局。这些政策文件的出台和实施对海外中医医疗、保健、科研、教育、产业,以及文化的发展起到了巨大的推动作用。由此可见,中医药国际化已上升为国家战略,中医药的国际合作交流将受到国家的政策、法规和资源等方面的支持。

(二) 大国的地位和责任支持中医药国际化

当前,中国已成为世界第二大经济体。除了对全球经济发展的贡献之外,我国政府已经向世界明确表示要承担起大国的责任,并已付诸行动。如向联合国派遣维和部队,积极参与全球重大公共卫生事件和承担国际抗灾救援任务。参与国际治理体系是发挥大国作用的重要内容,将中国传统医学推广至全球并融入国际卫生管理体系,造福于全人类的健康,这是构建人类命运共同体的实际举措。

(三) 全人类的健康需要中医药的国际化

随着社会和经济的发展,全球面临着人口老龄化的问题。随着人类疾病谱的改变,医学模式也已经从单一的生物医学模式转化为"社会—心理—生物复合型"模式。康复医学和预防医学越来越显示出它们的地位与作用。面对新的变化,仅靠单一的现代医学模式已经远远不能满足人类的健康需求。中国传统医学正是以其独特的理论体系和有效的诊疗方法在现今的卫生体系中发挥着不可替代的作用,特别是在治未病、康复、养生领域独特的功效受到了全球卫生工作者和医学科学工作者的肯定。人类健康对传统医药学的需求决定了中医药国际化的价值。

(四) 经济全球化助推中医药国际化

在经济全球化背景下促进商品、技术、信息、服务、人员、管理经验等的跨国跨地区的流动,使世界经济相互依存、相互联系而形成一个全球范围的有机经济整体。经济全球化是当代世界经济的重要特征之一,也是世界经济发展的重要趋势。中医药学已不仅仅局限于卫生领域,在中国中医药学已经是国民经济中占有重要地位的一门产业。中医药已经在科技、教育、文化、经济等领域中扮演着重要的角色。

医药产业和医药经济是经济全球化中的重要组成部分,而植物药和传统医药又在其中占有重要份额。在中国融入经济全球化的过程中,毫无疑问将与全世界分享中国在传统医学领域方面的发展经验与成就。而经济的全球化又会促进中医药的国际化发展,二者相辅相成。

(五) 国际组织的关注促进中医药国际化

WHO 历来重视传统医学的发展。早在 2003 年,WHO 发布了《阿拉木图宣言》,鼓励 WHO 成员发展传统医学。之后又在 2008 年的世界传统医学大会上通过了《北京宣言》。在第 62 届、第 67 届世界卫生大会上发布了《传统医学决议》,并专门发布了《世界卫生组织传统医学战略 2014—2023》,敦促其成员将传统医学纳入国家卫生体系。2019 年 WHO 发布了第十一版国际疾病分类体系 WHO ICD－11,这是以中医药为基础的传统医学纳入国际主流卫生管理体系的标志性工程。

ISO 于 2009 年成立了中医药技术委员会,专门从事制定和实施中医药国际标准,截至 2020 年 9 月底,已有 45 个成员体,并已发布 62 项中医药国际标准。

世界中医药学会联合会(World Federation of Chinese Medicine Societies, WFCMS)成立于 2003 年 9 月,其建设宗旨是增进世界各国(地区)中医药团体之间的了解与合作,加强世界各国(地区)的学术交流,提高中医药业务水平,保护和发展中医药,促进中医药进入各国的医疗卫生保健体系,推动中医药学与世界各种医药学的交流与合作,为人类的健康做出更大贡献。目前已拥有 70 个国家和地区的 270 个团体会员,180 个分支机构,包括 164 个专业委员会,19 个合作委员会、发展委员会和联盟。WFCMS 已与 WHO 建立联络关系,是 ISO/TC 249 的 A 级联络组织。多年来 WFCMS 在研究判定与推广中医药相关的国际标准、规范中医药管理、提升中医药国际地位、开展中医药国际化发展的战略研究并制定规划及推进中医药的医疗、教学、科研合作与交流方面做出了重大的贡献。

世界针灸学会联合会(World Federation of Acupuncture-Moxibustion Societies, WFAS)创立于 1987 年,其宗旨为促进世界针灸界之间的了解和合作,加强国际间的学术交流,进一步发展针灸医学,不断提高针灸医学在世界卫生保健工作中的地位和作用,为人类的健康做出贡献。WFAS 现有团体会员 201 个,代表着 55 个国家和地区 40 余万名针灸工作者。WFAS 与 WHO 建立全球级的工作关系,与 ISO/TC 249 建立了 A 级联络组织关系。多年来 WFAS 为促进国际针灸界的学术交流,完成国际合作计划,实施世界传统医学发展战略,争取各国针灸医学的合法地位,制定针灸的国际标准,为提高针灸医学的医教研水平做出了重大的贡献。

除以上四大专业国际组织以外,还有联合国教科文组织、世界知识产权组织、世界旅游组织等国际组织从不同的角度和层面关注和支持中医药的国际化。

五、中医药国际化面临的挑战

目前中医药国际化正处于一个良好的发展时期,但同时也面临着诸多的挑战。

(一)中医药学理论体系与诊疗模式的独特性

中医药学是在中华民族几千年的文明发展史上逐渐形成的一门医学科学,它与中华民族的古代科学、自然、历史、文化、哲学理念、生活方式和实践经验有着紧密的联系,中医药学具有自己独特的基础理论体系、药学体系、临床体系和临床诊疗模式与方法。传统的中医药体系与当今世界主流的现代医学体系存在着很大的差异。同时东西方社会的文化差异和科学观念方面的不同,也对中医药的评价、理解和认同造成了障碍。

（二）卫生管理体系与法律法规的不同

医药卫生事业是一门特殊的行业,各个国家都有自己独立的法律法规,而且都是属于国家的强制性法律。中医药能否真正做到国际化,其关键点是中医药能否纳入所在国家现行的卫生体制,所在国的法律法规是否认可中医药的合法地位。目前尽管中医药在部分国家已取得合法地位,但所占比例还是非常低的。如何加强、加快中医药在海外的立法,是推进中医药国际化的一个重大课题。

（三）中医服务从业者的资质与中药的质量标准

目前海外中医类从业者的资质、门类众多,良莠不齐。有在中国高等中医药院校毕业的博士生,也有当地具有西医师执照的医师和当地中医药院校培养的毕业生,也有民间和商业、保健业的人员,他们掌握的中医药知识和技能差异很大。总体上来看,他们的服务质量和临床经验有待提高。

中药的国际化目前还面临着质量控制、检测方法、临床证据、药品的有效性和安全性评价等挑战。除了我国的中医药现代产业基础不强,优质高效的产品生产工艺和加工技术落后,和中药种植、质量控制力度不够等原因之外,缺乏符合中药规律和特点的科学检测标准也是问题之一。目前实际上缺乏的是具有国际权威的对中医药的检测和评价标准。

（四）国际贸易与市场利益竞争

随着中医药和其他植物药在国际贸易和服务市场份额中的增长,很多国际医药产业的巨头和医药科研机构、商业贸易公司、培训机构以及其他的利益相关者,都加大了对中医药产业国际化的关注。有的国家和地区降低了中医药从业者资质的门槛,有的提高了中药国际贸易的质量控制标准,有的加大了对中医药的研发投资,有的组建了中医药领域的产学研与国际贸易一体化的组织机构和公司。中医药国际贸易市场的竞争将随着中医药国际化的进程而进一步加剧。贸易保护主义和国家团体和企业的利益,也是中医药国际化需要解决的一个问题。

（五）中医药国际化的关键点和路径

综上所述,中医药国际化的发展形势总体较好,充满着发展的机遇,但同时也面临着困难与挑战。在诸多的困难与挑战中,最核心的就是中医药国际化相关的法律、法规和中医药的国际标准化问题。中医药的国际化战略要取得重大的突破,关键要在海外争取合法地位。但中医药要在海外立法,尤其是西方发达国家,其难度之高、程序之复杂、时日之漫长,并非我们所能预期。同时海外立法需要一个国家、一个地区(有的是一个州、一个省)地去争取、去发展,对其中的艰难性,我们要有足够的认识。

有幸的是中医药国际标准化为中医药国际化开辟了一条新的路径。它从适应于全球的安全与质量标准的角度,提供了一个国际化的规范。特别是国际标准化组织成立了中医药技术委员会以来,中医药国际标准的诞生为中医药国际化发展又提供了一个可行的关键路径。

第二节

中医药国际标准化

一、国际标准化的基本概念

(一)国际标准化的历史沿革

国际标准化是指在世界范围内由众多国家或组织共同参与开展的标准化活动。国际标准化又是一项有组织、有章程、有规则开展的标准化活动。国际标准化起源于18世纪末19世纪初的欧洲工业革命时代,随着工业革命的发展,标准化成为对生产实行科学管理的一种重要手段。国际标准化始于计量领域。第一次国际标准化会议于1886年9月在德累斯顿召开,当时有10个工业发达国家参加了会议。会议的宗旨为:"采取一种新的形式进行工作,以满足国际上科学、技术、工业和贸易发展的需要。"

随着工业化的进程和国际市场的竞争日益激烈,国际标准化的发展速度不断加快,层次不断提升。1906年,国际电工委员会(International Electrotechnical Commission, IEC)在伦敦正式成立。1928年在布拉格成立了国家标准化协会国际联合会(International Federation of the National Standardizing Association, ISA)。1932年国际电信联盟(International Telecommunication Union, ITU)成立。1944年联合国标准协调委员会(United Nations Standards Coordinating Committee)成立,取代了ISA。1946年,来自25个国家的代表在伦敦通过了建立ISO的决议。1947年2月ISO正式成立。这些国际标准化组织的建立,标志着国际标准化达到了一个全面的发展阶段。

（二）国际标准化组织的主体机构

以 ISO 认可的与标准化有关的国际组织目前已有 41 个，但其中发挥着主体作用的主要为 ISO、IEC 和 ITU，在已发布的国际标准中，由 ISO 和 IEC 发布的就占到 86.5%。

1. ISO 在世界范围内促进标准化工作的发展，以利于国际物资交流和互助，并扩大知识、科学、技术和经济方面的合作。其主要任务是制定国际标准，协调世界范围内的标准化工作，与其他国际性组织合作研究有关标准化问题。ISO 的业务范围涵盖绝大部分领域，包括军工、石油、船舶等垄断行业的标准化活动。

2. IEC IEC 的宗旨是促进电气、电子工程领域中标准化及有关问题的国际合作，增进国际间的相互了解。IEC 主要从事电工技术，如电力、电子、电信和原子能四个方面的工作。ISO 与 IEC 具有密切的工作关系，两大组织之间签有协议，都是法律上独立的团体，并自愿合作。双方协议分工为 IEC 负责电工电子领域的国际标准化工作，其他领域的国际标准化工作则由 ISO 负责。

3. ITU ITU 的宗旨和任务是保持并扩大国际合作，以改进和合理使用各种电信手段，促进技术、设施的发展和应用，以提高电信业务标准研究制定和出版国际电信标准，并促进其应用。协调各国在电信领域上的行为，促进并提供对发展中国家的援助。

在国际标准化领域中，除以上三大组织以外，与医疗卫生行业，特别是与中医药行业国际标准化相关性比较大的还有 WHO、WFCMS 和 WFAS。这三个国际组织将在联络组织章节中专题介绍。

（三）国际标准化发展现状

在经济全球化和 WTO 规则的推动下，国际标准化的地位和作用日益凸显。新形势下，国际标准化的发展体现出以下特征。

（1）相关国际组织纷纷加强国际标准化战略研究，调整方针、修改程序，强调公平、公正、透明、共识，更加强调市场和创新的需求性和促进社会和经济的发展，特别关注发展中国家的利益、环境保护、人口老龄化和健康相关产业、新兴产业。

（2）发达国家在国际标准化活动中的竞争性增强，许多国家都制定了国际标准化战略，要求在国际标准的制定过程中掌握主导权，在国际标准中反映本国的技术要求，体现本国利益，并提出要掌握国际标准制定的制高点。近年来一些新兴的工业化国家，如"金砖"五国（巴西、俄罗斯、印度、中国、南非）也都加大了参与国际标准化活动的力度，他们承担的国际标准化提案和贡献度也大幅度增加。

（3）国际标准化涉及的领域不断扩展，持续加深。国际标准化组织的新一轮战略提出："ISO标准可以运用于所有的领域。"国际标准化活动起源于工业化革命，随着技术和经济的发展，现在已将重点转向了第三产业和新兴产业。高端服务业、信息产业、机器人制造、电子商务等已成为国际标准化的热门课题。此外，在国际标准化的活动中，国际组织之间在加强合作、标准互认、互利共赢方面，也出现了比较好的势头。

（四）国际标准的概念与定义

ISO/IEC对国际标准的定义为由ISO正式通过并公开提供的标准。国家质量监督总局《采用国际标准管理办法》提到：国际标准是指ISO、IEC和ITU制定的标准，以及ISO确认并公布的其他国际组织制定的标准。根据这一规定，国际标准应包括两部分：一是由ISO、IEC、ITU这三大国际标准化组织制定的标准，分别称为ISO标准、IEC标准和ITU标准。二是由ISO认可，并在ISO标准目录上公布的其他国际组织制定的标准。

（五）国际标准文件的类型

国际标准按照不同的分类方法，可以划分为不同的国际标准文件类型。ISO与IEC国际组织的标准具有统一的分类方法，主要有以下几类。

（1）国际标准（IS）：是由ISO按照规定的程序制定，正式通过并且可以公开提供的标准。

（2）技术规范（TS）：是为了满足市场需要，在原标准制定程序的基础上，通过降低协商一致程度，并简化程序而制定的一类标准文件。

（3）公共规范（PAS）：此类规范是在制定正式国际标准之前，为适应市场需求而出版的中间性文件。

（4）技术报告（TR）：是信息性的文件，该文件完全是资料性的，不包括规范性内容。

（5）国际专题研讨会协议（IWA）：是一种技术文件，它是在ISO技术组织之外，由指定的ISO成员体管理与支持的专题研讨会制定的技术文件。

（六）国际标准的意义和作用

随着经济全球化与发展，国际标准在世界经济社会发展中发挥着越来越重要的作用。

1. 消除技术贸易壁垒，推动经济全球化　经济的全球化促进了世界各国的经济和社会的发展。但近年来，贸易保护主义有所抬头，个别国家又出现了反全球化的逆流。国际标准是根据国际市场的需求,根据公平公正的原则,充分尊重成员国意见和形成共识的基础制定出来的。面对当前国际上支持全球化和反对全球化的竞争,国际标准将比以往起到更大的作用。国际标准作为一个全球认同的具有权威性的准则,将能打破技术壁垒,协调贸易摩擦,维护市场秩序,解决仲裁、贸易纠纷。

2. 促进技术进步,提高产品质量和效益 标准的提案国和主导者往往代表了其在本领域内具有领先科学技术水平和高质量的产品。其实在国际标准的制定过程中,发达国家向发展中国家转让技术方面可以做出贡献。制定和推广国际标准有利于推广和引进先进技术和成果,促进技术进步和产品开发,提高产品质量。

二、传统医学与国际标准化

世界传统医学主要有三大医学体系,即中医药学、印度医学和希腊阿拉伯医学。其他的传统医学大部分都是起源于这三大传统医学体系,如日本的汉方医学和韩国的传统医学,以及苗医、维医学。传统医学还应该包括整体疗法、顺势疗法、自然疗法、非洲传统医学等。在西方的补充医学和整合医学之中,也包括传统医学的内容。由于定义和概念的不同,根据WHO《2019年传统和补充医学全球报告》,传统医学和补充医学已在170个WHO成员得到应用,目前已有109个成员制定了传统医学和补充医学的法律法规,有124个成员国制定了关于草药的法律法规,45个成员将传统医学和补充医学纳入医疗保险体系。

在经济全球化的背景下,原来局限于在一个国家、一个民族或一个地区的传统医学开始走向世界。其背景既有贸易和经济发展的因素,更有人类维护健康的实际需求。医学是没有国界的。随着传统医学在全球的传播,传统医学为维护人类的健康做出了重要的贡献。但由于传统医学的独特性,不同程度上缺乏标准,尤其是国际标准。所以在世界各地应用时出现的差异化比较大。在传统医学国际化的背景下,它的质量和安全风险也在增加。传统医学的国际标准化引起了全球卫生和医药界的关注。

三、中医药国际标准化的相关问题

中医药学是一门强调"个性化"的医学科学。但其实个性化与标准化并非矛盾,中医药经历了数千年的发展,尽管在古代的中医药著作中没有出现标准化的提法,但我们可以从大量的中医临床和中医药学的经典中找到古代医药学家遵循和应用规范和标准的案例。特别是在秦代统一度量衡和"车同轨"法治思想的影响,中国传统文化和哲学中"没有规矩不成方圆"的理念,始终贯穿中医药学的发展史。比如《黄帝内经》中的病机十九条,《伤寒论》中的 398 条经文,《本草纲目》中的内容都是中医药标准化的例证。我国政府历来重视中医药行业的标准化建设,多年来由国家标准化管理部门、国家中医药管理局和全国有关行业协会、学术组织,颁布了一系列的中医药标准化规范,特别是自国家中医药管理局在2006 年 7 月发布《中医药标准化发展规划(2006—2010 年)》以来,中医药标准化工作作为国家中医药事业发展战略的重要组成部分,进入了一个高速发展的历史时期。

我国中医药标准化建设所取得的成就又为随之而来的中医药国际标准化的需求打下了良好的基础。中医药在全球快速传播的背景下,由于立法工作的滞后和各个国家和地区的差异性,中医药国际化的进程受到重重阻碍。其中的一个重要原因就是中医药缺乏全球统一的质量和安全标准。比如中医的教育标准,从业人员的资质标准,临床技术标准,操作规范标准,中药的质量标准,药材的农药残留量和重金属含量标准,中医医疗、器械和设备标准,这些标准的缺失也影响了中医药的科学、有效和安全使用,因此造成的不良反应又反过来影响了中医药的声誉和在海外争取合法地位的进程。

国际标准是一个全世界的共同语言。所以通过中医药国际标准化的发展,将会提高中医药的科学、安全、有效使用,从而推进中医药的国际化。

四、中医药国际标准化的发展现状

随着中医药的国际化发展,中医药国际标准化引起了全球有关国际标准化组织的关注。

(一) WHO 与中医药国际标准化

WHO 在推动传统医学发展的过程中,在加强对传统医学安全质量管理方面采取了许多措施,制定规范和标准就是措施之一。WHO 在 20 世纪 80 年代就开始了与中医药有关的标准研制,由中国专家参与制定的第一部与中医药相关的国际标准是《WHO 针灸穴位国际标准(1989)》,在 WHO 发布的系列传统医学、临床基础准则中也包含有中国传统医学的针灸和推拿等临床诊疗技术的基本要求。WHO 还制定了《草药治疗评估指南》和《药用植物 WHO 手册》。2009 年 5 月,WHO 又启动了将以中国传统医学为基础的传统医学纳入国际疾病分类(ICD - 11)项目。历时 10 年,ICD - 11 传统医学项目终于在 2019 年 5 月正式发布,这是以中医药为代表的传统医学进入 WHO 世界主流医学管理体系的标志性工程,也是中医药国际标准化领域中的一项重大成就。

（二）WFAS 与中医药国际标准化

WFAS 自 1987 年 11 月成立以来,在坚持加强国际间的学术交流、发展针灸学、为人类健康做贡献的宗旨下,将制定针灸领域的国际标准也作为联合会的主要任务。WFAS 是秘书处挂靠在我国的国际行业组织。2011 年,WFAS 完成了《针灸技术操作规范——艾灸》《针灸技术操作规范——头针》《耳穴名称与定位》和《针灸针》4 项中国国家标准向 WFAS 标准的转化。近年来,WFAS 与 WHO 紧密合作,以我国为主导,多国参与制定针灸临床实践指南。WFAS 作为 ISO 的 A 类联络组织,一直在协助 ISO 推动针灸国际标准项目,开展针灸服务质量和安全性保障研究。

WFAS 还承担了 WHO 发布的《针灸术语国际标准化》和《针灸基础训练和安全指南》等文件的编写工作。为了加强全球针灸从业人员的资质管理和提高临床诊疗水平,1997 年 WFAS 成立了国际针灸水平考试委员会,制定了考试标准,并开展了国际针灸水平考试工作。

（三）WFCMS 与中医药国际标准化

制定和发布中医药国际标准是 WFCMS 的宗旨和主要任务,WFCMS 设有标准化建设委员会和国际标准部。WFCMS 自 2003 年建立以来,确立 WFCMS 是组织制定行业标准的主体,确立了建立中医药国际行业标准的思路,明确了开展标准化工作的重点,制定了中药标准国际化实施方案。

WFCMS 是目前国际组织中制定和发布中医药国际标准内容范围最广泛和标准种类最丰富的国际组织。WFCMS 的标准涵盖管理标准、基础标准、技术标准、产品标准、教育标准和临床标准等。

目前发布的标准有:

SCM 0001—2009 标准制定和发布工作规范。

SCM 0002—2007 中医基本名词术语中英对照国际标准。

SCM 0003—2009 世界中医学本科(CMD 前)教育标准。

SCM 0004—2010 世界中医(含针灸)诊所设置与服务标准。

SCM 0005—2010 中医基本名词术语中法对照国际标准。

SCM 0006—2010 中医基本名词术语中葡对照国际标准。

SCM 0007—2010 国际中医医师专业技术职称分级标准。

SCM 0009—2013 中医基本名词术语中意对照国际标准。

SCM 0010—2012 世界中医学专业核心课程。

SCM 0011—2013 伦理审查平台评估标准。

SCM 0012—2014 国际中医医师测试与评审规范。

SCM 0013—2014 中医基本名词术语中俄对照国际标准。

SCM 0014—2015 国际中医药学科体系类目。

SCM 0015—2015 中医基本名词术语中匈对照国际标准。

SCM 0016—2015 中医药临床科研论文撰写基本要求。

SCM 0017—2016 中医基本名词术语中德对照国际标准。

SCM 0018 国际中医药糖尿病诊疗指南。

SCM 0019 中医基本名词术语中泰对照国际标准。

SCM 0020 中医药健康旅游服务基本要求。

SCM 0021 中医整脊科医师专业技术职称分级标准。

SCM 0022 中医(中西医结合)临床实践指南制修订通则。

SCM 0023 热敏灸技术操作规范。

SCM 0024 标准化煎药中心基本要求。

SCM 0011 涉及人的生物医学研究伦理审查体系要求。

SCM 0025 中医基本名词术语中日对照国际标准。

SCM 0026 浮针疗法技术操作规范。

SCM 0027 凉茶饮料。

SCM 0007—2019 中医基本名词术语中葡对照国际标准。

(四)《美国药典》(*United States Pharmacopoeia*,USP)和《欧洲药典》(*European Pharmacopoeia*,EP)与中医药国际标准化

事实上,目前没有国际药典。药典是作为一种国家或地区的法律法规,是一种强制性的标准。由于 USP 和 EP 的国际影响力比较大,所以世界上有部分国家参照和采纳其制定的要点,作为本国的行业标准。近年来,USP 和 EP 与《中国药典》委员会和中医药学界专家合作,将中药标准收入其中,这为中医药的国际标准提供了一个新的选择。

《美国药典/国家处方集》(*USP/National Formulary*,USP/NF),由美国政府所属的《美国药典》委员会(The United States Pharmacopeial Convention)编辑出版。USP 于 1820 年出第一版,每年更新,至今已被全球 140 多个国家与地区承认和使用。USP 中包含关于药物、剂型、原料药、辅料、医疗器械和食物补充剂的标准,规定了植物药中微生物、农药残留和重

金属检验要求,是唯一由美国食品药品管理局(Food and Drug Administration,FDA)强制执行的植物药材和相关产品法定标准。在美国,天然植物药一直与维生素、矿物质等同作为食品补充剂,列在食品补充剂卷(Dietary Supplement Compendium,DSC)。随着社会与医学技术的发展,USP 意识到植物药的重要性,2013 年 5 月 20 日,USP 草药卷(Herbal Medicines Compendium,HMC)正式起用,它主要提供草药制剂中各单味药及其相关提取物或制剂的标准,HMC 所有专论可以在线免费获得。

EP 为欧洲药品质量检测的唯一指导文献。所有药品的生产厂家在欧洲范围内推销和生产的过程中,必须遵循 EP 的质量标准。EP 由欧洲药品质量管理局(European Directorate for the Quality of Medicine,EDQM)负责出版和发行,该委员会于 1964 年成立,1977 年第一版 EP 出版。其代表了在欧洲建立协调统一药典的国际合作模式,是 36 个欧洲国家以及欧盟的法定药典。EP 保证整个欧洲国家的药品质量安全。目前欧洲药典委员会有 20 多个观察员,包括 WHO、俄罗斯、中国、澳大利亚、巴西和加拿大的药典机构。EP 第十版已于 2019 年 7 月发布,并将在未来 3 年更新 8 个增补本(10.1~10.8 版本),目前已更新到 10.2 版本。第十版的新文本和修订文本于 2020 年 1 月 1 日正式生效。其内容涉及植物性药材、生物制品等产品,其中含植物产品专论 200 余种,除了规定生物学和化学成分的测定方法和标准外,还包括微生物、杀虫剂和烟熏剂残留、有毒金属以及可能的污染物、伪品、放射污染的测定和标准。

(五)ISO 与中医药国际标准化

ISO 是世界上"最大的标准制定者",ISO 制定的产品标准、服务标准和质量管理体系标准在国际贸易中的影响力和权威性是全球公认的。ISO 在 2009 年成立了 TC 249,又在 2015 年正式将"中医药"(Traditional Chinese Medicine)作为技术委员会的永久性名称。这为中医药进入国际标准化体系敞开了大门,提供了平台。它对中医药国际标准和中医药的国际化具有重大的意义,并将产生深远的历史影响。在 ISO/TC 249 的引领下,ISO 的其他几个技术委员会,如健康信息技术委员会(ISO/TC 215)、老龄社会技术委员会(ISO/TC 314),也都开展了各自领域中的中医药国际标准的探索和制定。

(六)其他相关国际组织与机构的中医药国际标准化活动

1. 西太区草药论坛(Western Pacific Regional Forum for the Harmonization of Herbal Medicines,FHH) 为加强中药技术标准统一管理,在 WHO/西太平洋区倡导下,由中国、日本、韩国、新加坡、越南及澳大利亚共同发起,于 2002 年 3 月成立了 FHH,旨在推动西太区的草药安全性、有效性及质量标准的协调一致,并相互利用信息资源,保证公众健康。常务委员会是 FHH 的最高权力决策机构,负责制订 FHH 的发展规划和行动纲领,并任命 FHH 分委员会组成人员。每一个成员方选派 2 名具有监督管理经验或研究开发经验的人士参加该委员会。WHO 西太区办事处则作为 FHH 的观察员,并成为 FHH 成员与非成员之间相互沟通的桥梁。FHH 设立一个固定的秘书处,负责日常事务性工作。

FHH 关注的议题非常广泛,涉及药材、成药等生产监督管理全过程的有关要求。最主要关注的领域包括:草药命名方法的协调统一、草药注册监督管理方法和技术要求的协调统一、中药材生产质量管理规范(GAP)的协调统一、建立草药监督管理信息系统等。FHH 设有 2 个分委会,分别是命名及标准化分委会、质量保证及信息分委会。目前命名及标准化分委会主要负责制订草药的命名方法及质量控制方法,质量保证及信息分委员会主要负责制订本地区的中药材 GAP、中药生产质量管理规范(GMP)及中药质量标准数据。每个分委员会又下设几个专家工作组,从事有关的具体工作。

2. 国际植物药监管合作组织 (International Regulatory Cooperation for Herbal Medicines,IRCH) 2006 年,WHO 基本药物与传统药物技术合作司与多国政府发起成立了 IRCH,该组织致力于通过完善植物药监管规章,保护并促进公众健康与安全。IRCH 的成员为国家或地区的药品监督管理机构。截至目前,已有 31 个国家或地区以及 3 个国际组织成为 IRCH 的成员,包括阿根廷、亚美尼亚、澳大利亚、巴西、文莱、加拿大、智利、中国、古巴、加纳、德国、匈牙利、印度、印度尼西亚、意大利、日本、马来西亚、墨西哥、阿曼、巴基斯坦、秘鲁、葡萄牙、韩国、沙特阿拉伯、新加坡、南非、阿联酋、英国、坦桑尼亚、美国和东南亚国家联盟、欧洲药品管理局和拉丁美洲议会等。

IRCH 工作目标为通过共享在植物药安全、质量、有效方面的监管经验、信息和知识共享,形成国家/组织相关监管和立法机构的共识,促进和加强成员间合作。IRCH 下设秘书处,主要负责相关活动的协调和支持。各成员国/地区/组织选定 1 到 2 位官员为联络人(information focal point,IFP),负责与 IRCH 及其成员国之间的联系。目前已顺利召开十届年会。

3. 国际药学联合会 (International Pharmaceutical Federation,FIP) FIP 是在1865 年德国召开的欧洲药学大会的基础上成立的一个以欧洲为主的非政府药学组织。1912 年 FIP 在荷兰海牙注册,经历近一个世纪的发展,FIP 已经成为一个拥有 85 个国家和地区的 130 多个药学团体组成的世界性药学组织,会员人数已达 50 余万。

FIP 每年举办 1 次理事大会和世界药学大会,会议内容广泛,涉及药学科研、教育、实践等各个领域,议题主要包括药学实践、学术性药学、医院药学、临床生物学、实验室和药物控制、军事和急诊药学、社会和行政药学、配方设计与医药科技、药代动力学、药效学、分析科学和药品质量等。中药学虽然不是该学会的主要研究内容,但是近几年学会也越来越关注到传统医药和植物药的研究。2014 年在泰国曼谷召开的世界药学大会中某一分论坛就中医药及传统医药的国际化和标准化研究进展开设了专题,与世界各国药学专家分享信息、协同发展。

4. 中医药规范研究学会(Good Practice in Traditional Chinese Medicine Research Association) 2012 年 4 月 16 日,在荷兰莱顿举行的中医药规范研究学术大会上,中医药规范研究学会正式宣告成立。后基因组时代的中医药研究的良好实践(GP-TCM)是欧盟第七框架计划有史以来第一个针对中医药研究的协调组织项目,目的是协调各方面力量,制定未来欧盟与中国在中医药研究方面的合作规划。项目组织了来自 24 个国家、112 个单位的 200 多名科学家,共同探讨中医药规范研究的相关指南,内容涉及中医药和针灸各方面的 10 个工作组。该项目于 2012 年 10 月份结题。其研究成果已经以开放获取 GP-TCM 特刊的形式发表于国际著名期刊《民族药理学杂志》(*J Ethnopharmacol*,2012,140:455 - 643)。为维持已经建立的课题组之间的广泛联系和合作关系,推动全球范围内开展更广泛的中医药领域的交流与合作,课题组决定成立中医药规范研究学会。该学会将在欧盟项目的基础上继续开展工作。依据章程(www.gp-tcm.org/bylaws),学会的主要目标为:① 长期维护已经建立的欧盟课题组之间的广泛联系和合作关系。② 推动全球范围内开展更广泛的中医药领域的交流与合作,包括使用可持续的中药材资源。③ 积极倡导在中医药研究领域开展高质量的、以科学数据为基础的研究活动,并促进传统医学与现代医学的融合。④ 主办、协办学术会议。⑤ 培养不同层次的青年中医药学者,支持跨学科合作,包括本科、硕士、博士及博士后项目。⑥ 鼓励会员、企业,及相关管理机构之间的合作及资源共享。⑦ 鼓励与其他相关协会、组织及社团开展合作。⑧ 加强跨专业、跨地区、跨行业的中医药研发。⑨ 提高中医药研究成果发表的规范和水平。⑩ 向相关利益集团,专业团体及公众提供有关科研成果和法律法规方面的最新进展。

五、中医药国际标准化对中医药国际化的意义

国际标准是科学技术成果和实践经验的总结,在有组织、有章程、有规则开展的标准化活动中,坚持公开、公平、公正、透明原则,坚持以国际市场需求为导向,坚持在成员国之间形成共识,坚持自愿参与和自愿采标。国际标准又是一种世界的共同语言,它对于促进全球的文化、教育、科技的交流,对于促进经济和社会的发展,起着不可替代的作用。国际标

准化组织发布的国际标准具有一定的权威性,它从法律法规的角度,对人们在国际合作交流、国际贸易等活动中具有一定约束力,以维护国际经济和社会的健康有序发展。

纵观中医药的国际化发展,基本上有 3 个主要渠道,即民间交流、国际贸易和国家政府间的合作,涉及的领域包括文化、教育、科技、卫生、贸易服务等。为了适应中医药在全球传播的形式,我国政府有关部门已把中医药国际化上升为国家战略。自改革开放以来,中医药的海外发展取得了可喜的成就。但由于医药卫生是一个特殊的行业,中医药又是一个特殊行业中的独特行业,所以当中医药国际化传播完成了它的初级阶段之后,各种潜在的矛盾、困难和障碍开始浮出水面。中医药国际化进程的步伐就迟缓下来。这其中涉及一个重大的瓶颈,就是法律法规和标准化的问题。所以法律法规的突破和国际标准化建设,成为推进中医药国际化的关键性问题。而中医药国际标准化可以成为实现中医药国际化的一个重要途径。

国际标准的制定将有助于解决各国中医药发展中在文化背景方面存在差异的问题,如医学体系的不同,以及法律法规缺位等。中医药国际标准可以为行业提供规范,为政府管理部门提供一个管理的抓手,有利于在中医药的国际合作交流中形成共同语言,促进相互了解,促进中医药学在所在国家的科学化、规范化发展和法制化、标准化建设。

由此我们可以看到,中医药国际标准化是由中医药国际化所催生,而中医药国际标准化又将为破解中医药国际化的难题做出重要贡献。

参考文献

[1] 国家标准化管理委员会.国际标准化教程[M].北京:中国标准出版社,2004.

[2] 鄢良.中医药国际化路线图[J].亚太传统医药,2006(5):11 - 27.

[3] 王宁.重建全球化时代的中华民族和文化认同[J].社会科学,2010(1):98 - 105.

[4] 武晓冬,刘保延.我国针灸标准化的现状及面临的挑战与对策[J].中国针灸,2019,39(4):343 - 348.

[5] 黄江荣,杨帆,李晓东,等.中医药标准体系构建研究[J].湖北中医药大学学报,2009,11(1):20 - 22.

[6] 李振吉.中医标准体系构建研究[M].北京:中国中医药出版社,2010.

[7] International Organization for Standardization. ISO/IEC Directives, Part 1. Consolidated ISO Supplement — Procedures specific to ISO [M/OL]. https://www.iso.org/directives-and-policies.html.

[8] International Organization for Standardization. ISO STRATEGY 2016 - 2020 [M/OL]. 2015. https://www.iso.org/publication/PUB100364.html.

第二章

ISO 与 ISO／TC 249 概况

第一节

ISO 的概况

一、ISO 概况

ISO 是世界上最大、最权威的非政府性标准化专门机构。ISO 共有 162 个成员,其所制定标准内容涉及广泛,从基础的零部件、原材料到半成品和成品,以及管理流程和服务,其技术领域涉及信息技术、交通运输、食品农业、健康医疗和环境保护等。截至 2017 年底,ISO 已经发布了 21 900 多个国际标准。

国际标准化活动最早始于电子领域。1906 年 IEC 成立,它是世界上最早的国际标准化机构。1926 年 ISA 成立,开始了电子领域之外技术领域的标准化工作,主要涉及机械工程方面的标准化工作。由于第二次世界大战,ISA 的工作在 1942 年终止。1946 年 10 月,来自 25 个国家标准化机构的代表在伦敦召开会议,决定成立一个新的国际标准化组织,定名为 ISO,其目的是促进国际间的合作和工业标准的统一。大会起草了 ISO 第一个章程和议事规则,并认可通过了该章程草案。1947 年 2 月 23 日,ISO 正式成立,总部设在瑞士日内瓦。

二、ISO 成立的背景

随着全球化的分工越来越细、国际贸易和科技文化交流变得越来越频繁,各类世界和地区性标准化组织应运而生。标准化活动逐步由企业活动进入国家管理层面,不断深入到各个领域。1920 年第一次世界大战刚结束,美国、英国和加拿大等 7 国在伦敦召开联席会议,达成定期交换标准的协议,拉开了世界标准化合作的序幕。1926 年,7 国在美国纽约召开了第三次代表联席会议,决定成立 ISA。ISA 的主要任务是协调各国标准、交换情报,活动范围从机电行业扩展到各行各业。其后,ISA 以公报的形式发布了有关制图、公差配合、优先系数等 32 个标准,这些标准被各成员国普遍采用。

第二次世界大战的炮火使 ISA 于 1942 年最终解体。此时,美国援助了欧洲盟国大量的装备和军需用品。但由于互换性差、规格不统一,致使部分援助装备无法使用。为此,军需部门再度强调标准化,制定了一批军工新标准,美国声学协会制定了军用标准制定程序。第二次世界大战结束前的 1944 年,美国、英国和中国等 18 个国家提议组建联合国标准协

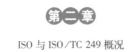
调委员会(United Nations Standards Coordinating Committee，UNSCC)，继续 ISA 的工作。第二次世界大战结束后，各个国家开始恢复重建，越来越认识到标准对于经济发展的重要影响，纷纷加大对标准化的投入力度，标准在这一时期得到迅速发展，国际联系与合作更加广泛。1945 年 10 月 24 日，在美国旧金山《联合国宪章》签订生效，联合国正式成立。同时，UNSCC 在纽约召开全体会员大会，决定成立一个新的、永久性的国际标准组织。1947 年 2 月 23 日，ISO 宣告正式成立，其宗旨是在世界范围内促进标准化工作的发展，以利于国际物资交流和互助，并扩大知识、科学、技术和经济方面的合作。标准终于站在了世界舞台的中央，开始构筑和统一世界规则。从此，标准化的目的从单纯为提高生产效率，变成了改进质量。人类每一次技术革新就会转化为标准的提升，每一次标准化活动的开展就意味着更大范围内的质量提升。1969 年 ISO 理事会决定，每年的 10 月 14 日为国际标准日。

1947 年，ISO 成立了第一个标准化技术委员会——螺纹委员会，1948 年，颁布了统一螺纹标准。统一螺纹标准主要依据美国国家螺纹标准而制定，其代号"UN"中的"U"表示"统一"，"N"表示来源于美国国家螺纹代号，之后螺纹标准又多次不断修改并不断完善。从此螺纹标准化真正进入到国际化时代。今天，ISO 是世界上最大的非政府性标准化机构，总部设在日内瓦，有 5 大秘书处，分别设在英国标准化协会(British Standards Institution，BSI)、美国国家标准学会(American National Standards Institute，ANSI)、日本产业标准调查会(Japanese Industrial Standards Committee，JISC)、德国标准化学会(Deutsches Institut für Normung，DIN)和法国标准化协会(Association Francaise de Normalisation，AFNOR)。ISO 发布了 2 万多项国际标准，各国对 ISO 标准的贡献也成为衡量其制定标准实力的指标。德国 DIN 贡献率为 19%，居世界第一位；英国 BSI 贡献率为 17%，居第二位；美国 ANSI 贡献率为 15%，居第三位。

三、ISO 2016—2020 发展战略

ISO 于 2015 年 9 月发布了《ISO 2016—2020 战略规划》，详细部署了 ISO 未来 5 年的战略发展方向。由于技术、经济、法律、环境、社会和政策因素对标准制定和实施的持续影响，该文件成为 ISO 协调各方利益相关者及满足消费者需求的行动指南。《ISO 2016—2020 战略规划》也是《ISO 2016—2020 发展中国家行动规划》的基础，其在 ISO 成员、合作组织以及其他利益相关者的共同努力下制订完成。

2016—2020 发展战略拥有互为关联的六大方向。首先，要保证一系列可靠的 ISO 标准有效应用于相关产业，推动经济发展。只有使用通俗易懂的国际标准语言，才能确保 ISO

成员国能成功开拓相关产业市场,进一步拓宽 ISO 标准的使用范围。此外,标准应成为商业领域的工具,引导企业使用并遵循 ISO 标准,才能更好地为客户提供即时的支持服务,帮助利益相关群体更好地实施标准,号召发布者和消费者共同维护知识产权。

第二,在 ISO 全球成员国之间推进高质量的标准,包括完善标准中的核心业务,满足市场标准相关的需求,加强标准项目管理与技术的关联性,强化 ISO 委员会在各国间的领导作用,通过共享工具和技术以解决系统问题。此外,要多多关注成员国对于标准的真正需求,强化他们之间的联系。

第三,吸引利益相关群体和伙伴,秉承共同的坚实基础,以有效的技术和沟通,实现"将 ISO 标准应用到各个产业"的最终目标。推进成员国及其利益相关群体的 ISO 发展进程,充分利用知识资源,加强标准的可追溯性,与地区其他合作组织展开合作,坚持以创新引领标准。

第四,关注成员和组织共同发展,要为 ISO 成员国考虑其优先战略以及文化和经济发展,为他们创造更多的机遇。

第五,运用科技服务成员国,以创造实用的解决方案,改善终端服务提高效率,紧跟产业变化步伐,帮助成员国更好地发展。

第六,扩大交流,熟练使用各种交流工具以促进更高效率、高质量的对话,帮助成员国的政府、相关产业链建立沟通,参与国际会议以推进标准化进程。

着眼于六大方向,切实反映新设想,以做出灵活调整。ISO 2016—2020 发展战略作为发展中国家的指导计划,尤其为发展中国家的标准化工作指明了方向。未来的成功离不开战略的指导,该战略将会引领、推进国际标准化发展。

四、ISO 的健康医疗标准

近年来,随着经济社会的发展和人们健康意识的提升,ISO 的健康医疗标准正受到越来越多的关注。据经济合作与发展组织(Organization for Economic Cooperation and Development, OECD)统计,OECD 成员国的健康医疗消费已超过各国国民生产总值的 9%。联合国也将"良好健康与福祉"与其他 16 个目标一起列为联合国 2030 年可持续发展目标。

在此背景下,人们渴望享受更优质的健康医疗服务,使用更安全有效的健康医疗产品,获得更经济有效的健康医疗方案。ISO 健康医疗标准规范了健康医疗产品和服务,确保人们享受安全、优质的健康医疗产品和服务。

ISO 标准的受益者不仅仅局限于消费者,健康医疗产品的生产商、服务人员、政府监管

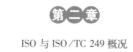

部门也同样从中受益。ISO 标准能打破技术贸易壁垒,使健康医疗产品和服务进入到广阔的海外市场,也能为不同国家的政府监管部门提供理论技术依据,来制定更符合市场需求的法律法规和监管措施。

ISO 健康医疗标准涵盖的领域包括：口腔科、眼科、外科、中医科、输血输液设备、注射器、医疗监护设备、残障人士辅助设备、医疗设备灭菌、健康信息等领域。目前,ISO 有 20 个负责制定健康医疗相关标准的技术委员会。临床实验室检测和体外诊断系统标准化技术委员会(ISO/TC 212)和医疗器械质量管理和通用要求标准化技术委员会(ISO/TC 210)负责制定健康医疗质量与风险管理标准;职业健康与安全管理体系标准化项目委员会(ISO/PC 283)和个体防护装备标准化技术委员(ISO/TC 94)负责制定职业健康与安全标准;光学和光学仪器标准化技术委员会(ISO/TC 172)制定的标准中涵盖了激光技术在医疗卫生和生命科学领域的应用;ISO/TC 210 和医疗保健产品灭菌标准化技术委员会(ISO/TC 198)负责制定医疗产品和设备的标准;健康信息学标准化技术委员会(ISO/TC 215)负责制定卫生健康信息标准(表 2-1)。

表 2-1　ISO 健康与医疗相关技术委员会简称及工作范围

技术委员会	简　称	工作范围
医用和药用输液、输血和注射及血液加工器具专业技术委员会	ISO/TC 76	负责容器、便携式输液装置,血液采集系统及配件标准化工作,提出材料和部件的性能要求和试验方法,制定初级包装材料的质量管理系统
医药产品管理用器具和静脉导管专业技术委员会	ISO/TC 84	负责药品管理和注射器、针头和导管的标准化
个体防护装备标准化技术委员会	ISO/TC 94	负责制定职业健康与安全标准
牙科医学技术委员会	ISO/TC 106	负责牙科医学领域使用的材料、器具和设备的术语、试验方法和技术要求的标准化
麻醉设备和医疗呼吸设备标准化技术委员会	ISO/TC 121	负责麻醉和呼吸设备和用品、相关设备和供应系统的标准化
外科植入物标准化技术委员会	ISO/TC 150	负责外科植入物相关领域的标准化及其所需器械,包括各种植入物的术语、规格和方法,以及用于制造和应用的基本材料和复合材料的标准化工作
局部避孕和性传染预防屏障器械标准化技术委员会	ISO/TC 157	负责局部避孕和性传播感染(STI)屏障预防标准
假肢与矫形器标准化技术委员会	ISO/TC 168	负责在假肢矫形领域的标准化,包括性能、安全性等方面,环境因素,互换性等
外科器械标准化技术委员会	ISO/TC 170	负责手术器械如镊子、剪刀、解剖刀、拉钩领域标准化
光学和光学仪器标准化技术委员会	ISO/TC 172	负责制定激光技术在医疗卫生和生命科学领域应用的相关标准

（续表）

技 术 委 员 会	简　　称	工 作 范 围
残疾人士辅助产品标准化技术委员会	ISO/TC 173	负责残疾人辅助产品领域的标准化
玩具安全标准化技术委员会	ISO/TC 181	负责玩具的机械性、物理性、化学性和易燃性的标准化
医疗器械的生物学评价标准化技术委员会	ISO/TC 194	生物医学以及牙科材料和设备的生物学和临床评价方法的标准化,适用于这些材料和设备的生物试验方法的标准化,以及对使用这些设备的人类进行临床调查的良好临床实践原则
医疗保健产品灭菌标准化技术委员会	ISO/TC 198	负责制定医疗产品和设备的标准
医疗器械质量管理和通用要求标准化技术委员会	ISO/TC 210	负责制定健康医疗质量与风险管理标准
临床实验室检测和体外诊断系统标准化技术委员会	ISO/TC 212	负责制定健康医疗质量与风险管理标准
健康信息学标准化技术委员会	ISO/TC 215	负责制定卫生健康信息标准
中医药标准化技术委员会	ISO/TC 249	负责原材料、制造产品、医疗器械和信息学的质量和安全,包括设备和药品的安全使用及服务标准,不涉及产品的临床实践或应用
职业健康与安全管理体系标准化项目委员会	ISO/PC 283	负责制定职业健康与安全标准

第二节

ISO/TC 249 成立的背景与意义

一、中医药国际标准化的建设目标

（一）中医药标准和中医药国际标准化

1. 中医药标准　　中医药标准,是以在中医药领域内获得最佳秩序、实现最佳效益为目标,以中医药科学、技术和经验的综合成果为基础,按规定的程序和要求,经中医药各相关方协商一致制定并由各相关方公认的机构批准,以一定形式发布的中医药规范性文件。

2. 中医药国际标准化　　中医药国际标准化,是指在国际范围内由众多的国家或组织共同参与开展的标准化活动,旨在研究、制定并推广采用国际统一的中医药标准,协调各国、各地区的中医药标准化活动,研讨和交流有关的中医药标准化事宜。

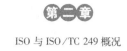
(二)中医药国际标准化建设目标

国际标准已成为建立国际市场秩序、推动国际贸易发展的重要手段。随着国际社会对人类的健康与安全问题越来越重视,ISO 在健康安全领域也加强了制定国际标准的力度。国际标准的研制加强了环境保护,促进了人类社会的可持续发展,有利于推动全球信息一体化和经济全球化。

中医药国际标准化建设的最终目标是:为中医药的国际发展制定适宜的国际标准,规范生产和销售,促进产业发展,减少技术性贸易壁垒,维护中医药行业的基本利益,保护生产者和消费者的权益;提高产品和服务的质量与安全,提高有效性,促进技术的创新、传播与应用;合理利用资源、节约能源、保护环境,实现中医药在全球的可持续性发展。

(三)中医药国际标准化对中医药国际化的作用

中医药国际标准是中医药与国际社会沟通与交流过程中必不可少的技术与手段,中医药在国际传播中需要通过标准这一国际通用的语言进行推广与实施。中医药国际标准化对中医药国际化起着至关重要的推动作用,是规范中医药国际发展秩序,为国际社会提供安全有效的中医药产品与服务的基础保障。

二、ISO/TC 249 成立的意义

(一)ISO/TC 249 成立的背景

我国参与国际标准制定工作起步较晚,于 1978 年加入 ISO,长期以来一直是以"追随者"的身份参与国际标准工作。2008 年 10 月在第三十一届国际标准化组织大会上正式通过中国成为 ISO 六大常任理事国之一的提案。虽然我国的标准化工作与国际先进水平还存在着一定的差距,但"入常"标志着中国标准化工作实现了"历史性的重大突破"。ISO 有着"技术联合国"之称,中国加入 ISO 常任理事国,提高了中国在 ISO 中的影响,有了永久的发言权。这一大好契机,进一步推进了中国实质性参与国际标准化活动的步伐。

虽然 ISO 制定的标准只是推荐给世界各国采用,而非强制性标准,但是由于 ISO 颁布的标准在世界上具有很强的权威性、指导性和通用性,对世界标准化进程起着十分重要的作用,所以各国都非常重视 ISO 标准。根据 ISO 工作程序规定,ISO 国际标准制定的技术工作都是通过技术委员会(TC)来完成。TC 作为某一领域实施国际标准研制的主要管理及组织平台,协调各相关利益方及机构开展该领域的国际标准制定工作。2009 年 3 月,中国国

家标准化管理委员会(Standardization Administration of the People's Republic of China,SAC)向 ISO 递交了开拓新工作领域的提案,申请成立中医药标准化技术委员会(ISO/TS/P 207 Traditional Chinese Medicine)。同年 9 月,在南非召开的 ISO 大会上,ISO 正式批准了该提案,同意成立该技术委员会(编号 TC 249,暂定名中医药)。

(二) ISO/TC 249 建立意义

长期以来,权威中医药国际标准平台的缺失制约着中医药国际标准化建设进程。ISO 作为全球最权威的标准制定机构,虽然涉及的领域十分广泛,但是从未在传统医学领域开展标准化工作。因此,2009 年 ISO/TC 249 的建立有着十分重要的意义。

1. 搭建国际平台,助力中医药走出去 作为国际认可的贸易技术标准的支撑,ISO 制定的中医药国际标准的发布将为中医药的国际贸易提供坚实的技术支持。ISO 成立专门的中医药技术委员会,对规范和推动中医药产品和服务的国际贸易将起到积极的作用。ISO/TC 249 的建立将搭建权威的中医药国际标准制定平台,汇集全球专家资源,制定符合国际市场需求的中医药国际标准,为全球提供安全有效、质量可控的中医药产品和服务提供保证,助力中医药的国际传播与使用。

2. 提升了中医药的国际知名度和影响力 ISO 在医疗健康产品、信息、服务等领域都分别建立了技术委员会和分技术委员会,开展相关领域的国际标准制定工作。ISO/TC 249 是一个除临床外,覆盖中医药全产业链的技术委员会,不仅包含了中药原材料及其制成品、中医医疗器械、中医药术语与信息,还包括了中医服务教育等方面。ISO/TC 249 的建立表明了 ISO 对于中医药科学性以及可被标准化的认可,这将有利于中医药进一步得到国际社会的认可和重视。中医药国际标准的制定与发布,将有利于在全球范围内进一步扩大中医药在医疗卫生体系和国际贸易中的作用和影响力。

3. 引领、主导传统医学标准化发展 ISO/TC 249 的建立是我国实质性参与国际标准制定的新里程。中医药是中国最具有原创性的科学技术,中国虽然是中医药的发源地,拥有得天独厚的资源优势,但是中医药国际化传播的进程中也时常因为文化差异、理念冲突等原因受到种种制约。在 ISO/TC 249 成立之前,我国的技术委员会多数都是从西方国家那里接棒来的老牌技术委员会或者和西方国家联合承担秘书处工作。ISO/TC 249的新建并将秘书处设在中国,意味着我们开始引领和主导中医药国际标准并通过国际标准的制定,在中医药国际化领域甚至传统医学领域拥有更多的主动权和话语权。

中国独立承担 ISO/TC 249 秘书处工作,还可以利用这一机遇,培养一批既掌握中医药知识、精通外语,又熟悉国际标准化制定程序和规则的中医药国际化和标准化人才队伍。

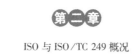
通过国际事务和工作实践,培养不同方向的中医药国际化高层次人才,特别是能够担任技术委员会主席、秘书、工作组召集人等重要国际组织职务的专家。

第三节

ISO/TC 249 的业务发展规划

一、执行概况

在全球范围内,随着老年人口的持续增长和疾病谱的变化,相关慢性疾病和残疾的增加,我们的医疗水平正面临着日益严峻的挑战。这就意味着,我们需要一种更加强有力的医学体系和资源来支持健康事业、预防疾病以及治疗疾病。只依靠生物医学并不能满足当今社会对医疗的需求,因此,传统医学体系也应当纳入其中。作为众多医疗体系中的重要组成部分,传统医学为很大比例的人口在公众以及个人医疗卫生方面提供了医疗服务。

根据 WHO 2016—2018 年的调查,88%的成员国(相当于 170 个成员国)承认使用了中医药。由于世界需要中医药国际标准来支持其更广泛的使用,ISO 于 2009 年成立 ISO/TC 249,旨在关注古代中医起源并能共享同一套标准的医学体系,其中也包括了这些医学体系中传统和现代方面的内容。ISO/TC 249 已经认识到中医药作为有同一基础的医学体系制定共同标准所带来的影响。而在标准化过程中所获得的经验,也将有助于其他传统医学体系国际标准的制定。

作为一个在过去 10 年中发展良好和运作良好的委员会,ISO/TC 249 将继续努力制定原药材、制成品、医疗器械以及信息方面的标准,包括了安全使用[1]以及医疗器械和药品说明的服务类标准,但并不涉及临床标准或产品应用类标准。为了应对实际需求,此类标准将保持修订。ISO/TC 249 的工作范畴也包含了在 ISO 或 IEC 中其他技术委员会工作范畴中的项目,并通过合作,例如设立联合工作组(Joint Working Group, JWG)的方式,解决了潜在的重合问题。ISO/TC 249 的成员对 ISO 成员开放并欢迎符合要求的联络组织的加入。

---

[1] 委员会商定了"安全使用和交付药品与器械"的以下定义:加工、制造、包装、标签和展示、储存、再利用的风险管理,设备的维修和这些产品的处理。

二、ISO/TC 249 的商业环境

（一）商业环境概况

ISO/TC 249 的产业、产品、原药材、学科或医学实践方面的商业环境由政策、经济、技术、监管和社会动态构成，它们显著地影响了相关标准的制定过程以及内容。

国际上对中医药以及起源于古代中医的其他医学体系日渐增长的运用，还有传统治疗手段的现代表现形式以及相关产品的运用，体现了中医药对于国际标准的迫切需求。国际标准不仅能在保证消费者得到合适的产品方面提供帮助，它还可以通过设立一致的要求从而消除贸易壁垒来促进国际贸易，同时它还支持产业创新，为产业预期提供保障。

因此，在保证中医及相关卫生体系所提供的产品、服务质量方面，国际标准起到的作用正受到各国政府、国际组织和监管机构的重视。

据《世界卫生组织传统医学战略 2014—2023 年》报道，在 WHO 成员中，对草药进行监管的国家数由 2012 年的 90 个增加到 2015 年的 119 个。然而，各国间悬殊的差异对于这些产品在品质、传播和使用方面有着深远的影响。

另外，很多市场规范的不健全甚至是缺乏法律规范，使得这些产品的品质难以得到保障，这就意味着，在产品和服务上存在着巨大差异，例如假冒伪劣产品以及从业人员资质的参差不齐，这都会降低传统医学的声誉。

传统医学产品及服务非常需要持续研究的支持，这要求收集的信息可靠并交流顺畅。举例来说，中医行医情况的数据采集通常没有和国家以及全球医疗信息系统相结合。用标准化的术语来收集数据并促进有用信息在全球交流，对于各利益相关方是非常基础的需求。

国际标准为支持所有这些领域以及维护医疗体系的声誉提供了保障，并积极支持这些医疗体系扩大市场，保护它们使用涉及的地区。

在中医药标准化领域有很多的利益相关群体，包括：通过政策、服务以及法律支持，来提供医疗服务以及确保公众健康安全的政府机构；支持贸易和商业的政府机构；监管部门；医疗器械行业的制造商和供应商；药品行业的生产方和供应商；天然药物的种植和采收者；批发商；医疗服务的资助者；公共利益以及消费者团体；专业协会；从业医师；研究人员；教育培训提供者：机构和学校，如中医药大学以及学院。

（二）商业和监管方面环境

医疗是在一个非常复杂的环境中运行的，这主要是因为各个国家医疗方式和财政支持

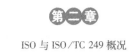

方面存在着差异。这些差异也反映在不同市场对于传统医学如中医药的监管方式上。

例如,一味传统草药可以在不同国家被划分在补充医学(Complementary Medicine,CM)、补充替代医学(Complementary and Alternative Medicine, CAM)或天然保健产品(Natural Health Product, NHP)中。在这些市场中还有许多与传统药物无关的其他天然产品,ISO/TC 249 制定的一些标准同样对于这些产品可能会有积极的意义。

(三)商业环境的各方面

以下信息显示了传统医学市场的规模以及多样性,并且反映了传统医学对于国际标准的需求。同时我们会持续提供最新的信息,使商业环境报告更加完整,并且为ISO/TC 249 的行动提供支持。

(四)各国间不同的政策与监管

根据《2019 年全球传统药物和免费药物报告》,在 2018 年,98 个 WHO 成员对于传统医学/补充替代医学有政策支持,并且 124 个成员国对于草药有监管。这些成员国中很多对于传统医学/补充替代医学有专门的国家机构负责,而这些机构很多都设在卫生部下。虽然监管草药产品的成员国正在增加,但很多国家却没有设立专门机构负责传统医学/补充替代医学。

1. 传统医学和补充替代医学产品的使用情况　根据《世界卫生组织传统医学战略 2014—2023》,传统医学/替代医学产品包括:草药、草药原药材、草药加工产品以及草药制剂,这些产品中含有植物的某些部位、其他植物药材或者其中有效成分。鉴于对传统医学/替代医学产品的监管以及监管部门的不同,在各成员中都很难准确评估其市场大小。然而,现有的数据显示其市场具备一定规模。引自《世界卫生组织传统医学战略 2014—2023》,在 2012 年,中药材产值达到 830.1 亿美元,与 2011 年相比,产值增长超过 20%。在 2004 年韩国用于传统医学的支出达 44 亿美元,而到了 2009 年,这一数字攀升到 74 亿美元。在 2008 年,美国在天然产品上的支出达 148 亿美元。

2. 医疗器械使用情况　针灸的使用可以追溯到史前时代到公元前 2 世纪的文字记载。在全世界有着不同类型的针刺术在被使用和传授。针灸的广泛使用印证了其是一种有效可行的医疗手段。例如,美国食品药品监督管理局(FDA)在 20 年前开展了一项调查,结果显示针刺治疗是安全有效的。

目前,针灸从业人员协会、教育机构以及临床医院在超过 140 个国家和地区建立起来。据估计,每年全世界使用约 40 亿根针灸针,并每年增长 5%~10%。

在针灸临床实践中,医疗器械的使用越来越多。这些产品大多是基于电子技术和中医理论的结合,例如电针刺激器、电径向脉冲血压计、治疗性熏蒸装置、计算机化舌象分析系统和激光穴位辐射装置。一些电子医疗设备由于使用方便,不需要操作者进行复杂的操作,因此可以在家庭医疗环境中使用。中国有23种不同的器械,拥有400多种中医医疗器械注册证书。其中一些产品已被批准作为医疗器械在澳大利亚、德国、日本、韩国和沙特阿拉伯等国销售。信息技术还允许一些产品由患者佩戴,并对其进行远程诊断和治疗。随着这种方法越来越流行,对统一的数据规则(如编码数据)的需求将增加。

医疗器械在中医药中的应用越来越多,这就迫切需要国际标准来支持其安全性和性能。

3. 从业人员数　据估算,仅中医药,全球从业人员超过了 550 000 名。更多的数据见表 2-2(数据由国家成员体提供),其中显示了全球的从业人员相关数据,并将持续更新。

表 2-2　全球中医药以及相关医疗体系的从业人员数

国　家	中医药及相关医疗体系从业人员数
澳大利亚	全国约 4 900 名中医药从业者,包括针灸师(98%)、中草药医生(64%)和中草药配药机(21%);此外,还有大约 630 名注册的健康医生被授权从事针灸(澳大利亚卫生从业人员管理局委员会统计,2019 年 6 月<https://www.ahpra.gov.au/>)此外,使用针灸技术的注册和未注册健康从业者(主要是医生、按摩治疗师、理疗师、肌肉治疗师和脊椎指压师)人数不详,通常使用不同的名称,如"干针灸"
加拿大	超过 10 000 名中医医生以及针灸师
中　国	625 000 名中医医生以及助理医师(包括少数民族医学的从业人员以及中西医结合的医师)(《2019 中国中医药统计年鉴》)
法　国	超过 7 000 名针灸师
日　本	在日本大约有 303 000 名医师,280 000 名药剂师,10 800 名针刺师以及 106 000 名专业艾灸师(2014 年)。在日本,大约 90% 的医生正在使用汉方医学。同时,在汉方医学发展的道路上,"汉方咨询药学"以及"汉方药剂师"的全国性网络,正起到重要作用
韩　国	24 120 名韩医师(截至 2017 年)以及 2 404 名韩医药剂师(截至 2017 年)
荷　兰	超过 3 500 名针灸师
沙特阿拉伯	有 96 个持证拔罐中心和 343 个持证和持证拔罐从业者(2019)
新加坡	1 800 名中医医师
西班牙	超过 15 000 名补充医学医师,其中包括了 1 500 名西医医生,其余为非医学治疗师(主要为理疗师以及护士)
泰　国	1 285 名中医(截至 2018 年)和 1 940 名针灸医生(截至 2019 年)
英　国	超过 11 000 名中医医生以及针灸师
美　国	超过 35 000 名执业针灸师,其中大约 20 000 名正在行医

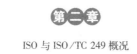
在大多数国家,仍没有关于传统医学医师的准入要求来确保他们能提供安全的服务。

三、ISO/TC 249 的工作带来的影响

以下总结了通过 ISO/TC 249 的活动所带来的影响:

(1)通过制定天然产品、设备以及服务的最低安全以及质量标准来保护公众健康安全,并为患者和更广泛群体带来更多中医药以及相关医疗体系的好处。

(2)帮助统一各国间标准,加快国际贸易。

(3)通过加强(产品)性能,以鼓励行业创新。

(4)帮助建立统一术语以及加强对中医药和相关医疗体系的理解,从而保证信息的可靠性,使数据收集和交换成为可能。

(5)保护中医药和相关医疗体系的声誉。

(6)帮助 ISO/TC 249 成员国建立国家标准,包括这些国家的健康医疗体系、中医药以及其他医疗体系法规。

(7)提升中医药及相关健康体系在政府、医疗体系基金、医疗工作者、立法人员以及公众中的接受程度,同时支持传统医学与其他健康医疗体系的结合。

(8)本委员会的经验同时也可以为解决传统医学体系在国际上使用中存在的问题提供参考。

四、ISO/TC 249 成员国及参与国

(一)积极参与和观察成员国

截至 2020 年 9 月,ISO/TC 249 由 23 个积极参与成员国和 22 个观察成员国组成。最新成员国列表请查阅网站:https://www.iso.org/committee/598435.html？view＝participation。

目前与 ISO/TC 249 建立联络的组织有:

1. ISO 内部的联络组织 ISO/TC 215(医疗信息)、ISO/TC 304(医疗组织管理)、ISO/TC 314(老龄社会)。

2. ISO 外部的联络组织 WHO、WFCMS、WFAS、IEC/SC 62D(电医疗仪器)。

另外,该技术委员会和 ISO 其他技术委员会建立了联系,例如 ISO/TC 34(食品产品)和 ISO/TC 210(质量管理及医疗器械通用标准)以及国际卫生术语标准制定组织(IHTSDO)。

该委员会同时还和药典委员会联系,包括《中国药典》《美国药典》和《欧洲药典》委员会等编写草药专著的组织。

(二) 参与情况分析

值得注意的是,在 ISO/TC 249 技术工作的参与者中,一些较大的代表团主要来自中国、日本和韩国。从表 2-2 中可以发现,积极参与成员国包括了 8 个亚洲国家,10 个欧洲国家,4 个非洲国家,1 个美洲国家和 1 个大洋洲国家。本委员会中有 19 个欧洲国家作为积极参与成员国或观察成员国出现。考虑到中医药以及相关健康体系的国际使用情况,由于参与情况仍然很局限,所以增加参与成员国是非常重要的。例如,据估计有超过 100 个国家使用中医药。而有限的参与原因可能是:国家缺乏合适的组织架构或者资源,例如财政支持有限,也有可能是该国的专家人数有限或者缺乏相关的最新信息。

ISO/TC 249 将继续和有关组织合作并鼓励(各国)积极参与。秘书处还安排了各种与国际标准制定相关的培训,另外本技术委员会的通讯简报也加强了工作的交流和知识的传播。秘书处于 2017 年与一些潜在的成员国开展研讨会,以鼓励其更广泛地参与到本技术委员会中。

五、ISO/TC 249 的目标以及实现策略

(一) ISO/TC 249 的目标

ISO/TC 249 致力于通过使用传统医药来保持健康和改善医疗情况,支持产品/服务的质量、安全性以及有效性,并支持相关产品和服务的贸易交流。通过制定 ISO 国际标准,本委员会的工作还会支持公共政策的立法程序,并保护顾客和消费者健康安全。

本委员会的工作还体现了 2016—2020 年 ISO 战略计划:

(1) 最大化所有国家成员体以积极参与国的身份参与,同时以满足用户需求的方式,使期望受 ISO/TC 249 标准影响的成员国增加最大化,参与到制定本技术委员会工作项目和制定标准的过程中。

(2) 制定和本技术委员会相关的高质量的标准和其他相关文件,以满足市场需求。包括通用标准、专业标准、其他标准和相关文件。

为了完成目前工作,ISO/TC 249 通过各国家成员体的参与来满足各国在特定领域对相关标准的需求,从而支持中医及相关卫生系统的发展。ISO/TC 249 优先制定的是原药材、产品、器械设备和中医药以及相关卫生体系信息的质量和安全标准,也包括服务类标准。

世界银行的数据显示,服务业在全球经济中占据了压倒性的比重,发达国家约占 GDP 的75%,发展中国家约占 50%。该委员会将在未来几年探讨制定服务标准的市场利益。而在此阶段,例如从业人员的教育培训以及临床有效性等领域的标准制作处于低优先级。委员会同意将临床实践排除在其范围之外。

(二) 实现 ISO/TC 249 所制定目标的详细战略

ISO/TC 249 所制定目标的详细战略列举如下。

(1) 邀请或赞助参与政策制定、实施和提供医疗保健方案的各方对所需求的标准涉及的领域进行介绍。

(2) 对现有的资源进行修订,例如国家药典以及其他标准和指南。

(3) 确定国家成员体对特定标准的需求。

(4) 扩大联络网络并鼓励广泛利益相关方的参与,以达成更协调一致的标准化进程。

(5) 通过委员会通信简报以及其他交流工具加强联系和知识的传播,以促进委员会工作的顺利开展和 ISO 标准的制定。

(6) 制定健全的标准,包括在适当的时候更新和修订现有的标准,以及与中医和相关卫生体系相关的文件,包括以下内容。

1) 天然药材以及正确使用的安全质量标准(高优先级)。

2) 医疗器械以及正确使用的安全质量标准(高优先级)。

3) 信息标准(高优先级)。

4) 教育和研究(低优先级)。

5) 为委员会建立健全的管理办法,包括建立工作组,以及适当的时候建立联合工作组、主席顾问团、其他技术委员会。

6) 保持传统医学独特的基础理论和应用,恰当地在传统医学质量安全领域使用包括微生物学、生物学、化学现代研究方法。

7) 尽可能鼓励共享与同一套标准体系的原则相一致的新工作项目的制定。

8) 避免与认可的评估程序以及 ISO/TC 249 秘书处管理的项目相重复和多余的工作。

9) 为委员会工作实施标准化操作流程。

10) 确保及时交付与 ISO/TC 249 工作项目的质量控制。

(7) 尽可能对已发布的标准进行有效性和影响力的监测评估。

委员会大部分工作通过电子通信手段进行,而工作数目和复杂性是每年召开全体大会考虑的基础。

委员会通过出版公开的通信简报的方式,宣传自己的工作,并鼓励更多的人/组织参与到工作中来,以便实施更广泛的交流。

六、ISO/TC 249 工作支撑资源

ISO/TC 249 由中国上海的全职秘书处支撑。

技术委员会的前任主席为大卫·格雷厄姆博士,现任主席为沈远东教授,秘书长为桑珍博士。

主席和秘书由两个主席顾问团支持,其中一个主席顾问团根据需要召集并为技术委员会管理事宜提供意见,另一个主席顾问团负责协调 ISO/TC 249 的工作,管理各工作组的项目。

七、ISO/TC 249 工作项目的完成和实施影响因素

ISO/TC 249 明确了其工作中有以下风险需要管理。

1. **工作中管理的不充分**　在这一方面,ISO/TC 249 基于工作范畴、能力、需求以及急迫性方面分析定期修订工作的优先级。本技术委员会为国际标准的制定引入优先级概念,并鼓励成员在投票时对新项目提案进行充分评估。本技术委员会还制定了评分表,用以对新项目进行优先级分析。

2. **无法充分适应各国卫生体系的差异,导致标准的有效性下降**　本技术委员会高度重视协商的重要性以及适应各国的差异,同时注意吸取那些熟练程度和专业知识水平较高的人士为委员会提供的经验。

3. **参与国就某些基本要素达成协议的重要性**　本技术委员会致力于采取协商一致的方式解决分歧,达成共识,并尊重、理解其中的问题,支持本技术委员会为国际社会贡献的目的。

4. **加强制定新标准的正当性**　技术委员会成员的责任是保证所有提案标准的市场需求和优先级,由此确保最终的标准有效性和国际市场广泛性,为提案者的新项目以及对口单位提供帮助。评分表用于确保适当地考虑到 ISO 对于新项目的所有要求。

5. **ISO/TC 249 工作标准在潜在使用者中的代表性不足**　本委员会鼓励包括利益相关集团的专家参与。秘书处积极寻求新国家成员体加入 ISO/TC 249。

八、ISO/TC 249 架构以及现阶段项目和已出版的标准

本节主要概述 ISO/TC 249 的组织架构以及各工作组的工作范畴。

(一) ISO/TC 249 的组织架构

ISO/TC 249 常设 5 个工作组负责中医药领域的标准化工作。每个工作组负责一个技术领域,例如制成品的质量安全,其工作计划会周期性地更新并由技术委员会审核。每个工作组在本组工作领域负责一些项目,这些项目由一位项目带头人或者在一些情况下由共同项目负责人承担,他们和专家共同制定一项国际标准。当前,ISO/TC 249 还设立了 2 个联合工作组,其中与 ISO/TC 215 成立的联合工作组主要负责中医药信息方面的标准制定,和 IEC 建立的联合工作组,主要负责特定的电子医疗设备的标准制定。本技术委员会组织架构如图 2-1 所示。

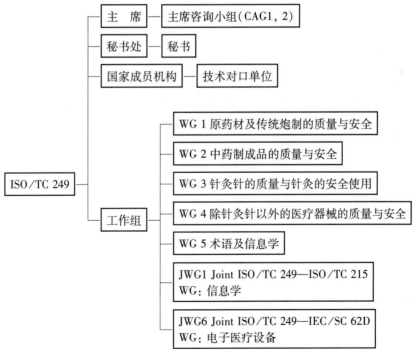

图 2-1 ISO / TC 249 组织架构

(二) 各工作组的工作范畴

每年技术委员会都会对工作组信息进行更新,当前各工作组信息如下。

1. 第一工作组 名称：原药材及传统炮制的质量与安全。

工作范畴：制作各阶段的原药材标准，包括植物药成分的分析以及动物或者矿物药的采集，还包括原药材的传统炮制。

工作计划及优先级：① 根据 ISO/TR 23975 中的前 100 种单味中药的优先顺序清单确定高优先级原材料项目。② 与草药安全性相关的检测方法项目，包括毒素以及有害物质的检测方法。③ 提高中药材质量的项目，包括中药材原料和中药材的一般要求；原料初加工的一般要求等。

2. 第二工作组 名称：中药制成品的质量与安全。

工作范畴：制作中药及相关产品的检测、加工（除传统炮制外的）以及生产方面的标准，包括从原料到成品的质量与安全方面的标准。

工作计划及优先级：制定中药制成品方面的标准；优先制作通用类标准，例如：① ISO/NP 19609－1，中医药中使用的天然药物及其制成品质量与安全——第一部分：通则。② ISO/NP 19609－2，中医药中使用的天然药物及其制成品质量与安全——第二部分：鉴别方法。

3. 第三工作组 名称：针灸针的质量与针灸的安全使用。

工作范畴：制作关于针灸针质量与针灸的安全使用的标准，不包括针灸的临床治疗或疗效领域。

工作计划及优先级：① 确保在 ISO/TC 249 的指导下对第三工作组工作范畴的一致理解，大力推动针灸安全使用的各项具体标准的制定和进展，特别是要避免单个针灸安全使用标准制定过程中存在的共性问题。② 确保在标准制定过程中对术语以及定义的一致理解，以建立更具体、更适用的第三工作组标准体系。③ 通过标准制作的优先级和项目管理流程的条例，对项目进行质量控制和改进。④ 在第三工作组工作范畴内所有形式的针灸针的质量安全进行标准化。⑤ 针对"安全使用"的定义，确定针灸安全使用的标准项目制作。

4. 第四工作组 名称：除针灸针以外的医疗器械质量与安全。

工作范畴：制定除针灸针以外的医疗设备质量安全以及安全使用类标准，不包括这些医疗设备的临床治疗和疗效方面。排除：电医疗设备的安全及性能（见 ISO/TC 249 第六联合工作组）。

工作计划及优先级：第四工作组将风险水平、使用规模、标准的需求以及对于国际贸易和商业的重要性视为制定标准的优先因素。

5. 第五工作组 名称：术语及信息学。

工作范畴：中医药命名法，术语以及分类和本体论的标准化。但与中医药有关的卫生

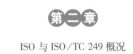
信息术语标准归于第一联合工作组的工作范畴。

工作计划及优先级：① 优先制作其他工作组使用所需的术语及信息类标准。② 在工作组项目内优先考虑具有产业效益和市场需求的标准。③ 为避免重复，在提交新项目前，需要和 WHO 术语标准进行核对。

6. 第一联合工作组（ISO/TC 249 与 ISO/TC 215） 名称：信息学。

工作范畴：与中医药相关的卫生信息技术标准。

7. 第六联合工作组（ISO/TC 249 与 IEC 62D） 名称：电子医疗设备。

工作范畴：电子医疗设备的安全及性能的标准化。

（三）ISO/TC 249 的工作计划

正在制作项目的信息见以下链接：http://www.iso.org/iso/home/store/cataloguetc/cataloguetc_browse.htm? commid=598435&development=on。

第四节

中医药及传统医药在 ISO/TC 249 主要成员中的发展情况

一、中国

中国高度重视中医药事业的发展。中华人民共和国成立初期，把"团结中西医"作为三大卫生工作方针之一，确立了中医药应有的地位和作用。1978 年，中共中央转发卫生部《关于认真贯彻党的中医政策，解决中医队伍后继乏人问题的报告》，并在人、财、物等方面给予大力支持，有力地推动了中医药事业发展。《中华人民共和国宪法》指出，发展现代医药和我国传统医药，保护人民健康。1986 年，国务院成立相对独立的中医药管理部门。各省、自治区、直辖市也相继成立中医药管理机构，为中医药发展提供了组织保障。第七届全国人民代表大会第四次会议将"中西医并重"列为新时期中国卫生工作五大方针之一。2003 年，国务院颁布实施《中华人民共和国中医药条例》；2009 年，国务院颁布实施《关于扶持和促进中医药事业发展的若干意见》，逐步形成了相对完善的中医药政策体系。

中国共产党第十八次全国代表大会以来，党和政府把发展中医药摆上更加重要的位置,作出一系列重大决策部署。在全国卫生与健康大会上,习近平总书记强调,要"着力推动中医药振兴发展"。中国共产党第十八次全国代表大会和十八届五中全会提出"坚持中西医并重""扶持中医药和民族医药事业发展"。2015 年,国务院常务会议通过《中医药法(草案)》,并提请全国人大常委会审议,为中医药事业发展提供良好的政策环境和法制保障。2016 年,中共中央、国务院印发《"健康中国 2030"规划纲要》,作为今后 15 年推进健康中国建设的行动纲领,提出了一系列振兴中医药发展、服务健康中国建设的任务和举措。国务院印发《中医药发展战略规划纲要(2016—2030 年)》,把中医药发展上升为国家战略,对新时期推进中医药事业发展作出系统部署。这些决策部署,描绘了全面振兴中医药、加快医药卫生体制改革、构建中国特色医药卫生体系、推进健康中国建设的宏伟蓝图,中医药事业进入新的历史发展时期。

《2019 年我国卫生健康事业发展统计公报》数据表明,截至 2019 年底,全国中医药从业人员达 76.7 万人,其中中医类别执业(助理)医师 62.5 万人,中药师(士)12.7 万人。中医类医疗卫生机构总数超 6.5 万,其中:中医类医院 5 232 个,中医类门诊部、诊所 60 535 个,中医类研究机构 42 个。2019 年,全国中医类医疗卫生机构总诊疗人次达 11.6 亿人次,全国中医类医疗卫生机构出院人数达 3 858.9 万人。中医药除在常见病、多发病、疑难杂症的防治中贡献力量外,在重大疫情防治和突发公共事件医疗救治中也发挥了重要作用。

在中医药教育发展方面,截至 2018 年,全国有高等中医药院校 43 所,设置中医药专业的高等西医药院校 123 所,设置中医药专业的高等非医药院校 179 所。自中华人民共和国成立以来,中医教育改革不断探讨新思路,从无到有,从弱到强,建立了一套现代中医药高等教育体系,充分发挥了中医药师承教育特点与优势,探索实践了现代中医药师承教育新模式。

中药产业经历由计划经济过渡到市场经济形式,中药资源可持续利用,中药材的种植加工、炮制剂型、中成药生产及其流通贸易,伴随我国工农商各行业进步而迅速发展,初步形成一定规模的产业体系。2002 年由国家科技部、计委、经贸委、卫生部、药监局、中医药管理局、知识产权局和中国科学院共同制订的《中药现代化发展纲要》正式发布,作为中国第一部中药现代化发展的纲领性文件,对加快中药现代化进程,确保中药产业健康有序地发展起到了重要的引领作用。根据统计局统计,2017 年中国中药饮片生产企业已达 1 262 家,中成药生产企业达 1 600 多家,2011—2017 年中成药销售收入由 1 427.83 亿元增至 2 996.37 亿元。中药工业总产值达 9 000 亿元,占生物医药工业总产值的三分之一,并带动形成约 2.5 万亿元规模的中药大健康产业。

二、日本

汉方医学体系由古代中医药发展而来。在公元 562 年,汉方医学经朝鲜半岛引入日本。从此以后,汉方医学作为日本传统医学体系历经了 15 个世纪。

日本在 19 世纪中期受到西方的影响,当明治政府于公元 1868 年掌权时,西方化的医学逐渐取代了汉方医学。公元 1895 年,日本废止汉方医学教育,而针灸仅在内科医生控制下实施是合法的。到了 20 世纪 30 年代,一些医学院校写成了《汉方临床医学》一书。此时提议的医学体系是在接受西方医学培养之后的进一步培养提案,并最终得到了政府的支持。

汉方医学作为日本传统医学体系历经了 15 个世纪。1967 年,汉方制剂第一次纳入日本国民健康保险药品目录中,如今这一目录已经包含 148 种处方制剂和 748 种产品,所有药品目录中的产品都包含在国民保险中。汉方制剂同样被《日本药典》(JP16)及增补版中所收录,现包含 22 种汉方制剂。在这 148 种汉方药剂批准之前,这些药品前 20 名占了总销售额的 67%。另外,在 2013 年,日本出版了《非处方汉方产品批准标准新版指南手册》,这些是非处方(OTC)汉方药品的基础,包括了 294 种汉方药剂。目前市场上有约 450 种汉方产品作为处方药物(出现),OTC 产品品牌也有很多。最新《日本药典》中记载了 219 味原药材(药用植物),并对其原植物、矿物和动物及其质量包括杂质限制进行了规范。汉方制剂由职业医师处方,有时药剂师也可以给出建议。根据调查,约 90% 医师会开出汉方产品。1947 年,日本针对针灸师颁布了新法律(第 217 号法律,第一条),规定职业针刺师(艾灸师)可以自己开设诊所。在日本大约有 303 000 名医师,280 000 名药剂师,10 800 名针刺师以及 106 000 名艾灸师。

在日本药品控制的基础可追溯到 20 世纪 60 年代的《药事法》。这部法律旨在保证药品、准药品、化妆品以及医疗设备的质量、有效性以及安全性,并促进公共健康卫生。2004 年,日本成立的药品和医疗设备局(Drug and Medical Device Administration,PMDA)是审查新的 OTC 申请,然后将其审查意见传达给厚生劳动省(Ministry of Health,Labour and Welfare,MHLW)的组织,该局也与药事和食品卫生委员会(Pharmaceutical Affairs and Food Safety Council,PAFSC)合作协商。PAFSC 在 MHLW 要求下运行并有两个委员会。MHLW 和 PMDA 同时还负责针灸领域医疗器械标准的审查和制定。

汉方药用植物的生产强烈建议由《规范种植采集指南》(*Good Agricultural and Collection Practices*,GACP)来规范。汉方医学中 80% 的原药材由中国进口,15% 在日本种植,其余种植在越南、印度等地。汉方药物领先生产商在中国和日本设有原药材的审查和质量控制。

《规范生产指南》（*Good Manufacturing Practices*，GMP）标准是包括制成品和原药材在内的生产方面标准。日本健康·营养协会以及日本健康食品标准协会对于生产设施和产品建有自己的监管和认证体系，日本汉方药制造协会还有自己制定的标准。这些标准补充了GMP政府法令。汉方药物不良药物反应（adverse drug reaction，ADR）也需要像合成药品一样进行上报，医生以及药剂师需要将这些不良反应上报给中央数据库。每年这些不良反应报告有150~200例。如果产品出现问题，MHLW会发出召回声明。日本理疗设备行业协会负责针灸领域的标准制定。目前已出版了一次性针灸针、电针仪以及艾灸的国家标准。

与中国和韩国不同，在日本教育体系里是没有明确的西医和汉方医学区分的。因此，所有医生以及药剂师在西医体系里接受教育和培养。医师先培养西医知识，之后可以选择汉方医学中特定的课程。在日本，针对接受过汉方医学培训的人员并没有独立的执照要求，但是，日本药剂师教育中心和日本生药学会为汉方药剂师和药材师开设了专门的培训课程。这个项目部分由政府支持。现在日本所有80所医学院校有汉方医学教育。在药学院，汉方医学被纳入核心课程。而这80所院校中，有28所将针灸教育作为选修课程。对于针灸，有两种培养计划。11所大学提供4年制教育，157所学校提供3年制教育。而这11所院校中，除本科教育外，还有研究生院以及研究员培养。作为日本东方医学组织中的主要成员，日本东方医学学会以及日本针灸学会（Japanese Society of Acupuncture and Moxibustion，JSAM）参与传统医学的教育和现状报告。

三、韩国

在韩国，韩医学是主流医疗体系中一部分，通过韩医的研发，期望在国内和国际层面的公共健康领域发挥其独特作用。韩国健康福利部根据医疗服务法令和医疗设备法令对韩医临床和政策进行监管。由韩医制成的草药或药品由食品药品安全管理局进行管理。1951年，韩国根据《医疗服务法》制定了《韩医条例》，韩国医学的执业和教育获得了合法化，自此，韩国医学一直与西方医学保持着独立和竞争的地位。2004年，韩国政府通过《韩医学以及药学促进法令》来促进韩医行业的发展，该法为韩医发展提供了战略指引。此外，韩国政府从2006年起，为韩医发展制定和实行5年国家计划。《韩国草药典》规范了382种草药。韩医医师和韩医药剂师注册执照由健康福利部认可。

为了促进韩医的战略规划和国家政策实施，1993年在当时的卫生和社会事务部下成立了韩医局，该局下设两个部门：韩医政策司和韩医产业司。这两个部门负责制定和贯彻相关的国家政策、战略和法规，涵盖草药和医疗设备。食品和药品安全部负责监管炮制的药材和草药药品。韩国建立了专门的韩医研究院以促进韩医科研发展。1994 年成立的韩国东方医学研究院是国家韩医研究机构,负责韩医研发的整体规划和实施。2016 年成立的韩医国家发展研究院是一个负责推动韩医产业发展的国家机构。

韩国于 1995 年制定了《药材质量管理与流通(供应)条例》,1996 年在此基础上又制定了《药材质量管理("标准化")制度》。从 2012 年起,为进一步加强落实上述条例和制度,规定所有用于药品生产的药材需由 GMP 认证的生产商加工,有关药材的质量和安全标准,必须遵循《韩国药典》和《韩国草药典》。根据其稳定性、安全性和功效数据,药品需获得食品和药品安全部的上市授权,且只有经 GMP 认证的生产商才能生产经批准的药品。

韩医现代教育体系非常成熟且严格,不但重视韩医专业的生源问题,更重视韩医学生的全方位发展,注重成才式的引导,而且将临床实习放在第一位。有两种途径可以成为韩医:在韩医大学接受 6 年的医学教育,或者在韩医研究生院接受 4 年的医学教育。只有从韩医大学和韩医研究生院毕业的学生才能申请国家韩医执业资格考试,学生通过考试后,获得由政府部门颁发的执业资格证书。

四、沙特阿拉伯

传统医学与补充疗法在沙特阿拉伯有着重要的地位,超过五成民众使用传统医学与补充疗法。具体包括:针灸、按摩、草药、自然疗法、中医药、先知医学、伊斯兰医学、蜂蜜疗法等。1997 年沙特阿拉伯颁布了针灸治疗师的国家级法规,2007 年颁布了自然疗法药师的法规。沙特阿拉伯卫生部于 2008 年成立国家补充和替代医学中心。从 2017 年起,在沙特阿拉伯从事针灸、整骨、整脊、自然疗法和拔罐的医师必须获得许可,许可由沙特政府签发。持证的传统医学与补充疗法医师可以在公立和私营部门的医院和诊所执业。政府认可研究生级别的传统医学与补充疗法培训计划,在一些医学院中会进行综合授课。沙特国王大学药学院于 1985 年成立药用芳香和有毒植物研究中心。

沙特食品药品监督管理局(Saudi FDA)成立于 2004 年,负责注册和监管传统医学与补充疗法产品。药品标准参照《欧洲药典》《美国药典》以及《英国药典》,常规药品 GMP 法规也适用于草药。草药分为处方药、非处方药、草药、膳食补充剂和保健食品,出售时需要具备医疗、健康和营养成分的声明。Saudi FDA 通过对工厂、实验室进行定期检查,以及要求制造商将其药物样品提交政府认可的实验室进行测试,来确保药品的合法性。在类似产品有文献记载的科学研究中,引用安全性数据被认为足以对草药进行安全性评估。草药在药房和其他商店作为处方药、自用药或非处方药出售。

五、新加坡

2000 年,新加坡议会通过了中医药从业人员法令,规定所有中医从业人员需通过中医医师管理局的注册。中医医师和针灸师的注册工作开始于 2001 年。之后从 2002 年开始,中医内科医生开始注册。从 2004 年 1 月开始,所有中医药行医人员需要在中医医师管理局注册,并持有效行医认证。从 2005 年 12 月开始,由中药(Chinese materia medica,CMM)培训课程(中级模块)中毕业的中药药剂师将自愿通过中医医师管理局的注册。

所有中成药(Chinese proprietary medicines,CPMs),例如成剂型药品(如药片、胶囊、液体),由健康科学局(Health Sciences Authority)监管,并在新加坡合法售卖前,需符合一系列安全和质量条例。此外,CPM 经销商(进口商、批发商和制造商)需在新加坡卫生科学管理局(HSA)取得执照。对于可疑的 CPM 售卖和使用的行为,需向 HSA 报告以进一步调查。关于中成药和原草药的监管信息,请查阅 HSA 网站中补充健康产品一栏。

六、泰国

泰国目前涉及中医药的相关法律主要包括《传统医学管理法律》《关于批准使用中医方法治疗疾病的规定》。2000 年 7 月,泰国政府承认了中医药的合法地位,并于 2004 年通过泰国法律正式确立中医药的合法地位。2009 年,泰国国王签署中医药法令文件,大学在本科阶段开设中医课程,培训学校设立针灸教育。2015 年针灸被纳入泰国医疗保险体系中。

七、挪威

1997 年 4 月挪威由卫生局负责成立了替代医学委员会,由医生、律师、社会学家等 17 人组成,此后挪威针对补充和替代治疗(complementary and alternative treatments,CAM)制定了专门的立法,其中包括 2002 年的"疾病替代治疗等"法律和 2003 年的两项关于替代疗法的市场营销,以及替代疗法医师注册的法规。挪威卫生局是 CAM 的国家办公室,是卫生与护理服务部(the Ministry of Health and Care Services,MoHCS)和劳工与社会服务部下属的专门委员会和行政机构。

在挪威,草药分为非处方药、草药和膳食补充剂,草药使用及注册必须严格参照《欧洲药典》和《欧洲草药专论》。草药的生产则遵循欧盟 GMP 和药用植物种植和采集的生产质

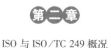
量管理规范（Good Agriculture and Collection Practices，GACP）准则。GMP 和草药安全性评估的规定与常规药物的规定相同,合格评定机制要求制造商主管部门定期检查,以及要求制造商提交样品进行测试并指派人员来确保其符合性。草药在药房和其他商店以及特殊商店中以用药或非处方药的形式出售。

挪威人口虽然不多,但是传统医学与补充疗法的普及率却并不低。主要常见的还是以针灸为主,脊骨疗法目前已经纳入挪威的卫生专业教育。由此,脊椎治疗师也需要受卫生专业人员法规的约束。传统医学与补充疗法医师可以在公立和私营的医院和诊所执业,针灸学院目前归挪威卫生学院现所有,并且提供针灸学认可的学士学位。

八、荷兰

荷兰 2007 年颁布了《药品法》（*Geneesmiddelenwet*）,其中包含了草药法规。对于成熟的草药,在申请欧盟草药注册的时候同样遵循欧盟注册和销售授权的申请文件,与常规药物的要求相似。对于基于传统用途的草药,可以参照 2004 年颁布的《欧洲草药注册令》,该部法令相对更加尊重传统草药使用历史所呈现的药物自身的安全性和有效性的说服力,规定了传统使用药物的一些文书及证据提供的豁免。草药分为处方药、非处方药、草药和膳食补充剂,都标有健康声明并严格参照《欧洲药典》和《欧洲草药专论》（*Herb Medical Products Committee*，HMPC）。GMP 和草药安全性评估的规定与常规药物的规定相同。

荷兰使用本地传统医学和其他传统医学与补充疗法,包括人类营养医学。传统医学与补充疗法医师在私营部门执业。私人保险公司针对某些中医传统治疗提供部分健康保险,例如针灸、整脊、草药、顺势疗法药物、自然疗法、整骨疗法和中药。

九、德国

在德国,有关传统医学与补充疗法的国家政策已纳入《社会法规五》和有关药品的法律中。德国药品法包括传统草药产品注册的规定。草药分为处方药、非处方药和草药。它们都有医疗和健康声明。使用《德国国家药典》（*Deutsches Arzneibuch*）、《欧洲药典》和《欧盟的顺势药典》中的草药,具有法律约束力。

制造药品需要具备 GMP,草药的生产规定与常规药品相同,需要遵守药典和专著中的制造信息以确保产品质量。为确保合规性,制造工厂的主管部门会定期进行检查。适用于草药的安全要求与常规药品的安全要求相同。分类为处方药的草药在药房出售。被归类为自用药或非处方药的药在药房和其他商店有售。

十、西班牙

在西班牙,对于针灸/中医药没有监管,对于中医药从业人员培养和认证也没有具体的监管。公共卫生体系并不为中医和针灸疗法提供资金支持。然而,在医院和初级诊疗中心设有一些针灸门诊。施行针灸术的权利一直以来是个问题,这表明西医医生比中医医师更加有利。西医医生认为针灸应仅限于西医医生使用。中医从业人员允许注册在"其他非医疗从业人员"名下。

2006 年,西班牙加泰罗尼亚自治区卫生部门负责人正式宣布:该大区官方正式承认中医的合法地位。加泰罗尼亚自治区是西班牙政治经济影响力最大的地区,故中医药在该区的合法化将会推动该国对中医药的立法。

在西班牙,植物药不能注册为"食品补充剂",并认为是非法药品,所以在西班牙使用的中草药是从欧盟其他国家引进的。个别患者直接购买草药,不过由于个人运费,需要支付大笔费用。直至 2009 年 5 月,西班牙实施与欧盟不同国家之间相互认可制度,除非由于公共健康原因有充分的论证,中草药被排除在外。

十一、葡萄牙

中医药疗法尚未被政府纳入医疗保险系统,个人必须承担所有治疗费用。2003 年葡萄牙针灸协会及中医药协会,促使国会通过了针灸立法的草案确定了针灸在葡萄牙的合法地位,2003 年 8 月葡萄牙国会为 6 种非传统疗法颁布了基本法,6 种疗法是针灸、顺势疗法、整骨疗法、物理疗法、植物疗法和整脊疗法。有关中医其他部分的法律还有待制定。

中药可以准入葡萄牙市场,葡萄牙占市场份额非常小,缺乏官方统计数据。从 1995 年起,葡萄牙就开办了第一家中医专业学校。2006 年 11 月,葡萄牙国立波尔图大学宣布正式开设中医专业,并招收了首批 27 名学生。2008 年 3 月 31 日,中国成都中医药大学葡萄牙宝德分校揭牌仪式在葡萄牙首都里斯本举行中国成都中医药大学葡萄牙宝德分校,该校是经中国教育部批准的中国高校在海外的第一所分校。

十二、加拿大

加拿大卫生局是联邦政府部门之一,负责帮助加拿大人保持和改善健康状况,它由多个分支机构和部门组成,例如,天然健康产品管理局(http://www.hc-sc.gc.ca/dhp-mps/prodnatur/legislation/acts-lois/prodnatur/index-eng.php)为消费者提供了一系列的产品,这些产品可以满足患者在没有从业人员指导的情况下自住选择使用,作为自我保健的一种手段。同时加拿大卫生局还负责医疗设备的管理,这些医疗设备包括用于治疗、缓解、诊断或预防疾病或异常身体状况的各种保健或医疗仪器,这些设备在取得合法上市之前由卫生局负责评估它们的安全、有效性和质量。最初一些医生自己的配方而制作的一些天然保健品(Natural Health Products, NHPs),包括中草药在内,目前还没有纳入天然保健品条例监管的范畴,因为这些小量的个人配方制品属于医护人员在医患关系的背景下所提供的一种服务产品,并不形成生产规模。其中的一些草药制品有些类似于我国的临方配制,极具个体化特色。

直至 1999 年,加拿大卫生部宣布成立天然保健品办公室(现为天然保健品局,官方网站 http://www.hc-sc.gc.ca/dhp-mps/prodnatur/legislation/pol/policycompound-politiquecompose-eng.php)。根据《天然保健产品条例》(*Natural Health Products Regulations*, NHPR)的规定,草药被归类为天然保健产品,条例于 2004 年 1 月 1 日生效。根据对《天然保健产品制成品指导文件的安全性和有效性证据》进行修订的结果,中草药产品(包括草药本身)纳入许可政策路径进行管理。加拿大卫生部的天然和非处方保健品管理局(Natural and OTC Health Products Department, NNHPD)负责监管天然保健品。

根据 NHPR 的规定,"天然保健产品"的范畴包括顺势疗法药物和传统药物。随后 NHPR 于 2008 年进行了管理条例的更新,要求个人在加拿大出售天然保健产品之前必须获得产品许可证。要获得产品许可证,个人必须向 NNHPD 提交产品许可证申请。该申请必须包括足够的数据,足以支持 NNHPD 在推荐的使用条件下评估天然保健品的安全性、质量和功效。这些数据可以是包括人体临床试验到传统使用声明在内的各种证据类型,就该点而言对传统医学的产品注册显得比其他国家更加具有包容性。当然要生产产品还必须遵循 GMP 的相关要求。为了确保产品的合规性,条例规定天然保健产品的制造商在审查过程中还需要准备一些纸质文件,比如必须提交一份广泛的质量保证报告(Quality Assurance Report, QAR),其中需要按照规定描述产品生产过程是否以及如何符合 GMP 的相关要求。另外还必须提供记录(日志)作为已遵循所描述程序的证据。QAR 必须包括以下参数:场所、质量保证、人员、操作、设备、卫生计划、样品、记录、召回报告、规格、稳定性和无菌产品。通过上述种种举措,加拿大自 2004 年以来基本建立了包括天然保健品在内的药品安全性市场监测系统。

目前加拿大有超过 5 万种自然保健产品可供出售(并非全部为草药),这些产品都要求且必须在"许可的自然保健产品数据库"中进行注册。

加拿大民众广泛使用针灸、脊骨疗法、草药、顺势疗法和自然疗法,印度草药疗法、整骨疗法和尤纳尼药物也有一定的群众基础。其他一些更加小众的传统医学与补充疗法,例如 Feldenkrais 方法和 Alexander 技术、生物反馈、揉搓、反射疗法、宗教治疗和精神治疗,也偶尔可以在加拿大看到相关的从业人员提供相关的服务。

在加拿大,对传统医学与补充疗法行为的监管均属于各省自住管辖范围,而不是由联邦政府直接管辖。对传统医学与补充疗法从业人员的监管也由各省或地区自行负责。例如,BC 省从 1996 年起就开始允许针灸师从业,同时成立了省中医针灸管理局,1999 年该局开始核发注册针灸师执照,并于 2000 年 12 月份通过了《中医执业和针灸法规》。在加拿大,一些政府机构提供的医疗保险涵盖本地传统医疗服务,这对传统医学的发展非常重要。

十三、南非

早在 1996 年南非就颁布了关于传统医学及补充医学的国家政策,作为国家药品政策的一部分。2004 年南非成立了中医药及针灸协会(South Africa Association of Chinese Medicineand Acupuncture, SAACMA),该协会注册在南非专职医疗职业委员会中。协会发展至今已经具有相当规模,其中针灸师和中医医生就多达 200 多人。长期组织针对中医从业者和针灸师的研讨会以及培训,并对其进行专业考试,合格者由国家给予认可。

2001 年 2 月 12 日,南非政府正式颁布了《南非联合健康专业委员会(the Allied Health Professions Council of South Africa,AHPCSA)管理条例》,将中医及针灸列入 10 个可从事的医学专业之一。2006 年南非成立了传统医学及补充医学国家办公室。南非的传统医学群众基础相对较好,针灸、阿育吠陀、捏脊、草药、顺势疗法、自然疗法、整骨疗法、中药、尤纳尼药和其他疗法,例如芳香疗法、按摩疗法和反射疗法都被南非民众广泛使用。这些传统医学与补充疗法医师均受国家联合健康服务行业法律的监管,传统医学与补充疗法的学生可以在大学获得学士学位和硕士学位。

十四、澳大利亚

在中医药及针灸的执业监管方面,澳大利亚维多利亚州 2000 年通过并颁布了《中医药管理法 2000》(*Chinese medicine registration act* 2000)。这是西方国家第一部中医法,具有深远的影响意义。该部法律的颁布缘于 1995 年维多利亚州卫生与社会服务部的一次调研,该次调研的内容是对中医在澳大利亚的现状进行摸排,从而作为论证在澳大利亚对中医药进行立法的必要性。调研的结果是肯定的,于是才有了 2000 年的这部中医法。该部法律的颁布切实奠定了中医在澳大利亚的法律地位,中医药医疗服务可以纳入澳大利亚的医疗保险系统,这与此后美国通过的针灸师执业法规不同,后者仍然把中医放在西医辅助治疗的从属地位。

有关中医药的相关产品,澳大利亚则是通过澳大利亚药品管理局(Therapeutic Goods Administration, TGA)将其作为传统/补充医学产品(TM/CM 产品)来管理,其中包括中草药制成品和针灸器械。

TM/CM 制成品在澳大利亚合法售卖前,必须通过澳大利亚药品注册局(Australian Register of Therapeutic Goods, ARTG)的批准。作为一种低风险的上市药品是通过产品供应商的自我评估程序进入 ARTG,该产品只能包含人用的安全成分,并且只能用于对特定疾病的个人药物治疗。一些可能需要给出警告标识的具有较高风险的产品,如在标识中提及治疗严重病情的或包含限制成分的药品,需要在药品注册前由 TGA 评定,提供有效性及安全性证据。最近在上市药品中又引入了新分级,允许在相关证据存在并且已经由 TGA 评估的情况下提供更高的健康功效。至于麻黄、附子这一类药物的使用则是由特定的部门来执行更加严格的监管。

医疗设备,例如针灸针、艾灸产品以及电针仪,在澳大利亚正式合法售卖或使用之前,需在 ARTG 注册成为医疗设备。澳大利亚医药产品(药品和设备)生产商需要得到许可,并且国外生产商生产的产品在进入 ARTG 前需要符合国内生产管理规范。作为特定患者治疗的一部分,由医师临时处方和制备的产品免于生产要求。

第五节

ISO/TC 249 的组织管理架构

ISO/TC 249 的工作范畴为:所有起源于古代中医并能共享同一套标准的传统医学体系标准化领域的工作,涵盖传统与现代继承发展的两大领域,具体负责中药原材料质量与安全、中药制成品质量与安全、医疗设备质量与安全及信息等领域的标准化工作,也包括服务类标准,但仅限于设备和药品的安全使用及传递,不涉及临床或者产品的操作。因中医药作为一个独特的技术领域,ISO/TC 249 成立 10 年以来,在 ISO 的工作机制与体制方面积极开拓,勇于创新。2016 年 ISO/TC 249 采取"双主席"制,由原澳大利亚 TGA 主席 David Graham 博士担任主席,原上海市卫生局副局长、上海市中医药发展办公室主任沈远东教授担任副主席,上海中医药大学附属曙光医院桑珍博士担任秘书长。2018 年在 David Graham 博士主席任期将满之际,由 ISO/TC 249 秘书处提名,ISO 技术管理局经过讨论和投票,正式任命沈远东教授为 ISO/TC 249 主席,任期自 2019 年 1 月 1 日起。ISO/TC 249 现有 45 个成员体,下设 7 个工作组,并与 WHO、WFCMS、WFAS 及 IEC/SC 62D 建立了联络。截至 2020 年 9 月,并已发布中医药国际标准 62 项,正在制作的国际标准 40 项,实现了 ISO 领域中医药国际标准零的突破,对促进中医药国际贸易和中医药国际化有着深远的影响。

一、ISO/TC 249 工作组(working group, WG)概况

ISO/TC 249 中的第一工作组(原药材及传统炮制的质量与安全,WG 1)和第二工作组(中药制成品的质量与安全,WG 2)负责中药国际标准的制定。WG 1 负责制定各阶段的中药材标准,包括植物、动物或矿物药的采集以及原药材的传统炮制。根据其制定的工作计划,WG 1 未来将主要关注具备高优先级的中药材品种、中药材通用规格等级、中药材显微检验、中药材外源污染物检测、中药材有毒物质检测、中药材杂质检测等领域的标准制定。WG 2 在质量和安全的框架内制定中药及其相关产品从原材料到制成品的检测、加工(除传统炮制外)和生产标准。根据其制定的工作计划,WG 2 未来将更加注重中药制成品通用性标准的制定。

ISO/TC 249 中的第三工作组(针灸针的质量与针灸的安全使用,WG 3)、第四工作组(除针灸针以外的医疗器械的质量与安全,WG 4)和第六联合工作组(电子医疗设备工作组,JWG 6)负责中药器械国际标准的制定。WG 3 负责制定针灸针质量安全及针灸安全使用标准,但不涉及针灸的临床治疗和疗效。根据其制定的工作计划,WG 3 未来将主要关注各类针灸针质量安全标准,开展针灸安全操作标准的制定。WG 4 负责制定除针灸针以外的无缘医疗器械质量安全以及安全操作类标准,但不涉及医疗器械的临床治疗和疗效。根据其制定的工作计划,WG 4 将标准制定的优先级聚焦于风险因素高、市场规模广、贸易需求大的医疗器械。JWG 6 是 ISO/TC 249 与 IEC/SC 62D 建立的联合工作组,负责制定中医药有缘医疗设备的安全及性能的标准。

ISO/TC 249 中的第五工作组(术语及信息学,WG 5)、第一联合工作组(信息学,JWG 1)负责中医药信息国际标准的制定。WG 5 负责中医药命名法、术语、分类和本体论的标准化工作。根据其制定的工作计划,WG 5 将与 ISO/TC 249 内的各工作组和 WHO 术语项目

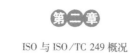
组保持沟通协调,优先制定各工作组所需、具有产业效益和市场需求的术语类标准。JWG 1 是 ISO/TC 249 与 ISO/TC 215 建立的联合工作组,负责中医药相关的卫生信息技术标准化工作。

二、国际标准制定流程

作为标准化领域权威的专业性国际组织,ISO 对标准制定有着一套严格的流程管理体系,以程序的严谨来确保标准的质量和有效性。各技术委员会秘书处(以下简称"TC 秘书处")和 WG 负责提案、工作组答辩、立项投票、工作组咨询和委员会草案投票阶段的管理。ISO 中央秘书处负责国际标准草案投票、国际标准最终草案投票和出版阶段的质量把控。

(一) 提案

ISO 导则规定新项目提案(new work item proposal,NP)方包括:国家成员体、TC 秘书处和 A 级联络组织等机构。目前,中国专家主要通过 ISO/TC 249 国内技术对口单位(以下简称"对口单位")提交 NP。通常于每年 12 月前后,对口单位启动新项目征集。项目负责人提交申报材料,经国内评审答辩通过后成为中方后备项目。中方后备项目通过 SAC 提交 ISO/TC 249 秘书处,由后者审核后分配至对应专业领域的工作组,成为 NP。

(二) 工作组答辩

ISO/TC 249 于每年 6 月初召开一次全体成员大会,在为期 5 日的大会期间,每个工作组在召集人主持下对各自工作范畴内的 NP 进行技术性讨论,各项目负责人需对该提案进行英语汇报和答辩,讨论结果将以工作组建议的形式呈现并递交全体成员大会。工作组建议主要有以下 4 种情况:① 启动立项投票。② 修改并经工作组确认后启动立项投票。③ 成为预备工作项目。④ 不在工作范畴内,停止推进该项目。秘书处将上述情况①和②写入决议草案,经全体成员大会通过后,形成正式决议。根据决议,秘书处将适时启动立项投票。

(三) 立项投票

所有积极成员体(P-member,以下简称"P 成员")参与立项投票并提出意见,观察成员体(O-member,以下简称"O 成员")提出意见。根据 ISO 导则,通过立项需满足 2 个条件:① 除去弃权票,超过 2/3 的 P 成员投赞成票。② 至少 5 个投赞成票的 P 成员提名专家积极参与该项目的后续推进。

（四）工作组咨询

立项投票通过后，项目负责人与各提名专家根据反馈意见完善标准草案，经过多轮工作组内咨询，形成工作组草案，并在由英语为母语的专家协助下完善英语表达，形成的最终版工作组草案经由召集人提交至 TC 秘书处。所有技术性问题都应在工作组层面进行讨论。

（五）委员会草案投票

TC 秘书处将工作组召集人递交的最终版工作组草案注册为委员会草案并启动委员会草案投票，TC 秘书处根据投票结果和反馈意见，在基于共识的基础上决定：① 将委员会草案注册为国际标准草案进入下一阶段。② 或将修改后的委员会草案再次进行工作组咨询。③ 或在下次全体成员大会上讨论该委员会草案。

（六）国际标准草案投票

ISO 中央秘书处将国际标准草案向所有 ISO 成员体征询意见，启动国际标准草案投票。根据 ISO 导则，投票通过需要同时满足 2 个条件：技术委员会内 2/3 以上的 P 成员投赞成票；反对票不超过总有效票数的 1/4。投票结果可分为 3 种情况：① 投票通过且无技术性修改意见，则直接进入出版程序。② 投票通过但有技术性修改意见，则将修改后的国际标准草案注册为国际标准最终草案（final draft international standard，FDIS），进行国际标准最终草案投票。③ 投票未获通过，可将修改后的国际标准草案再次投票或再次征询意见或在下次全体成员大会上讨论。

（七）国际标准最终草案投票

ISO 中央秘书处将国际标准最终草案向所有 ISO 成员体征询意见，启动国际标准最终草案投票。投票通过需要同时满足 2 个条件：技术委员会内 2/3 以上的 P 成员投赞成票；反对票不超过总有效票数的 1/4。若投票通过，则进入出版阶段，此阶段的技术性修改意见将反馈给 TC 秘书处，并在该标准复审时予以参考。若投票未获通过，则可根据投票结果选择：① 作为技术规范（technical specification，TS）出版。② 或作为公共规范（public available specification，PAS）出版。③ 或取消该项目。

（八）出版

ISO 中央秘书处于 6 周内根据 TC 秘书处反馈意见对标准进行格式性修改,之后出版为国际标准(international standard, IS)。ISO/TC 249 国际标准制定简化流程见图 2 - 2。

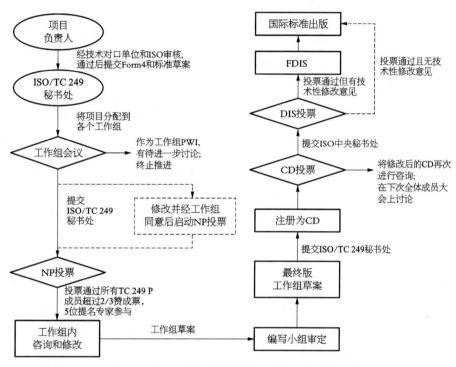

图 2-2　ISO／TC 249 国际标准制定简化流程图

三、ISO 组织国际会议的基本原则和方式

ISO 国际标准的制定是各成员国协调统一的过程,而召开各类会议则是技术分歧得到充分交流与沟通的最主要方式。根据国际标准工作的实际需要,ISO/TC 249 每年召开一次全体成员大会。各工作组根据组内项目进展,每年召开 1~2 次工作组会议。

ISO 是非营利性国际组织,所有参加国际标准制定的专家都是自愿参与工作的。因此,ISO 的会议不能以任何形式收取任何会议注册费用。

会议场地以及会议所需的相关设施设备由会议承办方承担所有费用或者由会议赞助商负担。各参会代表参加会议的差旅费用都由专家个人或者其所在组织承担。如在会议期间,主办方组织的一些社会参观活动允许收取一定的费用。但此类活动非强制参与,各参会代表可以根据自身意愿选择是否参加。

ISO 会议的组织、召开或者取消都必须严格遵照 ISO 的工作导则所规定的程序执行。会议的组织方式可以是面对面的现场会议，也可以是电话会议。一般委员会会议的主办方为各成员国，而工作小组还可以允许由相关联络组织作为承担单位。在委员会全体成员大会召开期间，为了进一步优化专家资源，提高工作效率，也可以考虑工作组会议、委员会内的相关小组会议同时召开。

ISO 的官方语言是英语、法语和俄语，一般情况下，会议的常用语言为英语。如果有成员提出法语或者俄语翻译需求，主办方应尽量满足，提供交流所需的翻译设备或服务，便于参会代表更好地理解会议内容。

ISO 非常欢迎公共媒体参与报道 ISO 的相关活动，包括会议、国际标准以及有关国际标准的工作进展等。但是因为 ISO 技术内容的保密性，如果媒体要参与会议报道的话，欢迎参加会议的开闭幕式，涉及技术讨论的部分必须要回避。

由于召开大型 ISO 国际会议的费用支出比较昂贵，涉及的资源需求也比较高，因此，在组织 ISO 国际会议时，除了成员国主办单位以外，还允许有一个或者多个会议赞助商来协同举办会议。

四、TC 全体会议（TC plenary meeting）的组织与管理

根据 ISO 导则规定，TC 全体成员大会一般由委员会内的成员国负责承办，该承办国必须提前至少 1 年向 TC 管理层提出举办申请，并经同意后获取举办资格。TC 的全体成员大会一般可以提前 2 年告知举办时间，秘书处应提前 16 周通知委员会成员会议举办的具体地点。

ISO/TC 249 每年举办 1 次年会，时间基本定于每年 6 月的第一周，1 月下旬秘书处将向委员会成员发送第一轮会议通知并开放在线会议注册系统。经国家成员体授权，有 ISO 注册专家身份的代表可通过自己的账号登录会议注册系统进行会议注册。承办方将根据会议注册专家的信息和要求提供所需的会议邀请函，便于专家办理签证。

ISO/TC 249 历来参会人数众多及规模庞大，为了更好地举办年会，秘书处在会议筹备期间就会与承办方就会议的组织实施进行详细的商讨，力求会议能够精简高效。为了充分利用资源，在 ISO/TC 249 年会举办期间，还将同时召开主席顾问团会议以及各工作组会议。经工作组讨论后需要 TC 作决定的项目或者事项将由工作组召集人向大会进行汇报，经 TC 讨论后形成最终决议。

TC 全体成员大会以国家为参与主体，每个国家组成代表团并提名 1 位团长，在会议期

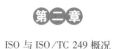
间的讨论发言均由团长作为代表集中表达。ISO 国际标准的制定是一个需要不断沟通交流、协调统一的过程,有些技术问题难免存在分歧。因此,如在会议期间,有关事项难以取得全体共识,需以投票方式获取结果时,根据 ISO 的规则,在场的赞同国家需大于三分之二才能通过。

五、工作小组会议(WG meeting)的组织与管理

工作小组主要负责国际标准技术的研讨,推进国际标准草案的编写工作。TC 确定成立一个新的工作小组后,必须于 12 周内召开第一次工作小组会议。TC 249 的工作小组不同于 ISO 常规的单项目工作小组的运作模式,是多项目集合的持续性的工作小组。根据工作小组主导的国际标准提案的进展,各工作组小组每年可召开多次小组会议。除了 1 次与 TC 年会同期召开外,工作小组视项目进展将召开 1~2 次工作小组会议。工作组召集人将根据会议需求,结合现有资源,决定会议是以面对面会议的形式还是电话会议的形式召开。

召集人在确定工作组召开的时间和地点后,必须于会前至少 6 周通知 TC 秘书处和工作组专家。所有上会讨论的事项必须提前告知召集人,并列入会议议程中。只有工作组的注册专家才能获准参加工作小组会议,参会人员必须通过网络会议注册。

工作组专家虽然是通过国家提名注册的,但是专家参加工作组的身份仅代表个人,只能表达个人的专业意见,不能代表国家。因此,在工作小组会议中如发生意见分歧,不得采用投票这一简单计数的处理方式解决问题,建议在专家之间加强交流沟通,尽量协商一致。

为了加强工作小组的管理,规范国际标准制定规则及程序,ISO/TC 249 每次都派遣秘书处专员负责跟进工作小组的日常管理和会议,协助工作组召集人和秘书遵守 ISO 导则开展工作。工作小组会议会后,工作组秘书处必须将工作小组的决议及会议报告递交 TC 秘书处。

参考文献

[1] 赵文斌.近现代世界标准化发展历程简介[J].航天标准化,2018(4):40-46.

[2] 朱建平.新中国中医药发展 70 年[J].中医药文化,2019,14(6):14-22.

[3] 李振吉.中医药国际标准化战略研究[M].北京:人民卫生出版社,2012.

[4] 中华人民共和国国务院新闻办公室.中国的中医药[M].北京:人民出版社,2016.

[5] WHO. WHO global report on traditional and complementary medicine 2019[EB/OL]. https://www.who.int/publications-detail/who-global-report-on-traditional-and-complementary-medicine-2019.

第三章

中药的国际标准化

第一节

中国中药标准化的发展现状

一、中药现代化、国际化是中药事业发展的重要战略

近年来,由于人们的健康观念已逐渐从治疗转变到注重预防上来,随着针灸、拔罐、太极拳等独具中医特色的非药物疗法逐渐得到国际接受与认可,再加上化学药物日益突出的不良反应,世界各国对天然药物的需求不断增加。据 WHO 统计,目前国际草药市场的总价值已经超过 600 亿美元,并以年均 10%的速度增长。这对于作为天然药物的中药来说是一个非常好的发展机会。中医药是中国的传统医药学,它承载着中国古人同疾病作斗争的经验和理论知识,是华夏五千年文明历史的智慧结晶,是中国的国粹。现在,中国是世界上天然药物资源最丰富的国家,并且拥有完整、统一的中医理论,这理应成为拥有自主知识产权的中药产业在国际天然药物市场的竞争优势。但是由于东西方文化的差异以及中药产业自身发展不足等原因导致我国的中药销售额占国际天然药物市场的比例远不及日本、韩国和美国等国家的植物药产品。复方中药作为中医特色优势资源,却迟迟得不到国际社会的广泛认可与接受。近 20 年来中药国际化尚未取得实质性进展,很大一部分原因在于西方国家对复方中药作用机制不理解以及对其有效性、安全性的疑虑。

我国现有中药资源 12 807 种,其中药用植物 11 146 种,药用动物 1 581 种,药用矿物 80 种。按照外贸特点和历史分类,中药出口主要的形式是中成药、中药材、保健品和提取物。我国中药出口由以中药材为主逐渐转为提取物为主,产品结构和比例在过去的近 30 年里发生了重大变化,提取物出口的快速增加是中药大类产品出口增长的主要拉动力。中药国际贸易中面临的贸易壁垒有绿色关税、市场准入、绿色标准、绿色包装、绿色反补贴、绿色卫生检验检疫等,贸易壁垒对我国中药产品的国际贸易产生了巨大影响。整体上我国中药产品在国际贸易上处于顺差状态,但中成药的国际贸易存在逆差。我国在中药材及饮片、中药提取物和保健品的国际贸易上具有竞争优势,但在中成药的国际贸易上处于竞争劣势。我国中药产业在国际产业链中以输出原料性产品为主,更能体现科研能力和技术水平的中成药仍存在显著劣势。同时中药类产品存在出口结构不均衡问题,出口产品主要为中药材及饮片和中药提取物,而在美国、欧盟等医药产品的主流市场上,中成药在注册上市方面始终没有大的突破。日本、韩国、新加坡等国依靠专利、技术、管理及药品质量抢占中成药市

场,我国中成药国际竞争力处于不利地位。此外,发达国家设置了一系列技术贸易壁垒,强制实施中医药相关技术法规、标准及评定程序等,对中成药国际化道路造成极大障碍。显然,以西医学的评判标准来评价中药复方制剂是不合理的,但不能否认中药复方制剂确实存在临床证据不清、质量控制差等问题。因此,当前形势下如何从自身做起,优选有效方药、提高质量标准、适应国际规则,对提高我国中成药产业的国际竞争力更具现实意义。

推进中药现代化、国际化是中药事业发展的重要战略;要实现中药现代化与国际化必须实施三大战略:人才战略、知识产权战略和标准化战略。《中医药发展战略规划纲要(2016—2030年)》中明确了要健全完善中药质量标准体系,加强中药质量管理,重点强化中药炮制、中药鉴定、中药制剂、中药配方颗粒以及道地药材的标准制定与质量管理。加快中药数字化标准及中药材标本建设。加快国内标准向国际标准转化,这为我国中药标准化工作指明方向。早在我国古代就存在关于中药标准化的研究,《神农本草经》《本草纲目》便是代表性的体现。在产业技术现代化的今天,中药标准的形成与实施更有必要。中药材是生产中药饮片的原料,中药饮片是临床汤剂和中成药生产的原料,因此,中药材和中药饮片质量标准的制订不仅直接关系到中药饮片的临床疗效和安全性,也关系到中成药的疗效和安全性。中药材多数来源于植物和动物,具有农副产品的性质,其质量受种质资源、土壤、气候、栽培和加工技术等内外因素影响很大。由于中药化学成分复杂,部分药材来源广泛、基原复杂,加上违法添加、造假,给中药材和中药饮片的质量标准制定带来巨大挑战。中药产业化、规模化的发展需求逐渐增多,对我国中药质量控制的要求也更严格,许多传统制备方法已经不能够完全适应现代科技的快速步伐,中药饮片加工生产水平低、炮制不规范、质量标准不统一等问题已严重阻碍中药的发展。这一系列的问题都亟需标准来予以解决、规范。标准化战略是保证中药疗效,提升中药品质的关键。标准为中药的生产及使用提供了统一的管理与规定,使中药有标可依、有规可循,从而保障了中药的质量和安全。

中医学自古以来就有"药食同源"理论,中药多属天然药物,包括植物、动物和矿物,而可供人类饮食的食物,同样来源于自然界的动物、植物及部分矿物质。因此,中药和食物的来源是相同的。有些东西,只能用来治病,就称为药物;有些东西只能作饮食之用,就称为食物。但其中的大部分东西,既有治病的作用,又能当作饮食之用,叫做药食两用之品。由于它们都有治病功能,所以药物和食物的界限不是十分清楚的。根据《药品管理法》的规定,经过炮制后可直接入药的中药材是药品,由食品药品监督管理局负责监督管理。但是大部分中药材在我国还不是规模化和标准化生产的产品,而是通过传统种养(植)殖方法获取的。根据国家统计局颁布的我国《行业分类标准》和《产品分类目录》,中药材种植属于农业种植范畴,未经炮制的中草药原材料应该属于农业产品。同样,动物药材养殖属于畜牧业,动物药材产品属于畜牧产品。由于对中药原材料及其炮制品的不同归属管理,导致政府相关职能部门对中药材及药用动植物相关初级产品的监管责任划分不够清晰具体,以及食品药品监督管理局部门在中药材监管工作中面临着非常被动的局面。

根据国务院印发的《深化标准化工作改革方案》(国发〔2015〕13 号)要求,政府主导制定的标准由 6 类整合精简为 4 类,分别是强制性国家标准和推荐性国家标准、推荐性行业标准、推荐性地方标准;市场自主制定的标准分为团体标准和企业标准。政府主导制定的标准侧重于保基本,市场自主制定的标准侧重于提高竞争力。目前我国主要的中药标准主要分为《中国药典》、各部门行业标准、各省市地方标准以及企业团体为主导的团体标准。企业标准多为企业内部质量控制的依据。

二、我国中药标准化体系的现状及特点

(一)《中国药典》

药典是一个国家记载药品标准、规格的法典,对加强本国药品质量的监督管理、保证质量、保证用药安全有效、维护人民健康起到十分重要的作用。药典是从本草学、药物学以及处方集的编著演化而来的。药典的重要特点是它的法定性和体例的规范化。中国最早的药物典籍,比较公认的是公元 659 年唐代李勣、苏敬等 22 人奉命编撰的《新修本草》。全书54 卷,收载药物 844 种,堪称世界上最早的一部法定药典。中华人民共和国成立后,国家专门成立了药典编撰委员会起草《中国药典》,它是国家为保证药品质量的保障和法典,也是我国医药行业对外贸易和技术交流不可缺少的准绳。自 1953 年第一部药典发行以来,目前已经出到《中国药典(2020 版)》,自 2020 年 12 月 30 日起实施。

《中国药典》分为四部出版:一部收载药材和饮片、植物油脂和提取物、成方制剂和单味制剂等;二部收载化学药品、抗生素、生化药品以及放射性药品等;三部收载生物制品;四部收载通则,包括:制剂通则、检验方法、指导原则、标准物质和试液试药相关通则、药用辅料等。2015 版药典共收载药材和饮片 618 种,植物油脂和提取物 47 种,成方制剂和单味制剂 1 493 种。《中国药典》中收录的中药材质量标准主要包括:名称、来源、性状、鉴别、检查、浸出物、指纹图谱/特征图谱、含量测定等内容。

2020 版《中国药典》一部拟修订药材标准 218 个,对 500 余个植物类药材提出重金属有害物质和农药残留的通用要求;修订植物油脂和提取物标准 7 个,中成药标准新增品种 117个、修订品种 160 个。在中药安全性控制方面,新版药典要求有效控制外源性污染物的影响,并有效控制内源性有毒成分对中药安全性产生的影响。在中药有效性控制方面,要求

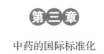

强化标准的专属性和整体性,重点开展了基于中医临床疗效的生物评价和测定方法研究。

中成药的质量标准研究与制定是我国中医药产业化、现代化、国际化的重要内容。近年来,借助于现代生命科学、化学、分析科学的进步,且多学科的交叉和融合,中成药的研究水平和质量标准水平都有了明显的提高,我国已经形成了较为完整的中成药质量标准体系,且中成药质量正在向更高层次的标准迈进,初步实现了"中药标准主导国际标准"的目标。我国药典在中成药标准制定内容方面,从处方组成、制法、性状、鉴别、检查、含量及功能主治方面进行了较为全面的质量标准制定,其检测项目和基本要求见表 3–1。

表 3–1 2015 版《中国药典》中成药质量标准检测项目

项　目	基　本　要　求
处　方	明确处方中药味组成,除国家保密品种,225 个中成药公开标准处方(量)
制　法	提取、浓缩和制剂制法等
性　状	剂型、成品颜色、气味
鉴　别	显微鉴别;组成药味薄层色谱法定性鉴别(特征成分、对照药材);气相色谱(挥发油)
特征图谱	供试品色谱与参照物特征图谱中相对应的特征峰组成、保留时间一致
检　查	主要依据制剂通则中各剂型项下有关的各项规定;毒性中药材毒性成分限量检查;部分特殊检查(溶散时限、崩解时限、pH 值、相对密度、三氧化二砷、重金属等)
含量测定	多药材、多成分
功能主治	主要功效和临床适应证等
用法用量	服用方式;服用剂量/次;服用次数/日
注　意	禁用对象;禁忌对象等
规　格	剂型规格
贮　藏	遮光;密封;置于干燥处等

2015 版《中国药典》中成药标准的制定根据中医药复杂体系的特点,在标准研究的思路、方法、技术上不断地创新和发展,标准整体设计符合中成药质量标准的发展趋势,初步构建了符合中医药特点的现代中成药质量标准控制模式框架,正在逐步发挥着中药材及中成药标准制定的指导地位。2015 版《中国药典》(一部)中共收载中药成方制剂 1 494 个品种,新增品种 437 个,修订品种 325 个。该版药典更加注重中成药标准的科学性、专属性、整体性和可控性研究,在体现中医药特色、提高中药质量整体控制水平方面具有鲜明的技术特点。

多药味、多成分和多元化质量控制集成模式:中成药系多药味、多组分相互协同作用发挥药物疗效,其质量控制具有整体性、复杂性和多元化的属性特点。因此,以中医理论整体观为指导思想,以药效物质研究为基础的整体质量标准的构建是中成药质量标准发展的必然趋势。《中国药典》重点强化了中成药的多药味、多成分质量控制项目,注重质量控制指标的专属性、有效性,由测定指标成分逐渐向测定活性成分转变,由单一指标成分定性、定量向有效成分、多指标成分质量控制转变。同时,加强了组成药味有效成分总量的测定,并通过梯度洗脱、检测波长转换等在同一色谱条件下同时测定多药味、多成分的含量。

特征图谱/指纹图谱技术应用更加广泛:指纹图谱和特征图谱技术能基本反映中药材及中成药内在质量的整体变化特征,符合中药质量控制中的整体、宏观分析特点,能较全面地控制中药质量的稳定性和有效性,是全面控制中药质量的可行模式,符合中医理论的整体观。指纹图谱是基于图谱的整体信息,用于中成药的整体评价;特征图谱是以对照图谱的形式列入标准中,其特征色谱峰反映出品种的重要特征信息,改变了中成药单一或少数主成分鉴别的模式。该版药典标准中,根据中成药的组成药味品种性质与特点,更为广泛地应用指纹图/特征图谱,收载特征图谱 23 个品种、指纹图谱 8 个品种,更全面实现中成药整体鉴别特征,实现中成药质量的整体观和可控性,丰富和拓展了中成药鉴别的内涵。同时,特征图谱/指纹图谱技术对控制中成药原料、中间体和成品制剂的质量、规范生产工艺及提高产品质量都将发挥重要作用。

强调同处方不同剂型品种质量标准的协调统一:相同处方不同剂型的中成药品种大多为经典方剂,疗效确切,更具临床需要多剂型的要求,具有用量大、范围广和疗效佳的特点,是临床最常用的中药品种,国家基本药物中成药近一半为多剂型品种。针对部分系列品种存在检测项目、检测方法不一致,检测指标不合理,限度规定不统一等现象,《中国药典》建立和完善中成药系列品种统一质量标准。在保留不同剂型的制剂工艺和剂型特点前提下,综合研究考察不同工艺药效成分的变化及提取转移率,制定系列品种通用标准,达到处方用量一致、项目方法统一、指标限度合理、质量全面可控,使中成药标准更加科学与规范合理。

注重质量标准在安全性方面的控制,强化安全检查项目的制定:2015 版《中国药典》除了进行原药材在去杂质、净制、炮制等方面保证原料投料安全的保障外,加强了中药材及中药饮片中二氧化硫残留量的控制项目。在中成药中针对部分原料质量制定了针对性的检查项目来确保中成药的质量和使用安全有效。如含有牛黄的制剂西黄丸、六应丸、牛黄抱龙丸中,防止使用或者掺入人工牛黄,在测定指标成分胆红素的含量基础上,增加游离胆红素及猪去氧胆酸的高效液相色谱(high-performance liquid chromatography,HPLC)检查,建立了游离胆红素及猪去氧胆酸的通用检查方法;在含制川乌和制草乌的中成药系列品种中增加了毒性成分双酯型乌头碱的限量检查;对含有矿物药原粉入药的中成药作了砷盐、重金

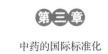

属及有害元素的检查等。此外,在中药内源性毒性成分和外源性有毒有害物质的控制方面,制定了中药有害残留限量制定指导原则,根据有毒残留物毒性程度、暴露水平、残留水平及生产方式的影响,确定残留农药、重金属和生物毒素等限量标准。

加强推升新技术和新方法应用于质量标准制定:除了普遍应用的薄层色谱、高效液相色谱等外,目前还应用液相色谱-质谱联用技术,它具有灵敏度高、专属性强、准确性高的特点,在特殊药材及中成药(如动物胶类制剂原料的鉴别)质量标准制定中发挥着重要作用;增加了液相色谱串联质谱用于黄曲霉毒素的检测,方法更加灵敏准确。再者,一测多评(quantitative analysis of multi-components by single marker, QAMS)成功应用于中成药成方制剂中,解决了部分单体对照品制备难、性质不稳定、多成分测定操作复杂等问题,对中成药中同类多成分的同时测定具有广阔应用前景。此外,根据中药多成分的特点,在鉴别其特征图谱中使用对照提取物的多成分为参照和比对,更有效和全面地加强监测的专属性和合理性。

(二)行业标准

因中药材归属管理部门的复杂性,在不同的生产阶段,各部门都相应出台了行业标准对其予以规范,比如:农业部、商务部、国家林业局等。现行中药行业技术标准有 20 余项,具体见表 3‐2。

表 3‐2　我国中药行业技术标准目录

序号	标准编号	标准名称	发布单位	发布日期	实施日期
1	SN0181—1992 替代 ZBC23001‐C23003‐84ZBX66001‐84	出口药材中六六六、滴滴涕残留量检测方法	国家进出口商品检验局	1992 年 12 月 25 日	1993 年 5 月 1 日
2	SN/T 0794—1999	进出口西洋参检验规程	国家出入境检验检疫局	1999 年 5 月 5 日	1999 年 8 月 1 日
3	SN/T 0878—2000	进出口枸杞检验规程	国家出入境检验检疫局	2000 年 6 月 22 日	2000 年 11 月 1 日
4	SN/T 1001—2001	出口人参检验规程	国家质量监督检验检疫总局	2001 年 12 月 30 日	2002 年 6 月 1 日
5	SN/T 0989—2001	出口中成药中铜、铅、汞、砷含量检验方法——原子吸收分光度法	国家质量监督检验检疫总局	2001 年 12 月 30 日	2002 年 6 月 1 日
6	SN/T 1054—2002	出口中成药检验规程	国家质量监督检验检疫总局	2001 年 1 月 16 日	2002 年 6 月 1 日

（续表）

序号	标准编号	标 准 名 称	发布单位	发布日期	实施日期
7	SN／T 1121—2002	中药制剂中苯甲酸、山梨酸和对羟基苯甲酸酯类防腐剂的检验方法——液相色谱法	国家质量监督检验检疫总局	2002 年 8 月 2 日	2003 年 1 月 1 日
8	SN／T 1957—2007	进出口中药材及其制品中五氯硝基苯残留量检测方法气象色谱——质谱法	国家质量监督检验检疫总局	2007 年 8 月 6 日	2008 年 3 月 1 日
9	NY318—1997	人参制品	农业部	1997 年 8 月 27 日	1998 年 3 月 1 日
10	NY316—1997	西洋参制品	农业部	1997 年 8 月 27 日	1998 年 3 月 1 日
11	NY／T 5249—2004	无公害食品枸杞生产技术规程	农业部	2004 年 1 月 7 日	2004 年 3 月 1 日
12	NY5248—2004	无公害食品枸杞	农业部	2004 年 1 月 7 日	2004 年 3 月 1 日
13	NY5318—2006	无公害食品参类	农业部	2006 年 1 月 26 日	2006 年 4 月 1 日
14	LY／T 1778—2008	平贝母栽培技术规程	国家林业局	2008 年 1 月 1 日	2008 年 12 月 1 日
15	WM／T 3—2004	贯叶连翘提取物	商务部	2005 年 2 月 16 日	2005 年 4 月 1 日
16	WM／T 4—2004	当归提取物	商务部	2005 年 2 月 16 日	2005 年 4 月 1 日
17	WM／T 5—2004	枳实提取物	商务部	2005 年 2 月 16 日	2005 年 4 月 1 日
18	WM／T 6—2004	红车轴草提取物	商务部	2005 年 2 月 16 日	2005 年 4 月 1 日
19	WM／T 7—2004	缬草提取物	商务部	2005 年 2 月 16 日	2005 年 4 月 1 日
20	WM／T—2005	药用植物及制剂进出口绿色行业标准	商务部	2005 年 2 月 16 日	2005 年 4 月 1 日
21	WM／T—2005	人参提取物	商务部	2005 年 2 月 16 日	2005 年 4 月 1 日

（三）地方标准

中药材品种繁多,《中国药典》未能收录全部的品种。地方标准收载的药材多为国家药品标准未收载的品种,大多是各省、自治区或直辖市的地区性习惯用药,该地区的药品生产、供应、使用、检验和管理部门必须遵照执行,而对其他省区无法定约束力,但可作为参照执行的标准。此外,各省、自治区、直辖市可根据地方使用习惯和方法,针对本省市的中药饮片制定炮制规范。地方药品标准与国家相关规定有重复或矛盾时,首先应按《中国药典》执行,其次按部颁药品标准执行。

目前,全国已有 21 个省市制订了中药饮片炮制规范(表 3-3),香港、台湾也有中药标准。已备案的中药材地方标准数量已达 162 项(附表 1)。

表3-3　各省市中药饮片炮制规范

序号	各省市中药饮片炮制规范 文件名及颁布年份	序号	各省市中药饮片炮制规范 文件名及颁布年份
1	《北京市中药饮片炮制规范》2008 年版	12	《上海市中药饮片炮制规范》2008 年版
2	《福建省中药饮片炮制规范》2012 年版	13	《天津市中药饮片炮制规范》2018 年版
3	《河北省中药饮片炮制规范》2003 年版	14	《云南省中药饮片标准》2005 年版
4	《安徽省中药饮片炮制规范》2019 年版	15	《重庆中药炮制规范》2006 年版
5	《甘肃省中药材标准》2009 年版	16	《浙江省中药饮片炮制规范》2015 年版
6	《广西壮族自治区中药饮片炮制规范》2007 年版	17	《广东省中药饮片炮制规范》2011 年版
7	《河南省中药饮片炮制规范》2005 年版	18	《湖南省中药饮片炮制规范》2010 年版
8	《黑龙江省中药炮制规范及标准》2012 年版	19	《山东省中药饮片炮制规范》2012 年版
9	《江西省中药饮片炮制规范》2008 年版	20	《四川省中药饮片炮制规范》2015 年版
10	《辽宁省中药材标准（第一册）》2009 年版	21	《江苏省中药饮片炮制规范》2019 年版
11	《陕西省药材标准》2015 年版		

（四）团体标准和企业标准

2015 年《深化标准化工作改革方案》出台后,国家市场总局积极鼓励具备相应能力的学会、协会、商会、联合会等社会组织和产业技术联盟协调相关市场主体共同制定满足市场和创新需要的团体标准,供市场自愿选用,增加标准的有效供给。国家对团体标准不设行政许可,由社会组织和产业技术联盟自主制定发布,通过市场竞争优胜劣汰。

国务院标准化主管部门会同国务院有关部门制定团体标准发展指导意见和标准化良好行为规范,对团体标准进行必要的规范、引导和监督。在工作推进上,选择市场化程度高、技术创新活跃、产品类标准较多的领域,先行开展团体标准试点工作。支持专利融入团体标准,推动技术进步。中医药就是其中先行先试的一个领域。自开放团体标准制定以来,中华中医药学会、中国中药协会作为主要的团体标准主导平台,先后制定发布了百余项中药材团体标准,有地理标志产品(道地药材)、商品规格等级、中药材加工炮制、中药产品评价等适应国内市场及贸易需求的团体标准(附表2)。

此外,国家还鼓励放开、搞活企业标准。企业可以根据需要自主制定、实施企业标准。鼓励企业制定高于国家标准、行业标准、地方标准等具有竞争力的企业标准。建立企业产品和服务标准自我声明公开和监督制度,逐步取消政府对企业产品标准的备案管理,落实企业标准化主体责任。鼓励标准化专业机构对企业公开的标准开展比对和评价,强化社会监督。

第二节

世界主要国家和国际组织中药标准化概况

天然药物,是指经现代医药体系证明具有一定药理活性的动物药、植物药和矿物药等。随着社会的发展,人们越来越关注化学药品给人类自身健康及生活环境带来的负面影响;回归自然、保护环境已成为一种处理人类和环境关系的潮流思想。欧美等国也越来越多地投入到天然药物的研究与开发中,其中,中医药作为当今国际上最为发达的天然药物体系备受世界瞩目。全球经济一体化的快速发展,进一步促进了生产的国际化。当前,全球医疗健康产业跨越国家和地区的边界。为了确保中医药的安全与质量,相关国际组织和各国药典也逐渐加大对中药的监管。

一、相关国家对天然药物监管的法典与规范

(一)《美国药典》和《美国草药典》

1.《美国药典》

(1)植物药标准:《美国药典/国家处方集》(*U.S. Pharmacopeia/National Formulary*,USP/NF),由美国政府所属的美国药典委员会(the United States Pharmacopeial Convention)编辑出版。USP 于 1820 年出第一版,每年更新,至今已被全球 140 多个国家与地区承认和使用。USP 中包含关于药物、剂型、原料药、辅料、医疗器械和食物等的标准,规定了植物药中微生物、农药残留和重金属检验要求,是唯一由美国 FDA 强制执行的植物药材和相关产品法定标准。

在美国,天然植物药一直与维生素、矿物质一样作为食品补充剂,列在食品补充剂卷(Dietary Supplement Compendium, DSC)。随着社会与医学技术的发展,USP 意识到植物药的重要性,2013 年 5 月 20 日,USP 草药卷(Herbal Medicines Compendium, HMC)正式发布,它主要提供草药制剂中各单味药及其相关提取物或制剂的标准,HMC 所有专论可以在线免费获得。

HMC 与 DSC 最大的不同是,不仅限于应用在膳食、营养补充的植物,它可以包括应用于植物药制剂中的各种草药。HMC 标准包括定义、别名、混淆品种、通用名、化学成分、鉴别、含量分析、污染物、检查项及包装、贮藏标签等其他要求。根据标准制作的进度,可以分为三类(表 3-4)。

表3-4 USP草药卷植物药分类

类别	标准研制阶段		标准数量
	英 文	中 文	
1	Proposed for development: These standards are in the initial developmental stage. Additional information will be required to complete the development. Interested parties are encouraged to submit their proposals to complete the monographs	待完成的品种:这类标准是尚处于初级发展阶段,待完成的品种。有兴趣的组织机构可以递交相关提案进行制作	待完成的专论有31项,涉及当归、连翘、黄芩等24个品种(附表3)
2	Proposed for comment: These standards have undergone development and posted for a 90-day public comment period prior to their submission to the USP Expert Committee for inclusion in the HMC	待评议的品种:这类标准是在制作过程中的品种,在递交USP专家委员会前对外公开征求意见,公示期90日	公示期的专论有31项,涉及牛樟芝、大枣等12个品种(附表4)
3	Final authorized: the Expert Committee has authorized these standards for inclusion in the HMC	已经完成的品种:经过专家委员会批准通过的标准	已经完成的专论有50项,涉及人参、三七、丹参、金银花等19个品种(附表5)

(2)植物药制剂标准:植物药和植物成分膳食补充剂(保健品、功能性食品和传统医药产品)在全世界得到了广泛应用,近年来植物药在北美市场得到了迅速发展,美国植物药的市场潜力巨大,据不完全统计,美国植物药以每年10%增速持续增长,累计销售额达50亿美元。

美国FDA也认识到了植物药制剂具有不同于化学药品(合成药、半合成药、高度提纯药或经化学修饰过的药品及抗生素)的独特性质,如多组分、成分及活性不明确,但有广泛的用药经验和悠久的历史,有必要采用不同于化学药物的监管措施。据此,FDA于1996年8月开始启动植物药的相关指南编写计划,经广泛征求意见,几经易稿,于2004年6月9日正式发布了《植物药产品指南》(*Guidance for Industry Botanical Drug Products*,以下简称"《指南》"),并以此为依据指导植物药的研究与开发、上市许可和日常质量监督管理工作。《指南》的发布,不仅对美国植物药行业发展产生了举足轻重的作用,也广泛引起了世界各国植物药的相关管理法规不同程度的改变。随着美国植物药不断发展,在原版《指南》发布12年后,2016年12月28日正式发布了修订版的《植物药研发工业指南》(*Botanical Drug Development Guidance for Industry*),增加了大量植物药后期开发和上市后建议。

1)《指南》中对植物药定义:含有植物材料中的成分,如植物、藻类、大型真菌或以上几种组成的复合成分,其剂型可以是溶液(如茶等)、粉末、片、胶囊、酊剂、皮肤局部用制剂或者注射剂的医药产品。不包括发酵产品(如酵母、细菌或其他微生物的发酵产品)、高度纯化的物质或来源于植物但经化学修饰的物质、经重组DNA技术或克隆技术等基因修饰的植物材料、含有植物成分的变应原浸出物和疫苗等。

2)《指南》的基本要点:① 化学工艺质量控制兼顾植物复合物的特点:不要求鉴定出活性成分;不一定要求进一步纯化,但强调原药材的质量控制(批号间一致性的可控源头)。② 草药或补充剂的使用经验可替代动物毒理研究用来支持Ⅰ期或Ⅱ期临床。③ 临床试验的要求和其他药物无异:设计充分和有良好对照的临床试验对批准植物药在美国上市是必须的。④ 整体的临床安全性和有效性要求及评价方式和其他药物一致。⑤ 修订的《指南》强调多批号和多剂量的临床试验用于支持"疗效一贯性"。

3)《指南》修订版的基本要点:① 对Ⅰ、Ⅱ期临床要求,两版指南中保持不变。② 增加了关于开展Ⅲ期临床的要求的内容。③ Ⅲ期和新药申请批号(new drug application,NDA)批号一贯性。④ 复方的临床拆方要求。

近10年来植物药的研发、生产和应用与欧洲相似。植物药主要是单方药,采用提取物为原料,制成片剂或胶囊出售。目前FDA批准的两个植物药分别为:用于治疗尖锐湿疣的绿茶提取物——茶多酚软膏(veregen)和用于治疗艾滋病腹泻的南美巴豆龙血树的树脂花青素——止痢胶囊(fulyzaq)。美国FDA考虑到植物药的特征属性,在其安全性、有效性和质量可控性、一致性等方面,非常强调对植物药的原药材质量控制和生产全过程的严格控制,主要体现在以下几个方面。

一是制定严格的原药材质量标准:正因为植物药及产品的复杂性以及活性组分的不确定性,FDA对于植物药的产地作出了严格的规定,即植物药必须用植物全株或其根、茎、叶、花、果等部分,不得添加任何化学合成药物或任何违禁化学组分。原药材质量控制必须达到如下标准:① 建立充足的生药质量控制手段。② 对每个植物生药、植物药中间体和植物成药已经建立了合适的参考标准并留样。2004年,《美国膳食补充品健康与教育法案》(*Dietary Supplement Health and Education Act*,DSHEA)又规定对于美国或他国没有上市的,或发现存在安全问题的植物药产品,在其申请Ⅰ期、Ⅱ期临床时,应提交关于植物原药材的部分药材生长条件和采收时的生长阶段两项内容。

二是具有严格生产全过程的质量控制工艺水平:FDA在生产全过程的质量控制包括中间品和产品。质量保证要求的核心之一就是保证药品批次间的一致性,进而保证疗效的一致性。《指南》和DSHEA规定植物药必须达到如下技术要求:① 生产工艺已经最终成型和确证,建立生产过程质量控制,具有可查阅的实际生产的批生产记录。② 所有相关批号的化学、物理和生物试验的全部实验结果,已表明植物药中间体和成药的各批次间具有生产一致性;在植物药中间体各批号间的所有化学成分在光谱和(或)色谱、指纹图谱上应具有可比性。③ 建立了适合于植物药中间体和成品的质量控制标准(试验项目列表、分析方法和试验过程,以及所用的标准),包括鉴别和活性成分含量测定,特征性指标成分的鉴别、含量测定和(或)生物测定。④ 完全验证了分析方法和试验过程的可靠性。用于分析指纹图谱的方法应当能够尽可能地检测到各种化学成分,也可以用多种不同分离方法和试验条件,来建立多个指纹图谱进行联合质量控制。⑤ 稳定性研究的分析方法已成熟,能够检测植物药中间体和植物成药的稳定性。植物药中间体或植物成药的稳定性一般不都是按照活性成分的含量、特征性指标成分的含量测定或生物测定来决定,因为在植物药中间体或成药中,由其他成分降解而形成的降解物也应当得到很好的控制,分析方法应能检测到这些降解物。

三是具有严格的植物药安全性与有效性要求:FDA 对植物药临床前安全性研究规定为:对已按食品补充剂在美国上市且无安全性问题的植物药申请进行初期临床试验(Ⅰ和Ⅱ期)仅需提交以往应用经验、已有动物毒性数据以及最终制剂、植物成分和已知化学组分的安全性文献资料;对于未在美国上市的传统植物药,由于具备广泛的应用经验,因此也可适当减免非临床安全性研究即可申请开展初期临床试验;对有已知安全性问题的或未在美国上市的其他植物药,开展初期临床试验需要递交的药理/毒理信息则需要根据个案判断。此外,为支持Ⅲ期临床试验或上市批准,FDA 认为申请者可能需要递交标准的毒性研究数据。

近几年,美国药典委员会加快了全球化的步伐,逐步在海外设置分支机构。2006 年底,美国药典委员会在上海建立了具有实验室功能的分支机构(USP China)。

2.《美国草药典》(*American Herbal Pharmacopoeia*,AHP) 由 AHP 委员会编撰而成。AHP 委员会成立于 1995 年,是民间非营利组织。其宗旨是促进植物药和植物药产品的合理使用。《美国草药典》委员会的编审人员涉及美国、中国、奥地利、瑞士、德国、加拿大等国家的专业人士,他们对每个植物药进行系统的调研及成分研究,并摘录了一些专家的研究成果及文献信息。AHP 计划出版至少 300 个常用植物药的专论,迄今为止,已经出版了 19 个植物药的专论,其内容非常广泛,是美国植物药的重要参考依据之一。

AHP 与各国药典(《美国药典》《英国药典》《日本药典》《中国药典》)不同,其内容广泛。包括植物的来源、历史考证、原植物鉴定、植物分布、采集、栽培、加工、化学成分及结构、薄层鉴别、高效薄层色谱(HPTLC)及 HPLC 指纹图谱及临床研究、动物实验、毒性研究等报道和综述;版面同时配以各种插图、照片、墨线图等详细内容。它不同于《中国药典》中的药材标准,更像植物药研究大全。每个专论不拘泥于一种固定格式,不同药材由于其不同特点和情况,内容上也有所增减和变化。具体见表 3-5。

表3-5 《美国草药典》专论内容

专论内容	内 容 描 述
名　称	包括英语、汉语、日语和朝鲜语等语言表示形式
来　源	包括属名、种名及药用部位、历史考证(从神农本草开始,历史上收载及沿用的情况等)
原植物	植物的分布、采集、栽培、加工、处理、干燥及贮藏等过程。性状的描述,植物标本的插图,完整植物的照片。完整植物的照片又分为花期照片和果实期照片
药材饮片	饮片性状的描述,饮片的各种类型及比较照片
显微鉴别	粉末及切片显微特征的描述,显微特征的墨线图及照片,各个种之间显微特征的比较表
定性鉴别	薄层层析(TLC)及高效薄层色谱法(HPTLC)的具体色谱条件、展开剂、检测方式等。并附有 TLC 及 HPTLC 的色谱图
定量测定	具体含量方法,各个种之间的含量比较
伪　品	目前已发现的伪品种类
制剂及提取物	药材及提取物在制剂中的应用情况
化学成分	药材所含的各种化学成分及其结构式、各种成分的含量(文献报道)、维生素成分、微量元素成分的报道
指纹图谱	指纹图谱的具体内容(试剂、样品制备、标准品制备、色谱条件、仪器、固定相、流动相及梯度洗脱条件)。其指纹图谱的特点为:用尽可能得到的化合物作对照,做出各种条件下的色谱图,包括药材正品与伪品的指纹图谱比较
综　述	药材的各种功效、临床研究成果、动物实验、毒性研究、临床研究总结等

(二)《欧洲药典》和《欧盟草药专论》

1. 植物药质量标准

(1)《欧洲药典》:《欧洲药典》(*European Pharmacopoeia*, EP)为欧洲药品质量检测的唯一指导文献。所有药品的生产厂家在欧洲范围内推销和使用的过程中,必须遵循 EP 的质量标准。《欧洲药典》由欧洲药品质量管理局(EDQM)负责出版和发行,该委员会 1964 年成立,1977 年第一版《欧洲药典》出版。《欧洲药典》代表了在欧洲建立协调统一药典的国际合作模式,是 36 个欧洲国家以及欧盟的法定药典要求,保证整个欧洲国家的药品质量。目前《欧洲药典》委员会有 20 多个观察员,包括 WHO、俄罗斯、中国、澳大利亚、巴西和加拿大的药典机构。《欧洲药典》内容涉及植物性药材、生物制品等产品,其中含植物产品专论 200 余种,除了规定生物学和化学成分的测定方法和标准外,还包括微生物、杀虫剂和烟熏剂残留、有毒金属以及可能的污染物、伪品、放射污染的测定和标准。

针对传统草药药品在欧盟层面的管理,欧洲药品管理局(European Medicines Agency, EMA)于 2004 年 9 月根据《欧盟传统植物药(草药)注册程序指令》(2004/24/EC)成立了

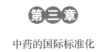

草药药品委员会(Committee on Herbal Medicinal Products,HMPC),由 HMPC 对其进行科学评价并建立《欧盟草药专论》。HMPC 主要负责提供 EMA 对草药的意见,主要功能是协助欧盟各国整合草药产品的审核和提供相关咨询帮助,目前根据《欧盟传统植物药(草药)注册程序指令》(2004/24/EC),草药产品在欧洲注册和上市共有 3 种程序,分别是传统使用注册、固定使用注册,以及单独/混合申请注册。为促进欧盟草药注册程序和草药物质信息的统一,HMPC 编写了传统和固定使用草药令著,制定了传统草药的物质、制剂和复方的目录。草药令著不仅包括了 HMPC 对草药物质及其制剂的安全性和有效性的科学意见,还包括 HMPC 科学评估时的所有信息;而相比于欧盟草药令著,传统草药的物质、制剂和复方的目录对申请者和成员国监管当局均具有法律约束力。

(2)《欧盟草药专论》:《欧盟草药专论》(*Community Herbal Monogragh*,CHM)是 HMPC 针对草药及相关制品的所有资料进行科学评价后,制定并发布的有关草药安全性与有效性的科学意见或结论,作为官方文件,旨在促进欧盟草药领域的技术协调统一,为成员国对具体草药药品的审评提供评价的统一标准并奠定评价基础。因此,CHM 与传统草药在成员国的上市审批管理共同构成了 2004/24/EC 法令中有关传统草药在欧盟的上市审批框架,且 CHM 在欧盟成员国的草药产品上市审批制度中具有重要地位与作用。大部分欧盟成员国接受《欧盟草药专论》,它是协调统一欧盟各成员国传统植物药和固有应用植物药注册,特别是互认申请注册的重要依据。对传统草药而言,《欧盟草药专论》提供草药长期应用所获得的安全性和有效性证据,可作为传统草药简化注册申请的重要参考资料。

HMPC 发布的《欧盟草药专论模板》规定草药专论包括以下 7 方面内容:药品名称;定性和定量情况(草药拉丁学名、药用部位、提取物形式等);剂型;临床特点(适应证、剂量、使用方法、禁忌证、特别警告、药物相互作用、怀孕或哺育期使用情况、对驾驶和操作机器人员的影响、不良反应、超剂量使用等);药理特点(药代动力学、药效学、临床前安全性数据等);药学特点;专论撰写或修订时间。

HMPC 通过对某个草药现有资料和数据进行科学评价,决定是否建立该草药专论。目前 HMPC 评价的候选草药品种相关信息主要由 HMPC 以及其他相关组织和机构(各欧盟成员国药品局、草药生产厂家等)提供。HMPC 首先从候选草药中确定评价的草药品种清单,并优选出一个优先评价名单(priority list),通过科学评价程序确定是否最终建立它们的专论。依据 HMPC 发布的草药专论相关技术指南,HMPC 在建立传统草药专论时,对传统草药进行评价的核心内容及要求主要包括以下 3 个方面:对传统草药"传统应用历史"的评价、对传统草药安全性的评价、对传统草药是否满足"不需医师诊断或监测、适合自我药疗"的评价。目前 HMPC 已经发布了 76 个传统草药专论,专论涉及的草药大多为欧洲本土的植物来源草药。

2. 植物药制剂标准与欧盟传统草药药品注册 WHO 将中医药和西方植物药同归于传统医学。植物药和中国的中药、日本的汉方药、澳大利亚的传统药物等现已成为世界医药的中药组成部分。在西方,植物药(或称之为草药)产品可以是单一的药用植物,或者多种植物药的配伍。全球植物药市场呈逐年上升趋势,2016—2020 年将有 6.29% 的年增长率,预计在 2020 年达到了 1 150 亿美元。甚至相关专家预测,全球植物性补充品和药物提取物产品市场将在 2050 年增长为 5 万亿美元。

近年来,欧洲的植物药产业发展迅速,目前欧盟已成为全球最大的植物药市场,年增长率在 10% 以上,其中德语国家占最大比例。2004 年全球植物药市场分布显示欧盟市场占 45%,欧洲国家占 4.1%,而北美市场占有 11%,日本市场占 16%,亚洲市场占 19%。德国是欧洲国家中使用植物药最多的国家,占据欧盟市场的 70%,超过 58% 的德国人服用植物药。

随着植物药在欧盟市场的扩大,为了建立更为科学的管理体系,更好地保护传统植物药,保证其安全性、有效性和质量的稳定性,欧盟自 1975 年开始对市场流通的植物药进行清理,逐步来规范植物药市场,制定了统一的法律规范。2004 年以前,欧盟各成员国对植物药的定义和管理千差万别,随着欧盟一体化进程的推进,欧盟药物管理局于 2004 年 3 月 31 日颁布了《欧盟传统草药法令》(2004/24/EC 指令),将"herbal medicinal product"(植物药产品)定义为以一种或更多的植物药物质、一种或更多的植物药制剂,以及一种或更多的植物药物质与一种或更多的植物药制剂的复方作为特有的活性成分的任何一种药用产品。"herbal substances"(植物药物质)定义为所有未经加工处理的大部分、部分或者切制的植物、植物部位、藻类、真菌、苔藓类,这些物质通常为干燥状态但是有时候为新鲜状态。某些未经过具体处理的分泌物也为植物药物质。"herbal preparations"(植物药提取物)定义为由植物药物质经如萃取、蒸馏、压榨、分馏、纯化、浓缩或发酵等制备方法得到的。

欧盟 2004/24/EC 指令极大地促进了欧盟传统草药质量标准的再研究和升级,德国、法国、英国、荷兰等植物药消费大国,均开展了大量植物药的标准化、新药研发等工作。植物药在欧盟传统草药注册中具有以下特征。

(1)集中与分权的独特监管体系:与中国、美国、日本等不同,欧盟的药品监管具有集中与分权特点,监管部门包括欧盟层面的欧洲药品管理局(EMA)和成员国层面的各国药品监管当局(NCA)。欧盟药品的审批程序主要包含 4 种:集中程序(centralized procedure, CP)、分散程序(decentralized procedure, DCP)、互认可程序(mutual recognition procedure, MRP)及成员国程序(national procedure, NP)。各程序针对的市场不同,负责的部门也不尽相同。CP 是针对整个欧盟市场的上市审批程序,由 EMA 负责审评;DCP 和 MRP 针对欧盟 2 个或以上成员市场,而 NP 只针对单一国家市场。它们均由各成员国 NCAs 负责审评,这亦是欧盟药品监管集中与分权并存的重要体现。深入理解2004/24/EC法令的具体内容可以发现：一方面，法令针对草药特殊性对传统草药的概念、申报资料和技术要求、标签与广告等产品注册的相关问题作了具体规定；另一方面，法令亦明确指出传统草药不能采用由EMA负责审评的CP程序，只能通过由NCAs负责的NP、CP、DCP和MRP程序上市。

（2）草药药品领域的技术协调统一机制：首次在EMA设立草药药品委员会（HMPC）专门负责《欧盟草药专论》与《草药目录》（*Community List Entries*，CLE）的建立及草药其他问题相关指南文件的制定，以发挥其在欧盟层面促进草药领域的技术协调统一作用。

CHM是由HMPC根据2004/24/EC法令第16h（3）条针对草药基相关制品的所有安全性、优先性相关资料，进行科学评价后制定的指南性文件。HMPC对CHM的评价依据是依据2001/83/EC和2004/24/EC法令分别对固有应用（well-established medicinal use，WEU）和传统应用（traditional medicinal use，TU）草药规定，故CHM包括固有应用和传统应用两种类型。CHM代表了欧盟层面对草药安全与有效性科学评价结论的地位，也为欧盟成员国的草药上市审评奠定了中药基础。草药目录则为2004/24/EC法令第16h（1）条首次提出，其内容上和CHM类似，均反映了HMPC对草药安全与有效性的科学评价结论。CLE不由HMPC发布，是由级别更高的欧盟委员会发布，具有强制的法律效力，建立CLE的草药均需同时建立相应CHM，且CLE只针对传统草药，只有传统应用的类型。CLE被视为欧盟认定传统草药的金标准，一旦草药建立了CLE，各成员国必须认可其安全性与传统应用。其CHM与CLE的区别与关联详见表3-6，但因CLE对相关资料和数据的要求相对于CHM要高，尤其是要求草药必须具有充分的遗传毒性研究数据，然而事实上绝大多数草药均缺乏该项研究，难以满足CLE的要求，因此CHM对现阶段传统草药注册更为适用。

表3-6　《欧盟草药专论》（CHM）与《草药目录》（CLE）的区别与联系

项　目	《欧盟草药专论》（CHM）	《草药目录》（CLE）
法律依据	2004/24/EC法令	2004/24/EC法令
内容结构	草药名称 定性与定量组成（草药拉丁名、植物学名、英文名、草药物质、提取物类型等） 制剂形式 临床特点（适应证、剂量、使用方法、禁忌证、特别警告、药物相互作用、怀孕或哺育期用药、对驾驶和操作机器人员的影响、不良反应、超剂量使用等）	植物学名 植物科名 草药物质 草药物质在欧盟所有成员国的官方语言通用名称 草药提取物 欧洲药典专论标准 适应证 传统应用的地区来源 提取物类型 剂量

（续表）

项　目	《欧盟草药专论》（CHM）	《草药目录》（CLE）
内容结构	药理学特点（药代动力学、药效学、临床前安全性数据等） 药学特点 撰写/修订时间	给药途径 用药周期及使用限制 其他与安全用药有关的信息（禁忌证、特别警告、药物相互作用、怀孕或哺育期使用情况、对驾驶和操作机器人员的影响、不良反应、超剂量使用、药学热点、药理特点或药理合理性情况等）
评价机构	HMPC	HMPC
发布机构	HMPC	欧盟委员会
类　别	WEU 和 TU	TU
遗传毒性	未强制要求	强制要求
强制法律效力	无	有
作　用	促进欧盟草药药品技术协调统一	促进欧盟草药药品技术协调统一

（3）安全性、有效性与质量要求：植物药或中药产品要在欧盟以药品身份获得上市批准，可采用全文本、WEU 和 TU 申请 3 种方式实现。欧盟的药品注册申请统一采用通用技术文件（common technical document，CTD），即模块 1（地区性行政管理资料），模块 2（研究内容概要和综述），模块 3（质量研究报告），模块 4（非临床研究报告），模块 5（临床研究报告）。

全文本申请，需按法令完成模块 3、4、5 中所有项目，包括药品理化、生物或微生物、药理、毒理和临床试验研究。固有应用草药是指在欧盟药用已超过 10 年、具有明确的草药定量使用数据、具有能充分反映草药安全有效的科学文献的草药产品，其非临床和临床研究报告可采用相应的科学文献替代其非临床和临床试验数据，以证明具有确切疗效和可靠的安全性。所提交的科学文献或资料必须足以支撑法令对模块 4 和模块 5 中所有项目的要求，如药理、药物代谢、毒理特点，以及人体药物代谢、药效和各种临床试验研究情况等。传统应用草药药品在 2004/24/EC 法令中首次得到定义，满足产品适应证应属自我药疗范畴，剂型为口服、外用或吸入制剂，按特定剂量服用，有充分的传统应用资料证明产品在特定条件下使用无害，且在药品申请日之前已有 30 年以上药用历史（含在欧盟药用超过 15 年）等条件的草药药品属于该药品。其非临床和临床研究报告可直接用安全性文献综述和传统应用证据替代，减免临床前的药效学研究，不需提供模块 4 和模块 5 相关资料。

欧盟传统草药质量标准中涵盖了鉴别、含量测定、检查、微生物限度。鉴别检查均强调特异性，即应结合植物特性和化学鉴别检查进行准确鉴别；对于活性组分或者特征标记物进行含量测定，对于复方草药中包含的每种药材/制品进行单独的含量测定，则可对 2 种或 2 种以上药材/制品进行综合的定量检测。若不能对草药产品中药材/制品进行含量测定，

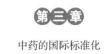
则应提供理由和文件证明所有常用的含量测定分析方法都经过调查。原药材或提取物的整体作为活性物质,需要对有治疗作用的活性组分或者特征标记物进行稳定性考察以达到全面控制产品质量的目的。对于原料药或成品药中明显的降解产物及储藏过程中由其他化学成分形成的降解物质需要进行检测。

在重视植物鉴别、原药材地理来源和生长条件以确保原药材质量的一致性外,EMA 认可通过对药材和提取物混批来增强植物制剂产品质量的一致性。草药药材/制品分为标准化的草药药材/制品、可定量的草药药材/制品或者其他草药药材/制品。其中标准化的草药药材/制品是指治疗作用已知,可通过将草药药材/制品混批或添加辅料使有治疗作用的组分调整到固定含量。可定量的草药药材/制品是指可以通过草药药材/制品的混批而界定活性标记物的上下限。其他草药药材/制品是指治疗性的组分及活性标记物均未知,这类草药药材/制品的分析标记物不需要进行调整。

(三)《英国药典》和《英国草药典》

1.《英国药典》(*British Pharmacopoeia*, BP) 英国是欧洲具有较长植物药使用历史的国家之一。在英国,《英国药典》是国家的法定药品标准。《英国药典》自 1864 年首次出版以来,影响力遍及世界,如今已被 100 多个国家和地区借鉴或使用。加拿大和澳大利亚更是将《英国药典》视为本国的国家药品标准。《英国药典》中收录了《欧洲药典》中的全部专论与要求。对植物药的记载内容主要包括:功效和用途、定义、鉴别、检查、含量测定以及贮藏等。

2.《英国草药典》(*British Herbal Pharmacopoeia*, BHP) 1974 年,英国出版了第一版《英国草药典》,历经多次修订,到 1996 年第三次修订时总共收录了 169 种植物药。该版《英国草药典》继续将最新的薄层色谱技术作为主要的鉴别手段,每一种新收录草药的性状与规格都是与生产厂家、草药学家和学者们进行广泛的磋商后决定的,以确保质量标准规范。该草药典没有收录活性成分的定量分析,因为多数草药中的所有活性成分还没有确定下来。

《英国草药典》分为植物药专论与附录两个部分,继续保留活性草药的干粉原料、商业原料和主要参考文献等信息。植物药专论部分介绍 169 种植物药的来源、特征、鉴别、质量标准(分为异物、总灰分、酸不溶灰分、水溶提取物、商品原料等)、干粉提取物等,包括对草药的宏观和微观描述。附录部分参照第二版《欧洲药典》和 1993 年版《英国药典》有关内容,介绍了薄层色谱、干燥失重、异物、总灰分、酸不溶灰分、乙醇溶解提取物、乙醇不溶残余物、水溶提取物、膨胀系数、气孔系数的测定方法。

《英国草药典》对世界范围内提高用于制造植物药的草药原料质量控制,确保草药的安全性与可靠性起到了不可替代的作用,为确保质量控制提供了有力的参考标准,特别是对

《英国药典》和《欧洲药典》未收载的植物药。

(四)《日本药典》

《日本药典》名为《日本药局方》(*the Japanese Pharmacopoeia*,JP),由日本药局方编辑委员会编纂,日本厚生省颁布执行。分两部出版,第一部收载原料药及其基础制剂,第二部主要收载生药、家庭药制剂和制剂原料。《日本药典》有日文版和英文版。1886年6月颁布第一版,至今已经颁布了第17版,称《第十七改正日本药局方》(简称《第十七改正》)。

1. 生药质量标准 《日本药局方》中生药的质量标准收载在医药品专论项下的生药及相关药物(Crude Drugs and Related Drugs)中,共323个专论,英文版各专论项下的内容见表3-7,其中部分专论含有的内容不完全,个别项没有列入。

表3-7 《日本药典》生药部分英文版专论内容

专论内容	Contents of Monograph	专论内容	Contents of Monograph
英文名	English title	特殊的物理或者化学效价	specific physical and/or chemical values
拉丁名	Latin title	杂 质	purity
日文名	title in Japanese	干燥失重或水分	loss on drying or Water
基 原	origin	炽灼残渣	residue on ignition
含量限度	limits of the content of the ingredient(s)	总灰分和酸不溶灰分	total ash or acid insoluble ash
制 法	method of preparation	制剂要求	tests being required for pharmaceutical preparations
性 状	description	含量测定	assay
鉴 别	identification	容器和贮藏	containers and storage

在生药专论中收载的内容包括:234个生药材专论、27个提取物专论和62个单味和复方制剂专论。其中生药材部分有植物药专论217个,涉及植物161种,动物药专论12个和5个矿物药专论。提取物包括普通的植物药提取物,植物油脂提取物和动物油脂提取物。有关的剂型主要为汤剂、丸剂、乙醇剂、酊剂、浸膏和煎膏剂、茶剂、芳香水剂、糖浆剂和流浸膏等。

在植物基原方面,来源多为1个或2个种,与《中国药典》相比,可能存在同名异物、同物异名等或者同名但用药部位不同等情况;检查项涉及重金属、农残等的测定;没有功能主治、用法用量和使用注意等的说明。在质量标准控制方面,所使用的检测方法相对简单。在薄层鉴别方面,较少使用对照品和对照药材,仅以Rf值和斑点颜色进行描述,定性指标

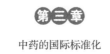

以 1 个居多；含量测定方面，以液相色谱为主，测定指标多为 1 个或 2 个。制剂类型多以汤剂、浸膏剂型等为主，偏向于传统中药制剂类型，较少收载运用新型技术和方法制作的剂型。

2. 日本汉方制剂特点及要求　　生药品质对汉方制剂起着决定性作用，日本十分重视生药的稳定供给及品质的保证。为确保汉方药的品质，日本各汉方制药企业从原料生药开始一直到最终制剂的形成都实行严格的品质管理。日本药用植物的种植，主要遵循其厚生劳动省 2003 年 9 月颁布的《药用植物种植和采集的生产质量管理规范》。以 WHO 颁布的"WHO guidelines on good agricultural and collection practices（GACP）for medicinal plants"为依据，2014 年日本汉方生药制剂协会（Japan Kampo Medicines Manufacturers Association, JKMA）发布了《药用植物的栽培、采集、加工指南》，在对药用植物的栽培、采集、加工、加工后处理等全过程的品质管理上有了更高水平的规范指导。

药用植物的生长会受到外界环境条件影响，从而影响其药材品质。规定不可在被重金属、化学物质等污染的土壤环境中种植或栽培药用植物；不可将被污染的水源作为灌溉用水；栽培中要使用无害化及最少限度的化学肥料，不可使用动物废弃物及生活垃圾作为肥料；防治虫害时需使用最少剂量的农药并要求在有经验者或专家的指导下方可使用；严禁采集污染较严重区域的野生植物，采集的药用植物需直接放到清洁的容器中，但要注意由于不透气所造成的变质腐败等情况。

采收后的药材需进行清洗、切片等处理，过程中使用的水源必须和饮用水具有同等水质甚至高于饮用水的水质；为避免交叉污染，过程中使用的器具必须清洁，同时要防止有异物混入到切片的药用部位，尤其注意因小虫等侵袭引起的变质腐败情况；干燥过程中要注意方法、温度、时间，特别要注意防止挥发性成分的损失。

进行异物的第二次筛选时需注意不可接触地面进行操作，以避免生药吸湿。将筛选后的生药按要求规范装入容器，并采用具密闭装置的全封闭设备以防止二次污染；包装容器要选择内部表面光滑、不易滞留液体且材质耐腐蚀的设备；装入容器内的原料生药需放在温湿度适宜、通气性良好、清洁的室内，禁止放在阳光直射和高温多湿的场所。

（1）处方要求：日本汉方制剂实行目录管理，在研究开发汉方制剂时，同时制定审批基准进行批准使用。1975 年日本厚生劳动省首次颁布的《一般用汉方制剂承认基准》，收载了 210 个处方，奠定了日本汉方制剂研究及生产的基础。处方来源于《伤寒杂病论》《金匮要略》《太平惠民和剂局方》《万病回春》《外台秘要》和《千金方》等中国古典医籍，同时参考了日本的《经验汉方处方分量集》《汉方诊疗的实际》《汉方诊疗医典》《汉方医学》等汉方医学书籍。2012 年增补版本中共收载 294 个汉方处方，每一处方均包含成分分量、用法用量以及功能主治三部分,其中各药用量多有明确的范围,功能主治主要用西医病名表述。2017年3月28日在日本厚生劳动省颁布的最新《一般用汉方制剂制造销售基准》中,对2012年8月30日发布的《一般用汉方制剂承认基准》进行了修订,共收载处方294个,其中基础处方210个,在基础处方的基础上加减的处方83个。日本将汉方制剂分为医疗用汉方制剂和一般用汉方制剂。其中,医疗用汉方制剂纳入日本的社会保险和国民健康保险,需医生开具处方,在医院的药局或调剂药局买药;一般用汉方制剂未纳入日本医保体系,由民众自行购买使用。目前有148种医疗用汉方制剂,294种一般用汉方制剂。

按照日本给出的148品目日本汉方制剂的方剂出处统计分析(表3-8)得知:出自我国经典名方共计127个,占比85.81%;出自日本本国验方21个,占比14.19%。出现频次排序前3位分别为仲景方(《伤寒论》《金匮要略》)共72方,龚廷贤方(《万病回春》《济世全书》)共17方,《太平惠民和剂局方》共16方,仅这三者就占了105方,可见中国古典医籍在汉方制剂中的代表性和受重视程度。

表3-8　148品目日本汉方制剂的出处统计

处方来源	数量/个	占比/%
经　　方	72	48.65
时　　方	55	37.16
日本本国验方	21	14.19

注:中医的经典名方来源可分为两大类:经方和时方。经方:一般专指《黄帝内经》《伤寒论》《金匮要略》中所记载的药方;时方:在经方的基础上发展而来,包括历代名医的经验,如《太平惠民和剂局方》《万病回春》《济世全书》等。

(2) 剂型种类与选择:日本汉方制剂发展速度很快,在产品的剂型、包装和质量控制上具有较强的国际竞争力。由于传统中药多以药材粉末直接入药或者水煎服用,在中医药传入日本后的上千年应用中,仍然认为传统的用药方法最为有效,可以最大程度发挥其药效作用,因此日本汉方药更多还是倾向于传统药材粉末或者保留中药材水煎的特点入药。

目前,汉方制剂的品种及剂型较集中,主要剂型有煎剂、散剂、细粒剂、颗粒剂、片剂、丸剂、液剂等。其中以颗粒剂最为常用,占比高达90%以上,主要基于颗粒剂继承了传统中药水煎服用的特点,颗粒剂既有汤剂的综合疗效好、易吸收、显效快的优势,同时还克服了传统方剂服用剂量大以及因工艺设计的合理性而造成有效成分破坏的问题。因颗粒剂在日本大多数由浸膏制成,因而称之为浸膏制剂。其他剂型也会根据其药物特点和治疗需要而被采用。

日本对浸膏制剂的研究开发已有20多年的历史,在浸膏制剂的生产方面,采用去粗存

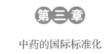
精和科学生产的原则,达到了提高生物利用度和使用方便的双重目的,完成了汉方制剂生产现代化、规范化、标准化过程,大大提高了浸膏制剂的质量,使汉方制剂的生产得到了很大的发展。浸膏制剂作为传统汤剂的改良剂型,既继承了汤剂的综合疗效、易吸收、显效快的优势,又具备了成药易保存、易携带和便于服用的特点,同时,也克服了传统中药口感苦涩、服用量大、工艺不合理、有效成分破坏严重的不足,受到了群众的普遍认可和欢迎。当前,浸膏制剂为汉方制剂中生产量大、品种多、十分畅销的剂型,在 148 种医疗用汉方处方中,147 种为浸膏制剂,1 种软膏制剂。

（3）制剂工艺及参数要求：日本高度重视医药产品的品质、有效性和安全性的管控。1976 年 4 月日本厚生劳动省颁布了《药品生产质量管理规范》;针对同一处方,不同企业、不同设备或者不同工艺导致产品质量差异较大的现象,1982 年经"产官学"各方专家讨论确定了"标准汤剂"的制备方案,并于 1985 年发布了《关于医疗汉方浸膏制剂的管理》;1987年日本汉方制药协会制定了《医疗用汉方浸膏制剂的生产管理和品质管理基准》(汉方GMP),对汉方浸膏制剂的生产管理和质量管理做出了规定;2012 年日本制药团体联合会制定《生药及汉方生药制剂制造与品质管理相关基准》,作为日本制药团体联合会旗下全部制药企业都必须遵照的汉方制剂制造与品质管理标准,其对汉方制剂生产过程的各个环节都进行了严格的规定。

汉方制剂的质量关键在于原料生药的质量及生产环节的技术标准。汉方制剂工艺上只认可浸膏剂或浸膏化制剂,不认可浸膏与药材粉末混合的制剂。一般采用水为溶媒,各药味混合提取。汉方制剂工艺研究的基础是与标准汤剂进行对照,在指标成分转移率、浸膏得率等方面保证浸膏质量与标准汤剂基本一致。

以浸膏制剂中的颗粒剂为例,处方多来源于古典传统方剂,基于标准汤剂制备方法,注重方剂及单味中药的复方作用,全方位严格控制颗粒剂的内在质量,应用先进的制备技术和设备,从对原料药材的切割、提取分离、浓缩、干燥、混合、整粒和制品等都严格进行质量控制,避免指标成分的损失和破坏。汉方浸膏制剂(颗粒剂)制备工艺流程见图 3-1,各个工艺环节都有相应的参数要求。例如,为了保证药物成分在提取过程中不被破坏,更多地采用温度略低的提取方式,如温浸提取;在后续的浓缩干燥工序也是大多采用减压浓缩、喷雾干燥,甚至真空冷冻干燥等技术和设备,从而最大限度地保证药物有效成分不被破坏,保证药物的疗效。

（4）制剂研制与开发：目前,日本汉方制剂的研制与开发主要集中于《一般用汉方制剂承认基准》中收载的处方,或以对 1968—2015 年批准生产的承认基准以外的汉方制剂进行仿制。若处方为《一般用汉方制剂承认基准》之外的,其处方配伍的合理性无需通过中医

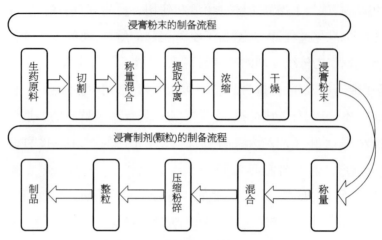

图 3-1 汉方浸膏制剂的制备流程

理论验证,但需要通过药理、临床研究加以验证。日本对于药物疗效的判定更加重视临床研究结果,日本汉方制剂的非临床及临床研究评价多为上市后进行,包括阐明汉方制剂的药理作用、毒性研究以及临床有效性为研究目的的循证医学研究和不良反应监测等。因在日本研发新的汉方制剂,除了药学研究外,也需进行药效、毒理以及临床研究,需要有强大的资金支持,因此在日本真正自主研发的新汉方制剂相对较少。

日本企业对汉方制剂的基础研究、制剂的研制与开发非常重视,其目的是为了促进临床医生对汉方制剂的理解和正确使用。2012 年"日本制药产业规模及制药企业研发能力"调查结果显示,2002—2010 年,日本医药品销售额排名前 10 位的制药企业,其平均研发费用从 2002 年的 588 亿日元增至 2010 年的 1 262 亿日元。据 20 世纪末的一项统计数据显示,日本制药企业的科技人员占全国科技人员总数的 60%,其研发费用占整个国家投入的80%。以日本的三大汉方药生产企业(三共、津村、钟纺)为例,其新药研发费用均占每年销售收入的 10%~20%,可见日本制药企业对汉方制剂的研制与开发非常重视。

同时,日本政府也逐步注重汉方制剂的基础研究,伴随汉方药产业的快速发展,政府也在每年不断地加大人力、物力投入力度,加快汉方制剂的研制与开发。据研究报告显示,日本政府每年都会划拨近 1.72 万亿日元研究经费用于汉方制剂基础理论研究,使得汉方药的研究由过去自发、无政府支持、无计划地进行逐步转向有组织、有支持、有计划的政府行为。

(5)注册管理与审批:汉方药的注册审批主要基于日本厚生劳动省 1975 年颁布的《一般用汉方制剂承认基准》以及后续多次修订版本,目前共收录 294 个汉方药处方,其中 148 个为医疗用汉方制剂。该基准收载的处方是日本汉方研究及生产的基础。汉方药注册时,医疗用汉方制剂、一般用汉方制剂分别按各自的技术要求提交研究资料和生产销售批准申请书,由厚生劳动大臣或地方行政部门按医疗用汉方制剂或一般用汉方制剂批准。

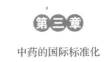
任何企业均可生产该基准中收载的汉方药,可以自主确定成品剂型、制定制备工艺及质量标准,并申请生产。而且只要在制备工艺中不使用水以外的溶剂即可免除药理和临床研究而直接申请生产许可。

若处方为《一般用汉方制剂承认基准》之外且为于1968—2015年批准生产的汉方制剂,其他企业也可以申请生产,只需要进行工艺及质量标准研究,即使是改变原有药物剂型,只要不新增使用水以外的其他溶剂,即可无需药理和临床研究;或采用水提取以外的其他提取工艺的处方申请新的医用汉方制剂,则需要提供处方合理性依据并进行药理毒理学和临床研究,不能减免。即研发新的汉方制剂,除了药学研究外,还需要进行药效、毒理以及临床研究,注册要求多、研发难度大,并需要有强大的资金支持。因此,目前来源于148个医疗用汉方处方的汉方药有678个批文,来源于294个一般用汉方处方的汉方药有2 368个批文,自《一般用汉方制剂承认基准》颁布以来,日本汉方制剂企业还未有进行新的医用汉方制剂研发的成功案例。

(6)质量标准的制定及质量控制:日本汉方制剂从生药源头、中间体到成品制剂均有完整的质量标准控制管理体系,实行严格的品质管理。

生药品质对汉方制剂起着决定性作用,日本十分重视生药的稳定供给及品质的保证。2014年日本汉方生药制剂协会(JKMA)发布了《药用植物的栽培、采集、加工指南》,对药用植物的栽培、采集、加工、加工后处理等全过程的品质管理进行了规范指导。在汉方制剂生产前,生药质量均需按照规定的质量标准进行定性、定量检验。为确保生药品质,药局方明确记录了生药的质量标准,为制药企业提供了药品生产质量统一规范,同时也大大增加了汉方制剂注册审批的可能性。占据汉方制剂80%销售市场的日本津村药业,在中国设有自己的药材企业,并与150多家药材企业或供应商建立合作机制。推崇药材从源头进行质量监管与控制,建立可追溯体系,从优质种质资源的收集与培育,农残、重金属等外来不安全因素的监控,到药农和相关人员的教育和监督,全称按照GAP要求种植,保证原药材的质量。同时,为了保证汉方制剂产品批次间质量的一致性,通过对不同年份、不同产地、不同批次的药材进行混合投料,保证中间体和制剂的质量相对稳定。日本汉方制所用的药材大多使用原药材,基本不进行炮制加工,如津村药业的119种药材中仅附子进行了炮制。

在汉方制剂质量控制方面,其品质、有效性和安全性备受高度重视。《药品生产质量管理规范》(GMP,1976年)、《关于医疗汉方浸膏制剂的管理》(1985年)、《医疗用汉方浸膏制剂的生产管理和品质管理基准》(汉方GMP,1987年)、《生药及汉方生药制剂制造与品质管理相关基准》(新汉方GMP,2012年)等相继颁布的规范与基准,对汉方浸膏制剂的生产过程中各个环节的生产管理和质量管理作出了严格规定,旨在强化汉方制剂制造与品质管理标准。

日本厚生劳动省 1985 年首次提出了"标准汤剂"的概念,指出标准汤剂的处方应按照古典方剂来制定。明确要求以标准汤剂作为指标进行比较研究,以现代药学的技术水平,进行以成分定量为中心的化学研究及确定药理活性的生物学研究,并提出需提交基于化学、生物学上与标准汤剂具有同等性的研究资料,以确保生产出的汉方制剂与标准汤剂在指标成分及药理作用上具有等效性。基于化学、生物学的实验研究成为检验汉方浸膏制剂是否具有高品质、安全性及有效性的重要途径及是否达到上市标准的主要指标。

为了保证批次间质量稳定,日本汉方制剂强化药材质量、制备工艺过程、检验标准体系(药材、中间体、制成品)全过程控制及严格的品质管理。通过药材混批投料,从药材的选用、提取、浓缩、干燥以及成型工艺等,采用高效、低温(甚至冷冻)的制备技术和相关设备,尽量保持原方汤剂的性质,使有效成分和挥发性成分得以保留,最终成品的成型性和颗粒剂的溶化性较好。企业对药材、半成品、制剂分别建立质量控制标准,包括特征图谱检测,保证药材、中间体和成品的关联和一致性。

汉方制剂国家统一标准相对较少,生产企业执行自拟标准居多。从 2015 版《日本药局方》开始逐步收载汉方制剂的浸膏提取物,对不同企业的提取物进行了标准统一,至 2017 版《日本药局方》共收载了 33 个汉方制剂提取物标准,其质量标准的检测项目及基本要求见表3-9。一般汉方制剂的质量标准中,常规检测项目除了检测性状、干燥减重以外,对重金属残留量、砷残留等监控非常严格。汉方制剂要求处方中所有药味均需进行薄层鉴别研究,如果无法制定薄层鉴别方法,也需提供充分的实验依据加以说明。而在指标成分定量测定方面,凡是在日本药局方中明确成分含量标准的药材,在汉方制剂的质量标准中均需制定含量测定标准,一般要求含量测定的指标成分不少于 3 种,且该标准要同时制定上、下限度。

表3-9 日本汉方浸膏制剂的质量标准检测项目

项　目	基　本　要　求
浸膏制剂含量	主要指标成分的含量限度要求
制剂制法	通过提炼浓缩,制成干燥或黏性提取物;制剂通则有复方浸膏制剂制法的规定
性状描述	制剂特有颜色、气味
鉴　定	一般采用薄层色谱法定性鉴别组成生药(特征成分、对照药材或 Rf 值定性鉴别结合)
纯度检测	重金属残留、砷盐限量、干燥失重、总灰分、酸不溶性灰分限量等
含量测定	多指标成分(规定了含量限度范围)
包装及储存	密封包装

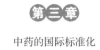
（五）《韩国药典》和《韩国草药典》

1.《韩国药典》 《韩国药典》（*Korean Pharmacopoeia*，KP）是韩国政府为改善公共卫生而制定的药物法规,旨在通过规范用于治疗和预防疾病的处方制剂及药物的制备、特性、质量和贮藏等方面为国民提供安全有效的药品。《韩国药典》现行版本为第十版,由韩国食品药品安全部（the Ministry of Food and Drug Safety）以及制药行业的专家学者共同合作出版,韩国食品药品监督局发布实施。

《韩国药典》第十版由第一部、第二部和增补本构成,收载品种总计 1 559 种。第一部收载 1 159 种,主要为常用单一成分药物和制剂;第二部收载 400 种,包括: 179 种生药和生药制剂、46 种生物制剂、19 种复方制剂、140 种赋形剂和 16 种准药品（quasi-drugs）。正文项下每个品种包括的内容见表 3 - 10,但根据药物的性质,不必要的项目可省略。

表 3 - 10　《韩国药典》正文项下每个品种包括的内容

专 论 内 容	Contents of Monograph
英文名	English title
结构式	structural formula and rational formula
分子式和分子量	molecular formula and molecular mass
常用名或拉丁名	commonly used name(s) or Latin name
化学名称和化学文摘服务注册号	chemical name and chemical abstract service registry number
基　原	origin
成分含量或标定的限度	limits of the content of the ingredient(s) or labeling requirements
制备方法	method of preparation
性　状	description
鉴　别	identification
特定的物理和(或)化学值	specific physical and/or chemical values
纯　度	purity
干燥失重,炽灼或水分损失	loss on drying, loss on ignition or water
炽灼残渣,灰分或酸不溶性灰分	residue on ignition, ash or acid-insoluble ash
制剂检查	tests for preparations
特殊测试	special tests
其他试验(微生物限度、粒度分布、异构体等)	other tests (microbial limit for pharmaceutical ingredients, particle size distribution test for pharmaceutical ingredients, isomer ratio, etc.)
含量测定	assay
挥发油含量,浸出物	essential oil content, extract content
贮　藏	containers and storage
有效期	expiration date

《韩国药典》标准体系不够完善,分类尚不明确,植物药和生物药仍放在同一部下。植物药品种数量有所下降,收载的类型比较全面。植物药涉及的分析检测技术基本为常规方法,新技术、新方法的应用较少。鉴别项基本采用显色反应以及薄层鉴别等方法,部分采用专属性不够强的显色反应,无显微鉴别项,但薄层鉴定采用的展开剂较《中国药典》更加环保。含量测定项基本采用高效液相色谱法,但其中很多种植物药项下并无此项。在药品安全性方面,植物药检查项内容比较全面,对重金属、农药残留以及二氧化硫等检查项目和限度标准均给出了要求。

2.《韩国草药典》(*Korean Herbal Pharmacopoeia*,KHP) 除了《韩国药典》外,韩国还有一部《韩国草药典》,虽然其知晓度和权威性都不如《韩国药典》,但是这部典籍收录的草药可以与《韩国药典》互为补充。1984 年韩国卫生与福利部发布了第一版《韩国草药典》,该版本中涵盖了 387 个未被《韩国药典》第二部收录的草药专论。经过 15 次修改,加上分管国家政府部门的职责进一步厘清,2002 年韩国食品和药品安全部发布了第四版《韩国草药典》(KHP4),同时发布了英文版。该版本共有 384 个草药专论,每个专论包括的内容见表 3 - 11。

表 3 - 11 第四版《韩国草药典》草药专论包括的内容

专 论 内 容	Contents of Monograph	专 论 内 容	Contents of Monograph
拉丁名	name in Latin	水 分	moisture content
韩文名	name in Korean	灰 分	ash
定 义	definition	酸不溶性灰分	acid insoluble ash
内容规则	content rule	含油量	oil content
生 产	manufacturing	萃取率	extract content
性 状	description	定量测定	quantitative assay
鉴 别	identification	储 存	storage
纯度鉴定	purity test	炮 制	processing(Poh Je Bub)
干燥失重	loss on drying	等 级	grade

3. 植物药制剂特点 韩国是世界上为数不多仍然保留相对完整传统医学的国家之一,其传统医学称为韩医,传统药物称为韩药。韩国目前采用西方医学和韩医并存的政策,其植物药也根据医学理论的不同分为韩药和生药。韩药是基于传统的韩医理论制造,包括韩药材(一般经过水洗、干燥切片等简单加工)、汤剂和韩药成品;生药基于现代西医理论制造,包括原料(原药材、药用部位)、提取物和生药成品。截至 2019 年 8 月,根据 MFDS 官方网站药品信息显示,韩药(生药)共有 6 221 个文号,其中有效文号 5 451 个:非处方药 4 802 个,注射剂 44 个;韩药材共有 28 542 个文号,原料共有 1 378 个文号。自 2010 年韩国《医疗

服务法》修订允许西医和传统医学之间的联合以来,传统医学被全民健康保险所覆盖,目前已有 68 种单方制剂、56 个处方制剂作为药品进入国民健康保险体系。中成药出口以牛黄清心丸、高丽参制剂为主。人参丸、人参汁和整参占据了欧洲 90% 的市场份额。韩国在重视传统医学发展的同时在韩药(生药)制剂及药材等标准化及规范化方面做了大量工作。具有以下特点。

(1)重视法规、标准与技术指南制定:韩国制定了较为全面的植物药法规、标准和技术指南。药品标准方面主要有《韩国药典》和《韩国草药典》;相关技术指南主要有《生药(韩药)临床试验的一般考虑指南》《临床生药(韩药)制剂质量评价指南》《韩药(生药)制剂CTD 指南》《韩药材 GMP 评价指南》《生药质量管理指南》和《韩药(生药)提取物质量管理指南》等。

(2)重视人用经验在植物药注册审批中的作用:韩国将韩药和现代植物药分开管理,对于传统韩药等采用简化注册程序,无需提供临床试验或药理、毒理学数据。而对于其他植物药新药,一般需要提供完整的临床和非临床试验数据。

(3)重视对原药材等质量的标准化和规范化管理:注重原药材的基原,重视产地,药材栽培严格按照 GAP 管理;药材加工实施 GMP 管理;注重药材的安全性、农药、二氧化硫、重金属、真菌毒素、微生物等有害物质的检测。

(4)重视拳头产品的出口:如高丽参、红参,以名牌高价取胜,着重包装和宣传的战略。

(六)《印度药典》和《印度阿育吠陀药典》

1.《印度药典》 《印度药典》(*Indian Pharmacopeia*,IP)的历史始于 1833 年,当时东印度同业(公司)药房介绍了一种药典样的出版物。《孟加拉药典》及药用植物的一般规范,在 1844 年正式出版,其中主要是列表介绍了本地常用的土生土长药材。印度独立后,1955 年出版了《印度药典》(第一版),1960 年出版了增补版,这版药典包括了在印度使用的西药和草药(传统药)。2010 年版《印度药典》是第六版,共分三卷:第一卷主要是试验方法,如草药产品的试验等;测试参考数据,如红外光谱、草药及草药制品的薄层色谱、草药的液相色谱、高效薄层色谱和气相色谱等;第二卷主要是西药,如原料药、制剂和药用辅料,从药名字母"A"到"M";第三卷接第二卷药名字母"N"到"Z",约占本卷一半篇幅,后面部分是人用疫苗和免疫制品、草药和草药制品、血液制品、生物技术制品和兽医制品。

2010 年版《印度药典》共收载草药及草药制品 89 种(味),其中药材 53 种、干浸膏类 14种、水提取物 3 种、挥发油和植物油类 9 种、不同制品(剂型)9 种等。品种数量不多,但印度政府近年已陆续出版了很有影响的民族医药体系的药典,如《印度阿育吠陀药典》(载药

540 种),《印度锡达药典》(载药 73 种),全为植物药及其制品,未见动物药和矿物药。《印度药典》重视每种药材的形态解剖学特征和薄层色谱的鉴别,并收有彩色薄层色谱图,要求大多数药材均具有在紫外光下两个波段和成分显色结果检示的图谱 3 张。在含量测定中,普遍采用现代仪器分析,如液相色谱 62 个、气相色谱 6 个等。

2.《印度阿育吠陀药典》 阿育吠陀起源于公元前 3000 年前后,是印度传统医学的主要组成部分。印度政府(1990—2008 年)出版的《印度阿育吠陀药典》(*Ayurvedic Pharmacopoeia of India*, API)共分两部,第一部 7 卷,收载单味药 540 味;第二部 2 卷,收载成方制剂 101 个。第一部中单味药记载的体例有药名(梵语名),其后附有英文的药用部位、药材来源(药材拉丁学名、分布、海拔、采收加工方式)、药材别名(用 15 种语言表达,有些缺少几种语言)、药材的显微描述、药材的鉴定、含量测定、成分、特性和作用、主要的成方制剂、治疗用途、剂量等。

二、相关国际组织及学术机构中药标准化发展现状

(一) 世界卫生组织

世界卫生组织(WHO)在传统医药以及中药材的国际标准化方面做了非常多的工作。WHO 为研究、发展、交流世界各国的传统医学,在传统医学基础较好的国家和地区设立了 20 多个"世界卫生组织传统医学合作中心",其中在中国设立 7 个合作中心。这 7 个合作中心中,与中药有直接关联的是:中药中心和药用植物资源开发中心。

2003 年 WHO 通过了《2002—2005 年传统医药战略决议》,各国可以根据决议中的指导意见对传统药品进行规范。WHO 以及法国、德国和日本等国家对中药的质量控制项目大致相似,对药材设有基原、药用部分、性状(形、嗅、味)、鉴别、灰分、酸不溶性灰分、干燥失重、浸出物、挥发油、重金属、含量测定等。

为了规范草药,WHO 制订了具有连续性的相关准则:1991 年,为建立国际的草药注册和相应法规,WHO 起草了基本要求模式或指南(WHO/TRM/91.4);1991 年 10 月正式通过 WHO《草药治疗评估指南》;1992 年,WHO 西太平洋区域办公室组织专门研究制订了《草药研究指南》;1994 年 WHO 中东区域办公室发表了《草药国家法规指南》;1996 年,制订了《药用植物 WHO 手册》,26 种药用植物被选入手册,草药姜黄被列入其中;2000 年,又有 30 种草药被列入发布;此外,《WHO 草药汇编》又收载草药 40 种,其中中草药约有 25 种。为了规范药用植物的种植与采收,2003 年 WHO 制定了《WHO 药用植物种植与采收规范指南》[WHO guidelines on good agricultural and collection practices (GACP) for medicinal plants]。

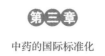

（二）WHO西太平洋地区

为加强中药技术标准统一管理,在WHO太平洋区倡导下,由中国、日本、韩国、新加坡、越南、澳大利亚共同发起,于2002年3月成立了西太区草药论坛(FHH),旨在推动西太区国家的草药安全性、有效性及质量标准的协调一致,并相互利用信息资源,保证公众健康。常务委员会是FHH的最高权力决策机构,负责制订FHH的发展规划和行动纲领,并任命FHH分委会组成人员。每一个成员国选派2名具有监督管理经验或研究开发经验的人士参加该委员会。WHO西太平洋区办事处则作为FHH的观察员,并成为FHH成员国与非成员国之间相互沟通的桥梁。FHH还将设立一个固定的秘书处,负责日常事务性工作。

FHH关注的议题非常广泛,涉及药材、成药等生产监督管理全过程的有关要求。最主要关注的领域包括:草药命名方法的协调统一、草药注册监督管理方法和技术要求的协调统一、药材GAP的协调统一、建立草药监督管理信息系统等。FHH设有2个分委会,分别是命名及标准化分委会、质量保证及信息分委会。目前命名及标准化分委会主要负责制订草药的命名方法及质量控制方法,质量保证及信息分委会主要负责制订本地区的中药材GAP、中药GMP及中药质量标准数据。每个分委会又下设几个专家工作组,从事有关的具体工作。

（三）国际植物药监管合作组织

2006年,WHO基本药物与传统药物技术合作司与多国政府发起成立了国际植物药监管合作组织(IRCH),该组织致力于通过完善植物药监管规章,保护并促进公众健康与安全。IRCH的成员为国家或地区的药品监督管理机构。截至目前,已有31个国家或地区以及3个国际组织成为IRCH的成员。包括阿根廷、亚美尼亚、澳大利亚、巴西、文莱、加拿大、智利、中国、古巴、加纳、德国、匈牙利、印度、印度尼西亚、意大利、日本、马来西亚、墨西哥、阿曼、巴基斯坦、秘鲁、葡萄牙、韩国、沙特阿拉伯、新加坡、南非、阿联酋、英国、坦桑尼亚、美国、东盟(Association of Southeast Asian Nations, ASEAN)、欧洲药品管理局(EMA)和拉丁美洲议会(Latin American Parliament, PARLATINO)等。

IRCH工作目标为通过在植物药安全、质量、有效方面的监管经验、信息和知识共享,形成国家/组织相关监管和立法机构的共识,促进和加强成员间合作。IRCH下设秘书处,主要负责相关活动的协调和支持。各成员国/地区/组织选定1到2位官员为联络人,负责与IRCH及其成员国之间的联系。目前已顺利召开十届年会。

IRCH设立6个工作组,第一工作组为"Identification of Adulteration of Products"(产品掺伪识别),主席国为马来西亚和新加坡,成员包括亚美尼亚、澳大利亚、加拿大、加纳、印度尼西亚、英国和美国;第二工作组为"Quality of Herbal Materials and Products"[中草药及产品的质量控制(包括参考标准)],主席国为中国,成员包括巴西、印度、印度尼西亚、墨西哥等;第三组为"Evidence"(证据),主席国为澳大利亚和加拿大,成员包含巴西、匈牙利、韩国等;第四组为"Vigilance of Herbal Medicines"(草药警戒),主席国为澳大利亚和加拿大,成员包括中国、加纳、印度尼西亚、马来西亚等;第五组为"Linkage to and Promotion of Research"(研究的联系及促进),主席国为匈牙利和印度,成员包括中国;第六组为"Consumer/Practioner Awareness and Education"(消费者/执业者意识与教育),主席国为马来西亚和阿联酋,成员包括印度;第七组为"Information Sharing/Communications"(信息共享/交流),主席为 WHO,由 IRCH 成员的联络人组成。

中国是植物药的生产和使用大国,中药是全球植物药的组成部分,中国作为 WHO 国际植物药监管合作组织的第一批成员国,是该组织第二工作组[WG 2:中药制成品的质量与安全]的主席国。主要由中国食品药品检定研究院中药民族药检定所具体承担相关工作,现阶段主要针对植物药对照物质开展合作和交流,旨在加强植物药及其制剂的质量控制,保障其用药安全有效。研究的对象主要包括与植物药相关的化学对照品、对照药材和对照提取物,主要内容涉及对照物质及标定技术指南、合作制备、协作标定、对照物质在质量控制中的应用、标定新技术、对照品替代法、对照物质谱库和电子对照物质等。经过多次的小组会议讨论和广泛征求意见,于 2017 年 IRCH 年会上形成 WG 2 的具体章程。具体章程中,该组主要的目的为就与植物药材料和产品质量控制相关的问题共享信息并开展合作,旨在构建中药材、中药产品法规、标准、参照标准和质量控制方法的科技平台;提供参考资料供 IRCH 和成员的药品主管部门考虑;提高中药材和产品的安全性、质量和功效;最终保护和促进公共卫生。

随着国际化意识和国际参与度的不断增强,中国的监管和研究人员越来越多地在国际组织中发挥着重要作用,以 IRCH 为舞台,大力推进植物药质量控制与标准物质研究等实质性的国际合作,树立我国在植物药监管领域的引领地位,有利于推动我国中医药现代化和国际化进程。

(四) 国际药学联合会

国际药学联合会(FIP)是在 1865 年德国召开欧洲药学大会的基础上成立的,一个以欧洲为主的非政府药学组织。1912 年 FIP 在荷兰海牙注册,经历近一个世纪的发展,FIP 已经成为一个拥有 85 个国家和地区的 130 多个药学团体组成的世界性药学组织,会员人数已达 50 余万。

FIP 每年举办 1 次理事大会和世界药学大会,会议内容广泛,涉及药学科研、教育、实践等各个领域,议题主要包括药学实践、学术性药学、医院药学、临床生物学、实验室和药物控制、军事和急诊药学、社会和行政药学、配方设计与医药科技、药代动力学、药效学、分析科学和药品质量等。中药学虽然不是该学会的主要研究内容,但是近几年学会也越来越关注到传统医药和植物药的研究。2014 年在泰国曼谷召开的世界药学大会中某一分论坛就中医药及传统医药的国际化和标准化研究进展开设了专题,与世界各国药学专家分享信息,协同发展。

(五)中医药规范研究会

2009 年欧盟第七框架计划资助了"后基因组时代的中医药研究"项目,该项目是有史以来第一个旨在协调中医药各方力量的项目,制定未来欧盟中医药的研究规划。来自 24 个国家、112 个单位的 200 多名科学家参与了此项目,共同探讨中医药规范研究相关指南,内容涉及中药安全性、有效性、质量评价、针灸、作用机制、法规等 10 个工作组。

该项目于 2012 年 10 月结题,为维持已建立的课题组之间的广泛联系和合作关系,推动全球范围内更广泛的中医药领域的交流与合作,课题组决定成立中医药规范研究会(GP - TCM)以延续为期 3 年的项目。经过网络投票,来自全球 12 名中医药领域的著名科学家被选举为第一届理事会理事,选举奥地利格拉茨大学的 Rudolf Bauer 教授为第一任会长。该学会旨在在国际范围内推动中医药的交流与合作、组织国际学术会议、倡导高质量的中医药循证医学研究、推广中医药研究成果等方面发挥重要作用,为中医药的现代化和国际化贡献力量。

GP - TCM 现任主席为香港浸会大学中医药学院院长吕爱平教授,候任主席是来自英国伦敦大学的 Monique Simmonds 教授。GP - TCM 的专家们长期参与了《美国药典》《欧洲药典》以及 ISO 国际标准的起草工作,与世界知名的科研院所之间都有着良好的合作关系。

第三节
ISO/TC 249 中药国际标准化发展现状

一、ISO/TC 249/WG 1

(一)WG 1 工作范畴及工作计划

2011 年根据委员会的工作范畴,ISO/TC 249 成立了相应的 WG 开展技术标准的制定工作。WG 1 负责中药原材料的质量与安全及其传统炮制的国际标准制作。WG 1 名称及工作范畴等见表 3 - 12。

表 3 - 12 WG 1 名称及工作范畴等

项 目	内 容
名 称	原药材及传统炮制的质量与安全工作组
范 围	制定与原材料相关的标准,涵盖任何阶段,包括植物原材料的生产与收割,动物或矿物原材料的收集以及原材料的传统加工
召集人	刘良院士,澳门科技大学校长
秘 书	周华教授,澳门科技大学中医药学院院长

因为中药材品种繁多,针对每一个品种制定国际标准的可能性显然不具有可操作性。因此 WG 1 根据 ISO 国际标准制定规则,在遵循国际市场需求、相关利益方需求以及各成员协商一致的原则基础上,明确了中药材国际标准制定的优先级和工作规划,确保在可控的工作量范围内制定高质量的国际标准。WG 1 工作优先级为：① ISO /TR 23975：2019 Traditional Chinese medicine — Priority list of single herbal medicines for developing standards(中医药——单味中草药国际标准制定优先级)国际标准中排名前 100 位单味草药(附表 6)。② 涉及草药安全性的检测方法,包括毒性检测、杂质等。③ 提高草药质量的国际标准,包括原材料及中药材的通用要求,原材料初加工的通用要求等。

(二) WG 1 国际标准制定现状

1. 已发布的标准 WG 1 已主导发布 19 项中医药国际标准及技术报告,包括单味中药材种子种苗及药材质量标准、重金属检测方法以及中草药商品规格通则等,具体见表 3 - 13。

表 3 - 13 WG 1 主导发布的国际标准

标准号	标 准 名 称	
	英 文	中 文
ISO 17217 - 1：2014	Traditional Chinese medicine — Ginseng seeds and seedlings — Part 1：*Panax ginseng* C.A. Meyer	中医药——人参种子种苗—第一部分：亚洲人参
ISO 18664：2015	Traditional Chinese medicine — determination of heavy metals in herbal medicines used in Traditional Chinese medicine	中医药——中草药重金属检测方法

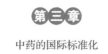

（续表）

标准号	标准名称	
	英　文	中　文
ISO 19824：2017	Traditional Chinese medicine — *Schisandra chinensis* (Turcz.) Baill. seeds and seedlings	中医药——五味子种子种苗
ISO 20311：2017	Traditional Chinese medicine — *Salvia miltiorrhiza* seeds and seedlings	中医药——丹参种子种苗
ISO 20408：2017	Traditional Chinese medicine — *Panax notoginseng* seeds and seedlings	中医药——三七种子种苗
ISO 20409：2017	Traditional Chinese medicine — *Panax notoginseng* root and rhizome	中医药——三七
ISO 20759：2017	Traditional Chinese medicine — *Artemisia argyi* leaf	中医药——艾叶
ISO 21300：2019	Traditional Chinese medicine — Guidelines and specification for Chinese materia medica	中医药——中药材商品规格通则
ISO 21314：2019	Traditional Chinese medicine — *Salvia miltiorrhiza* root and rhizome	中医药——丹参
ISO 21315：2018	Traditional Chinese medicine — *Ganoderma lucidum* fruiting body	中医药——灵芝
ISO 21316：2019	Traditional Chinese medicine — *Isatis indigotica* root	中医药——板蓝根
ISO 21317：2019	Traditional Chinese medicine — *Lonicera japonica* flower	中医药——金银花
ISO 21370：2019	Traditional Chinese medicine — *Dendrobium officinale* stem	中医药——铁皮石斛
ISO 22212：2019	Traditional Chinese medicine — *Gastrodia elata* tuber	中医药——天麻
ISO 22584：2019	Traditional Chinese medicine — *Angelica sinensis* root	中医药——当归
ISO 22988：2020	Traditional Chinese medicine — *Astragalus mongholicus* root	中医药——蒙古黄芪
ISO/TR 23975：2019	Traditional Chinese medicine — Priority list of single herbal medicines for developing standards	中医药——单味中草药国际标准制定优先级
ISO/TS 21310：2020	Traditional Chinese medicine — Microscopic examination on medicinal herbs	中医药——药用植物显微镜检测
ISO 23193：2020	Traditional Chinese medicine — *Lycium barbarum* and *Lycium Chinese* fruit	中医药——枸杞子

2. 正在制定的标准　正在制作中的国际标准提案有 10 项,主要涉及单味药材质量与安全标准、中药材质量与安全通则以及药用植物显微镜检测,具体见表 3-14。

表 3-14 WG 1 正在制定过程中的国际标准提案

标准号	标 准 名 称 英 文	中 文
ISO 22585	Traditional Chinese medicine — *Codonopisis pilosula* root	中医药——党参
ISO 22586	Traditional Chinese medicine — *Paeonia lactiflora* root — white peony root	中医药——白芍
ISO 23723	Traditional Chinese medicine — general requirements for herbal raw material and materia medica	中医药——中药材通用要求
ISO 23959	Traditional Chinese medicine — *Glehnia littoralis* root	中医药——北沙参
ISO 23962	Traditional Chinese medicine — Processed *Aconitum carmichaeliilateral* root	中医药——附子
ISO 23965	Traditional Chinese medicine — *Bupleurum chinense* and *Bupleurum scorzonrifolium* root	中医药——柴胡
ISO 23972	Traditional Chinese medicine — *Zingiber officinale* rhizome	中医药——干姜
ISO 4154	Traditional Chinese medicine — *Sinomenium acutum* stem	中医药——青风藤
ISO 4564	Traditional Chinese medicine — *Scutellaria baicalensis Georgi* root	中医药——黄芩
ISO 23964	Traditional Chinese medicine — Saposhnikovia divaricata root and rhizome	中医药——防风

(三) ISO 单味中草药国际标准制定的必要性与特点

药典是各国药品进出口贸易的重要技术桥梁,也是药物产品进入不同国家注册使用时必须遵照执行的法典,通过药典的协调,可以促进全球医药产品的自由贸易,确保无论在何地生产销售,世界各地的患者都能获得一致的高质量药品。虽然中医药在全球已经广泛传播使用,但是中药材在各个国家的认可身份各不相同,因此,中药材同一般的药品相比还有其特殊性。

中药材在国际贸易中大多是以原材料、农贸产品等身份进行交易的,针对这一情况,在中药材进出口贸易的过程中,各国监管机构对其很难以药物的身份和要求进行监管,这也导致了监管机构在对其进行质量与安全监管时没有可靠实用的标准。面对日益复杂的全球供应链所带来的挑战,协调一致的药典和国际认可的标准将有助于监管机构保障药品质量安全有效,同时减少在注册和检查时进行的额外审查和批准。在世界贸易组织(World Trade Organization, WTO)的《技术性贸易壁垒协议》(TBT 协议)中明确规定:为避免各成员国通过技术壁垒给国际贸易制造不必要的障碍,WTO 的成员国必须采用国际标准,同时也赋予成员国充分的权利参与制修订国际标准。ISO 是世界上最权威的国际标准化组织,也是 WTO 认可的国际标准制定者。国际标准有利于提高药品质量,开拓国际市场,也有利于提高制药工业科学技术和生产力的水平。因此,制定 ISO 中药材国际标准的需求就日益增高。

虽然《中国药典》、USP、EUP 都在国际上具有一定的影响力,但是由于各国药典制定的出发点和受众群体存在差异性,因此在国际贸易中一旦发生贸易纠纷,国际仲裁时就很难以单一某国的标准来作为仲裁的依据。而且由于欧美等国的药典收载的中药材品种有限或者检测成分指标存在分歧,常常难以适应中药材国际贸易的需求。基于上述原因,ISO/TC 249 在制定中药材国际标准时聚焦国际市场需求,填补国际贸易所需的空白,加强中药材质量与安全控制要求,特别是农残、重金属等指标的检测。

以 ISO 20409 : 2017 Traditional Chinese medicine — *Panax notoginseng* root and rhizome 中医药——三七为例,三七 ISO 国际标准在制定时不仅参考了目前市场上主流药典的检测指标和方法,还综合了三七作为大宗贸易中药材在国际贸易中的实际需求,对国际关注的重金属和农残检测做了重点关注,并根据市场贸易需求增加了等级这一重要内容,进一步确保了三七药材的质量与安全,为三七国际贸易提供了标准化的定价和检验的指导依据,这也正是中药材 ISO 标准制定与各国药典标准有差异的特殊之处。ISO 三七药材国际标准与《中国药典》(Chp)、《欧洲药典》(EP)、《美国药典》(USP)主要指标的对比见表 3 - 15。

表 3-15　三七药材 ISO 国际标准与主流药典及组织标准中主要指标的比对结果

项 目	主流药典及组织标准			
	ISO	Chp	EP	USP
水 分	12%	14%	12%	14%
总灰分	6%	6%	6%	6.00%
酸不溶灰分	3.0%	3.0%	1.0%	3.00%
醇溶性浸出物	16.0%	16.0%	无	无
薄层色谱(TLC)	三七皂苷 R_1 和人参皂苷 Rg_1、Re、Rb_1	三七皂苷 R_1 和人参皂苷 Rg_1、Re 以及 Rb_1	熊果苷/七叶皂苷(人参皂苷 Rg_1 + Rg_2/人参或西洋参)	人参皂苷 Rg_1/三七干提取物
高效液相色谱(HPLC)	三七皂苷 R_1 和人参皂苷 Rg_1、Re、Rb_1	三七皂苷 R_1 和人参皂苷 Rg_1、Re、Rb_1	人参皂苷 Rb_1、Rg_1、Rf	三七皂苷 R_1,人参皂苷 Rg_1、Re、Rb_1、Rd
超高效液相色谱(UHPLC)	无	无	无	三七皂苷 R_1,人参皂苷 Rg_1、Re、Rb_1、Rd
三七皂苷 R_1、Rg_1、Rb_1 含量	NLT 5.0%	NLT 5.0%	无(人参皂苷 Rg_1 和 Rf)	三七皂苷 R_1 NLT 0.6%
重金属	砷、汞、铅和镉	无	无	NMT:砷 2.0 μg/g、汞 1.0 μg/g、铅 5.0 μg/g 和镉 1.0 μg/g

（续表）

项　目	主流药典及组织标准			
	ISO	**Chp**	**EP**	**USP**
农　残	六氯环己烷，DDT 和五氯硝基苯 无		无	无
等　级	包含	无	无	无
有机杂物	无	无	无	NLT 2.0%

为了提高中药材国际标准质量，进一步规范 WG 1 单味草药国际标准起草内容，WG 1 结合了前期 ISO 标准制定的经验以及各国药典中药材质量与安全标准的有关重要指标。根据国际贸易需求，对单味中草药的国际标准制定提出了如下通用要求（详细条款见 ISO／CD 23723）。

必要检测指标：感官检测；形态鉴别：显微、宏观、TLC、HPLC、DNA 指纹图谱等；重金属：铅、镉、汞、砷；农药残留；微生物污染：个别品种微生物污染会危及安全问题的必须检测；杂质；水分或干燥失重。

可选检测指标：物理参数（相对密度、旋光度、折射率、沸点、冰点、熔点）；理化鉴定（膨胀指数、显色反应、沉淀反应）；含量；提取物；总灰分和酸不溶性灰分；二氧化硫残留量；黄曲霉毒素；马兜铃酸；乌头类生物碱；挥发油；不饱和脂肪酸；饱和度。

其他内容：取样、检测报告、包装、标签、仓储与运输。

附录：根据需要，补充相关方法及数据。

二、ISO／TC 249／WG 2

（一）WG 2 工作范畴及工作计划

2011 年 5 月，ISO／TC 249 在荷兰召开了第二次全体成员大会，会上成立了中药制成品工作组，即 WG 2，主要负责中药制成品质量和安全控制方面的国际标准化工作，由德国作为工作组召集方。WG 2 具体名称为"Quality and safety of manufactured TCM products（中药制成品的质量与安全）"，主要工作范畴为在质量和安全的框架下，为中药及其相关产品（从原料到成品）的检测、加工（传统炮制加工除外）和制造制定标准。详见表 3 - 16。

表 3 - 16　WG 2 具体名称及工作范畴等

项　　目	内　　　容
名　　称	中药制成品的质量与安全
范　　围	WG 2 的标准范畴是在质量和安全的框架下,为中药及相关产品(从原料到制成品)的检测、加工(传统加工除外)和制造制定标准
召集人	Sven Schröder,德国汉堡大学汉萨美安中医中心研究部主任
秘　　书	Matthias Kritzler-Pich,德国服务标准委员会,项目经理

(二) WG 2 国际标准制定现状

1. 已发布的标准　自 2011 年 ISO/TC 249 WG 2 成立以来,截至 2020 年 9 月 WG 2 共主导发布 ISO 国际标准 8 项,主要涉及"中医药——中药材制成品现代加工生产过程的通用要求",提案国家以韩国和日本为主。其他主要涵盖适用于确保中药原药材、饮片和制成品安全的相关检测和储存标准,如重金属、辐射物、农药残留等,此类标准以中国专家主导制定为主。韩国聚焦于其拳头产业——红参的现代化加工工艺及生产过程并对其进行了 ISO 国际标准的制定,这一标准占据了国际标准的主导权和红参产业的国际话语权。日本主要针对汉方制剂包含口服或局部用药的加工过程和标签要求进行了规定,并形成了 ISO 国际标准。详见表 3 - 17。

表 3 - 17　WG 2 主导发布的 ISO 国际标准

标准号	标准名称 英　文	中　文
ISO 19610:2017	Traditional Chinese medicine — General requirements for industrial manufacturing process of red ginseng (*Panax ginseng* C.A. Meyer)	中医药——红参工业生产过程的通用要求
ISO 19617:2018	Traditional Chinese medicine — General requirements for the manufacturing process of natural products	中医药——天然药物加工过程的通用要求
ISO 21371:2018	Traditional Chinese medicine — Labelling requirements of products intended for oral or topical use	中医药——口服或局部用药的制成品的标签要求
ISO 22217	Traditional Chinese medicine — Storage requirements for raw materials and decoction pieces	中医药——中药原药材和饮片储存要求
ISO 22256	Traditional Chinese medicine — Detection of irradiated natural products by photostimulated luminescence	中医药——辐照中药光释光检测法
ISO 22258	Traditional Chinese medicine — Determination of pesticide residues in natural products by GC	中医药——中药农残检测

(续表)

标准号	标 准 名 称	
	英 文	中 文
ISO 22283	Traditional Chinese medicine — Determination of Aflatoxins in natural products by LC – FLD	中医药——中药黄曲霉毒素 LC – FLD 测定
ISO 23191	Traditional Chinese medicine — Determination of selected Aconitum alkaloids by HPLC	中医药——高效液相色谱法测定附子生物碱的含量

2. 正在制定的标准 截至 2020 年 9 月,WG 2 正在制定的标准有 11 项,主要涉及"中医药——中药制成品"安全性与质量框架下的质量控制、储藏的通用要求,与中药及中药制成品关联的安全性指标如二氧化硫残留的检测方法,以及中药材及中药制品中有毒成分马兜铃酸检测方法的 ISO 国际标准的制定。制定的 11 项标准中,中国主导提案国家的有 6 项(占 54.5%),德国 4 项(占 36.4%),韩国 2 项,日本 1 项。详见表 3 – 18。

表 3 – 18　WG 2 正在制定的标准

标准号	标 准 名 称	
	英 文	中 文
ISO 19609 – 1	Traditional Chinese medicine — Quality and safety of natural materials and manufacturing products made with natural materials — Part 1: General requirements	中医药——使用天然物质制成的天然药物及加工产品的质量安全—第一部分:通用要求
ISO 19609 – 2	Traditional Chinese medicine — Quality and safety of natural materials and manufacturing products made with natural materials — Part 2: Identity testing	中医药——使用天然物质制成的天然药物及加工产品的质量安全—第二部分:鉴别试验
ISO 19609 – 3	Traditional Chinese medicine — Quality and safety of natural materials and manufacturing products made with natural materials — Part 3: Testing of the absence of contaminants	中医药——使用天然物质制成的天然药物及加工产品的质量安全—第三部分:无污染物检测
ISO 19609 – 4	Traditional Chinese medicine — Quality and safety of natural materials and manufacturing products made with natural materials — Part 4: Testing of preservatives and non wanted compounds	中医药——使用天然物质制成的天然药物及加工产品的质量安全—第四部分:杂质检测
ISO 22467	Traditional Chinese medicine — Determination of microorganism in natural products	中医药——中草药微生物测定
ISO 22590	Traditional Chinese medicine — Determination of Sulfur dioxide in natural products by titration	中医药——滴定法测定天然产物中的二氧化硫
ISO 23190	Traditional Chinese medicine — Determination of aristolochic acids in natural products by HPLC	中医药——高效液相色谱法测定天然产物中马兜铃酸的含量
ISO 23419	Traditional Chinese medicine — General requirement of manufacturing procedure and its quality assurance for granules	中医药——配方颗粒加工流程和质量控制一般要求

（续表）

标准号	标准 名 称	
	英 文	中 文
ISO 23956	Traditional Chinese medicine — Determination of benzopyrene in processed natural products	中医药——天然制品中苯并芘的含量测定
ISO 4754	Traditional Chinese medicine — Fermented cordyceps powder	中医药——发酵虫草菌粉
ISO 4904	Traditional Chinese medicine — Inner pack of decoction pieces	中医药——内包装

（三）ISO 中药制成品国际标准制定的必要性与特点

据 WHO 估计,大部分亚洲和非洲国家中 80%的人口依赖传统医学作为他们的初级卫生保健,而在发达国家,70%~80%的人口使用某种形式的替代或补充医学。传统医学体系已经发展了许多个世纪,包括使用植物、动物和矿物来源的天然材料以及应用有文献记载的诊断和治疗方法。中医药作为最具特色的传统医学之一,已有数千年历史,是我国文化瑰宝,已传播到日本、韩国等亚洲地区,以及欧洲、非洲和美洲。中药复方制剂或中药制成品具有典型的中医药特色,是依据中医辨证论治的思想,由单味中药配伍组成,治疗理念立足整体,通过调节和恢复机体生理功能平衡发挥防治疾病的作用,具有高度的科学性,蕴含了丰富而深刻的科学内涵,其疗效在长期医疗实践中得到了充分证明。

随着全球对于天然药物、植物药的需求不断增加,以及化学药物新药研发遭遇瓶颈,国际社会对包括植物药制剂、中药制成品在内的天然药物的需求日益扩大,以天然产物为原料制成的药品已达 30%的市场份额,增速远高于化学药品。特别是美国 FDA 颁布的《植物药产品工业研发指南》和欧盟药物管理局颁布的《欧洲传统草药药品注册指南》(2004/24/EC 指令)正式实施后,开启了植物药的审批大门,以植物为原料的植物药制剂的国际化正面临着前所未有的大好机遇。

虽然中药制成品在国际社会影响力不断提升,但是美国、欧盟、日本等发达国家对于中药制成品的身份、适应证定位、质量控制等方面要求各不相同。"一个药物、一个靶点、一种疾病"的观念一直是欧美新药研发的基本指导思想,要求药物针对疾病或临床症状,必须有明确的临床适应证定位。在药物质量控制方面,由于化学药物多数为单一成分,因此,通过控制药物成分的质和量以达到对药物的质量控制。如有 2 个以上成分时(如固定剂量配方药物),则必须阐明所有成分的药效及相互作用对药效的影响等。同时对于复方制剂的原料药材种植、产地加工、炮制过程、提取以及生物分析、剂量关系以及多批次临床一致性研究等亦有较高的要求。对于复方还要求进行复方药物的配伍研究,并阐明配伍的必要性等。因此,以病和临床症状对药物疗效进行评判的标准和基于药效物质的质控方法是中药复方药物国际化发展有待突破的技术瓶颈和壁垒,其中对质量控制的要求难度更大。日本允许汉方制剂(中药复方的成药)作为药品上市和临床使用,并鼓励运用现代药物临床疗效的评价标准和规范,进行临床疗效观察和评价,从现代医学的角度发现中药复方的临床价值。在质量控制方面,不强求药效物质清楚,重视原料药材的质量以及生产过程中的质量控制,与美欧苛刻的要求明显不同。

由于世界范围内各个国家对中药材和中成药的标准和规范参差不齐,美国 FDA、欧盟等各国对植物药管理的具体标准尚未统一,有些国家还没有相应的标准,因此制定 ISO 标准显得尤为必要。ISO 标准虽然不是强制性标准,但是 ISO 标准的制定可以给中成药国际贸易提供一个通用标准参照,进而可充分利用国际标准规则,维护我国中成药国际贸易利益。ISO/TC 249 在制定国际标准时聚焦国际市场需求,填补国际贸易所需的空白,加强中药材或中药制成品质量与安全控制要求。ISO/TC 249 WG 2 在质量和安全的框架下,为中药及其相关产品(从原料到成品)的检测、加工(传统炮制加工除外)和制造制定标准。目前重点放在中药制成品的重金属、二氧化硫、农药及微生物残留等检测方法和含量测定中药毒性成分如附子生物碱和马兜铃酸等也是标准制定的重点方向,为保障中药制成品的安全性提供科学的检测手段。

1. 中药制成品质量与安全的 ISO 国际标准制定 为了更好地规范和统一中药制成品的国际标准,由德国专家提案申请的"Traditional Chinese medicine — Quality and safety of raw materials and manufacturing products made with raw materials"(中医药——原料及原料制备所得的制成品质量与安全,标准编号: ISO 19609 - 1 ~ ISO 19609 - 4),在质量控制框架内规定了用于中药的原料和成品的一般要求,并在必要时规定了原料和成品之间的比较。该提案从通用准则和要求、定性鉴定、无污染物检测、杂质检测四部分来整体构建中药制成品质量标准体系(图 3 - 2)。第一部分通用要求中,从中药制成品的分类与概述、质量标准要求、制剂参数要求等方面进行细化规定。第一部分和第二部分主要是确保中药制成品质量的有效性和可靠性,第三部分和第四部分着重于其安全性评价基本要求。该标准根据其具体治疗目的不同将中药制成品进行分类,主要划分为:① 与传统治疗关联的中药饮片和中药复方制剂。② 传统疗效指导下的工业化需求的中药制成品(如胶囊、片剂、粉末和颗粒剂等)。③ 非传统的植物疗法产品(如以其他溶剂替代水提取制备的提取物或者制剂产品)。详见图 3 - 3。在中药制成品制剂工艺参数和指导原则上,从样品抽样、制剂均一性、崩解试验、稳定性等方面均进行了细化规定。该系列标准的制定,是欧盟、美国、日本、韩国和中国等国在中药制成品标准要求上达成的共识,并结合国际贸易市场迫切需求,为突破中药制成品的国际市场,特别是欧盟传统草药药品注册和美国植物药注册的技术壁垒,提供了良好技术支撑。

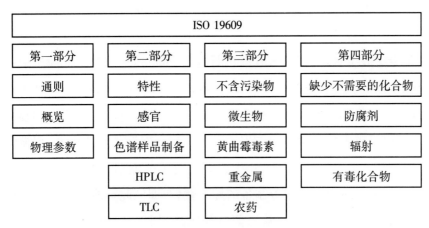

图3-2 ISO 19609系列标准的总体框架及概述

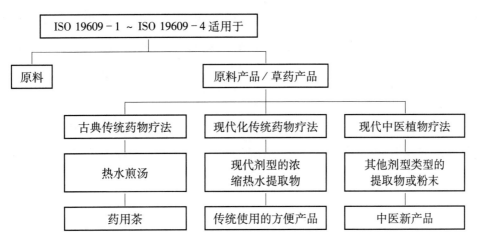

图3-3 中药制成品的分类及使用范围

2. 中药配方颗粒ISO国际标准的制定　中药配方颗粒是由单味中药饮片经水提、浓缩、干燥、制粒而成,在中医临床配方后供患者冲服使用。其具有剂量小、服用、携带、贮藏、运输方便等特点,弥补了传统饮片上述方面的不足,是对传统中药饮片的补充。日本、韩国及中国台湾、香港地区自20世纪60年开始,相继发展成熟了以复方颗粒剂为主,单味颗粒为辅的汉方颗粒剂、"浓缩中药"或"科学中药"等中药颗粒剂。国内中药配方颗粒起步较晚,20世纪90年代开始关注并进入稳定发展时期。至2015年底,我国中药配方颗粒一直处于实验研究阶段,对生产企业采取试点生产、从严管控的政策。

当前中药配方颗粒以药品、膳食补充剂、保健品等在国际市场占据一定份额。随着国内相关政策逐步放开,中药配方颗粒在中药饮片市场的比重也逐年提升。目前关于中药配方颗粒学术争议的焦点主要集中在中药复方的单煎(中药配方颗粒)和合煎(传统饮片)的等效性问题,且在成分溶出、药理作用、临床疗效的比较方面尚未有定论,在配方颗粒与传统汤剂中疗效一致性评估处于模糊阶段。更缺少公认可行、相对统一的质量标准评价体系。

据此,中国专家联合日本、韩国等专家共同提案"Traditional Chinese medicine — General requirement of manufacturing procedure and its quality assurance for granules"(中医药——配方颗粒加工流程和质量控制一般要求)ISO 国际标准。该标准规定了从单方和复方饮片或中药提取物中提取的完整颗粒的生产工艺程序和质量安全保证的一般要求,以确保质量和安全的一致性;该标准也适用于从药用植物中提取的简单分馏粗提物制成的颗粒;但该标准不包含由单一或者多个化学单体成分制备的配方颗粒,即使此类成分来源于中药。

该标准内容分为三部分,建立了从原药材到成品制剂全过程的质量标准,同时注重安全指标的检测与限量规定。第一部分主要是从生药原料药的筛选与初加工、提取、浓缩干燥、制粒与筛选、包装和标签等制定了全流程的工艺流程的相关标准;第二部分是规定了保证配方颗粒的整体质量的一般要求,如定性与定量、水分、粒度与颗粒均一性等;第三部分建立了与配方颗粒安全相关指标的检测方法和基本要求,如农药、重金属、黄曲霉毒素、微生物限度。

中药配方颗粒 ISO 国际标准的建立,是基于国际市场、国际贸易的迫切需求。由各国专家就技术差异、难点在充分地讨论,达成统一共识下形成,其势必会为中药配方颗粒以药品身份进入国际市场提供参考标准。

(四) 未来的工作计划和重点

1. 运筹帷幄、统筹规划 中成药质量控制国际标准并不是一味地强调中药某个单一化学成分含量多少,而要注重中成药中所有可测到成分的含量稳定。中成药安全性和有效性国际标准也并不是一味强调中成药的作用机制与机制研究,而应更加注重其临床疗效的整体评价。

2. 确立中成药国际标准化体系战略发展优先级 在中成药大品种和优势品种药物(如经典方或处方合理简洁、市场容量大、同品种多厂家生产的中成药)、重金属和农药残留的检测方法、限毒药物的范围、中成药生产过程中单味中药提取方法等几个方面列入优先发展的国际标准。天津天力、兰州佛慈、成都地奥等几家大企业的拳头产品在海外的成功注册,不仅给企业自身在国际市场发展提供了新的机遇,同时也为中国中成药以药品身份

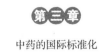

进入国际主流市场带来了新的希望。而这种示范作用或将带动更多国内企业参与到中成药国际化工作中来。同时不容忽视的是,中成药的质量保障还需建立在良好的中药材质控基础之上,因此中药材的种质资源、标准化种植和质量控制也显得分外重要。

3. 妥善处理与中成药相关的国际标准和各国药典、法规之间的关系 由于世界范围内各个国家对中药材和中成药的标准和规范参差不齐,美国 FDA、欧盟等各国对植物药管理的具体标准尚未统一,有些国家还没有相应的标准,因此制定 ISO 标准显得尤为必要。ISO 标准虽然不是强制性标准,但是 ISO 标准的制定可以给中成药国际贸易提供一个通用标准参照。进而可充分利用国际标准规则,维护我国中成药国际贸易利益。在 ISO 标准制定过程中既要充分尊重、参照各国药典、法规,同时又要遵循中医药自身固有特点。比如安宫牛黄丸根本不可能达到常规的重金属限量标准,即使勉强达到了限量标准,但往往已经扔掉了中药特色而不再是中药了。所以说,中成药国际标准的建立一定要以中医药理论为指导,制定过程中要把当代最新科学技术、手段、方法、设备融入中成药标准研究制定、使用和推广上,逐渐淡化西医西药的理论和思维模式,而对中成药产品的质量、疗效和安全性进行整体评价。

参考文献

[1] 吴婉莹,笪娟,吴婷婷,等.日、韩、台中药标准概况及几点思考[J].世界科学技术——中医药现代化,2017,19(7):1258-1265.

[2] 程蒙,辛敏通,郭兰萍,等.我国中药产品国际贸易现状及结构特征[J].中国现代中药,2017,19(7):1030-1044.

[3] 张中朋,汪建芬.我国中药贸易现状及思考[J].中国现代中药,2017,19(2):278-282.

[4] 姜振俊,张红梅,于志斌,等.中国中药材出口面对的国际市场标准[J].中国现代中药,2018,20(2):217-238.

[5] 吴婉莹,果德安.中药国际质量标准体系构建的几点思考[J].世界科学技术——中医药现代化,2014,16(3):496-501.

[6] 孙铭,贾敏如,王张,等.《印度阿育吠陀药典》所载 169 味单味药的介绍[J].中国药房,2019,30(15):2075-2091.

[7] 谢茵,张静.2017 年版《英国药典》概述及启示[J].中国药房,2018,29(3):410-415.

[8] 李红珠.1996 年版《英国草药典》简介[J].国外医药·植物药分册,2008,23(1):42-45.

[9] 聂黎行,马双成,张颖,等.国际植物药监管合作组织(IRCH)的发展及对我国植物药监管的启示[J].中国药事,2017,31(11):1281-1284.

[10] 聂黎行,戴忠,马双成.WHO 国际植物药监管合作组织(IRCH)第二工作组章程介绍[J].世界中医药,2019,14(1):236-238.

[11] 贾敏如,王张,邝婷婷.简介 2010 年版《印度药典》中收载的草药及其草药制品[J].华西药学杂志,2013,28(3)：321－325.

[12] 戚宝婵.美国草药典介绍[J].中国药品标准,2009,10(3)：237.

[13] 翁新愚.西太区草药论坛简介[J].国外医学中医中药分册,2003,25(3)：182－183.

[14] 石上梅,于江泳,王旭,等.解读《中国药典》2015 年版一部[J].中国药品标准,2015,16(6)：403－405.

[15] 张立群.2015 年版《中国药典》中中成药标准概述[J].中国药学杂志,2015,50(20)：1754－1756.

[16] 张立群.中成药进入欧盟市场的途径和展望[J].山东中医药大学学报,2017(41)：111－116.

[17] 黄虞枫,桑珍.我国中成药国际标准化现状研究分析[J].中医药管理杂志,2012,20(10)：931－933.

[18] 杨瑾,加茂智嗣,能濑爱家.汉方药在日本的发展现状[J].中草药,2016,47(15)：2771－2774.

[19] 于翠婷,田侃,住田尚之,等.日本汉方制剂的发展现状及其经验启动[J].中草药,2018,49(2)：494－498.

[20] 日本漢方生薬製剤協会.漢方薬処方実態調査[EB/OL].[2011－11－14].https：//www.nikkankyo.org/serv/serv1.htm.

[21] 日本漢方生薬製剤協会.2018(平成 30 年)薬事工業生産動態統計年報——漢方製剤等の生の対前年比[EB/OL].[2019－09－20].https：//www.nikkankyo.org/serv/serv6.htm.

[22] 日本漢方生薬製剤協会.薬用植物の栽培と採取、加工に関する手引き[EB/OL].2014.https：//www.nikkankyo.org/create/create1.htm.

[23] 日本漢方生薬製剤協会.生薬及び漢方生薬製剤の製造管理及び品質管理に関する基準について[S],2012.

[24] 丁腾,李耿,张红,等.日本汉方药产业发展现状分析及思考[J].中国现代中药,2018,20(7)：785－790.

[25] 徐美渠.ISO/TC 249 项目中药方剂与日本汉方方剂的比较研究[D].广州：广州中医药大学,2015.

[26] 黄明福,朱长康.浅述日本汉方药颗粒剂的研制与发展[J].中国药业,2000,9(7)：59.

[27] 総合メディポロ株式会社.製剤としての漢方を知ろう[EB/OL].(2015－03－31)[2017－04－12].https：//www.gori-yaku.jp/special/archives/96.

[28] 杨平,林丹,宋菊,等.日本汉方制剂及其特点与中药新药研究的思考[J].中草药,2018,49(9)：1985－1989.

[29] 杨平,林丹,曲建博,等.韩国植物药注册监管情况的介绍和思考[J].湖南中医药大学学报,2019,39(10)：1289－1292.

[30] 日本製薬工業協会.日本の製薬産業—その規模と研究開発力[R].2012.

[31] 郭晓,郁洋.日本汉方药发展及对我国中药产业的启示[J].亚太传统医药,2007,2(9)：9－12.

[32] 科技部国际合作司.日本传统医药现状考察——兼论对中药现代化的一些启示[J].世界科学技术——中医药现代化,2002,4(3)：76－78.

[33] 宋立平,金兆祥,徐晓阳,等.日本汉方药注册介绍[J].中草药,2008,39(11)：1754－1757.

[34] 医療用配合剤の取扱いについて(薬審第 804 号)[S].1980.

[35] 严令耕.日本汉方药的发展对我们的启示[J].中医药管理杂志,2004,14(5)：42－43.

[36] 瞿礼萍,张晓群,熊晏,等.欧盟传统草药药品法规疑难问题解析[J].中国中药杂志,2017,42(20)：4040－4044.

[37] 瞿礼萍,王文珺,周祯详,等.基于"欧盟草药专论"解析中药欧盟注册关键问题[J].中草药,2014,45(24)：3509－3514.

［38］ 瞿礼萍,邹文俊,姬建新,等.中药产品欧盟上市可行途径及法规解析［J］.中草药,2014,45(5)：603－607.

［39］ 邹文俊,瞿礼萍,叶祖光,等.欧盟传统草药专论述评［J］.中国中药杂志,2011,36(23)：3386－3388.

［40］ 何毅,赵利斌,叶正良,等.欧盟、美国和加拿大植物药管理异同剖析［J］.中国中药杂志,2011,36(19)：2747－2750.

［41］ 丁倩,刘峰华,刘岩石,等.国外植物药质量控制战略及对我国中药发展的启示［J］.中国中医药信息杂志,2011,18(3)：1－4.

［42］ 王智民,任谦,叶祖光.美国 FDA《植物药品产业指南》的技术要求与我国中药新药技术要求的比较研究［J］.世界科学技术——中药现代化,2001,3(5)：46－49.

［43］ 孙月蓟,潘勤.美国《植物药工业产品指南》浅析［J］.国外医药·植物药分册,2007,22(1)：23－25.

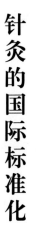

ISO
中医药国际标准
理论研究与实践

第四章

针灸的国际标准化

第一节

中国针灸标准化发展现状

一、发展历程

根据 WFAS 调查统计,全球 202 个国家和地区中,已有 183 个国家和地区在使用针灸,是目前世界上接受度最广泛的传统医学疗法之一。2010 年,联合国教科文组织将"中医针灸"列入"人类非物质文化遗产代表作名录"。针灸可以治疗的疾病种类已达 500 多种,且从传统的疼痛类疾病治疗逐步向疑难疾病和重大疾病扩展,很多国家都开始关注针灸的临床机制研究。针灸之所以能够在国际上被广泛接受,最重要的原因在于它的安全和有效。作为中医药标准化优势领域,针灸标准化必将推动中医药事业的传承与创新。

我国针灸命名标准化的工作始于 20 世纪中叶,当时为了统一的规模化教学需要,政府教育管理部门组织编写了高等中医院校统一针灸学教科书,虽然当时还没有提出针灸标准化具体愿望,但客观上起到了一定的规范化作用。

20 世纪 70 年代末期,针灸在国外许多国家得以推广应用,取得了良好效果,人们对针灸产品和服务的质量与安全愈加关注,对我国针灸标准化工作形成倒逼态势,在当时引起了国家相关主管部门和针灸学术界的高度关注和重视。1979 年 5 月 16 日中国针灸学会正式成立,该学会主要业务之一是积极推动针灸国际和国家标准的制定,促进行业标准的研究,加强学会团体标准的建设,主导建立和完善针灸医学的标准体系。

我国从 20 世纪 80 年代初便开始尝试制定针灸相关的国家标准。先后组织专家和资源制定发布了三个国家标准: GB 2024—1980《针灸针》、GB 12346—1990《经穴部位》和GB/T 13734—1992《耳穴名称和部位》。这三部标准的颁布与实施,为我国现代针灸标准的研究拉开了序幕,也为国际针灸标准化建设奠定了良好的基础。

2005 年,国家中医药管理局制定了《中医药标准化发展规划(2006—2010 年)》,明确提出在未来 5 年中,要制定中医药标准 500 项,其中包括 50 项国家标准,3~5 项国际标准,或参与制定 20 项国际行业组织标准。同年,国家标准委联合 17 个部委印发了《全国服务标准 2005—2008 年发展规划》,有 43 项中医药国家标准的研制列入规划,其中针灸共 25 项。

为了配合国家发展规划,中国针灸学会组织专家研究制定了《中国针灸学会针灸标准化建设规划纲要》,提出了"到 2010 年,制修订 35 项针灸国家标准,参与制定或提出 3 项国际标准,标准制定期限控制在 1~3 年"的战略目标。

2005 年中国中医科学院针灸研究所下设针灸标准化研究中心,2006 年中国针灸学会标准化工作委员会正式成立。

2009 年 12 月 3 日,全国针灸标准化技术委员会正式成立,其编号为 SAC/TC 475,英文名称为: National Technical Committee 475 on Acupuncture and Moxibustion of Standardization Administration of China。

2012 年,国家中医药管理局编制了《中医药标准化中长期发展规划纲要(2011—2020年)》,该纲要指出:"继续推进中医诊疗技术操作规范的研究制定,基本覆盖针灸、推拿等中医常用诊疗技术,加强针灸器材标准的研究制定。"并明确了针灸标准化建设的重要任务,具体包括三大类:

1. **针灸技术操作规范** 完成针灸技术操作规范制修订,研究制定针灸技术操作标准的制修订方法,完善针灸技术操作标准体系。

2. **常见病证针灸治疗指南** 制修订常见病证针灸治疗指南,完善针灸治疗标准体系。开展针灸治疗指南制修订方法研究,制修订针灸临床治疗指南通则及评估规范。

3. **针灸器材标准** 完成针灸针等国家标准的修订,开展针灸器材标准的研究制定。

二、国内标准具体制修订情况

截至 2019 年,我国针灸领域中共制修订 32 项国家标准,研制针灸行业、团体标准和技术规范、指南等 20 项。

(一) 国家标准

首个也是唯一一个针灸类国家标准——《针灸针》(GB 2024—1980)于 1980 年正式颁布,属于医疗器械类标准,归口单位为全国医用注射器(针)标准化技术委员会(SAC/TC 95)。此后我国专家团队于 1983 年、1987 年、1994 年和 2016 年先后 4 次对其进行了修订。目前市场上最新执行的标准号为 GB 2024—2016,起草单位为苏州医疗用品厂有限公司。与 GB 2024—1994 相比较,主要技术变化如下。

(1) 增加了塑料柄和金属管柄型式的针灸针。

(2) 修改了硬度的要求,规定了针体硬度的上限值。

(3) 修改针灸针针柄长度的要求,只规定最短的长度要求。

(4) 增加了针体表面不应有可见润滑剂汇聚的要求。

（5）增加了包装的要求。

（6）增加了附录 A 材料的指南。

（7）增加了附录 D 检验规则。

1988 年底,第二个针灸国家标准《经穴部位》开始研究制定,1990 年 GB 12346—1990《经穴部位》正式发布;2 年后由中国针灸学会起草的 GB/T 13734—1992《耳穴名称和部位》发布。经过三十余年的发展,现行的 32 个针灸类国家标准见下表 4-1。

表 4-1 32 个针灸国家标准名称及发布日期等

序号	标 准 号	中文名称	发布日期	实施日期	状态
1	GB/T 33415—2016	针灸异常情况处理	2016 年 12 月 30 日	2017 年 7 月 1 日	现行
2	GB/T 33416—2016	针灸技术 操作规范 编写通则	2016 年 12 月 30 日	2017 年 7 月 1 日	现行
3	GB/T 33414—2016	穴位贴敷用药规范	2016 年 12 月 30 日	2017 年 7 月 1 日	现行
4	GB/T 21709.16—2013	针灸技术 操作规范 第 16 部分：腹针	2013 年 12 月 31 日	2014 年 12 月 1 日	现行
5	GB/T 21709.22—2013	针灸技术 操作规范 第 22 部分：刮痧	2013 年 12 月 31 日	2014 年 12 月 1 日	现行
6	GB/T 21709.13—2013	针灸技术 操作规范 第 13 部分：芒针	2013 年 12 月 31 日	2014 年 12 月 1 日	现行
7	GB/T 30232—2013	针灸学通用术语	2013 年 12 月 31 日	2014 年 12 月 1 日	现行
8	GB/T 30233—2013	腧穴主治	2013 年 12 月 31 日	2014 年 12 月 1 日	现行
9	GB/T 21709.21—2013	针灸技术 操作规范 第 21 部分：毫针基本手法	2013 年 12 月 31 日	2014 年 12 月 1 日	现行
10	GB/T 21709.19—2009	针灸技术 操作规范 第 19 部分：腕踝针	2009 年 2 月 6 日	2009 年 8 月 1 日	现行
11	GB/T 21709.17—2009	针灸技术 操作规范 第 17 部分：鼻针	2009 年 2 月 6 日	2009 年 8 月 1 日	现行

（续表）

序号	标 准 号	中文名称	发布日期	实施日期	状态
12	GB/T 21709.20—2009	针灸技术 操作规范 第20部分：毫针基本刺法	2009年2月6日	2009年8月1日	现行
13	GB/T 23237—2009	腧穴定位人体测量方法	2009年2月6日	2009年8月1日	现行
14	GB/T 21709.18—2009	针灸技术 操作规范 第18部分：口唇针	2009年2月6日	2009年8月1日	现行
15	GB/T 21709.14—2009	针灸技术 操作规范 第14部分：鍉针	2009年2月6日	2009年8月1日	现行
16	GB/T 21709.11—2009	针灸技术 操作规范 第11部分：电针	2009年2月6日	2009年8月1日	现行
17	GB/T 21709.15—2009	针灸技术 操作规范 第15部分：眼针	2009年2月6日	2009年8月1日	现行
18	GB/T 21709.12—2009	针灸技术 操作规范 第12部分：火针	2009年2月6日	2009年8月1日	现行
19	GB/T 22163—2008	腧穴定位图	2008年7月2日	2008年11月1日	现行
20	GB/T 21709.10—2008	针灸技术 操作规范 第10部分：穴位埋线	2008年4月23日	2008年8月1日	现行
21	GB/T 21709.4—2008	针灸技术 操作规范 第4部分：三棱针	2008年4月23日	2008年7月1日	现行
22	GB/T 21709.6—2008	针灸技术 操作规范 第6部分：穴位注射	2008年4月23日	2008年7月1日	现行
23	GB/T 21709.8—2008	针灸技术 操作规范 第8部分：皮内针	2008年4月23日	2008年7月1日	现行
24	GB/T 21709.5—2008	针灸技术 操作规范 第5部分：拔罐	2008年4月23日	2008年7月1日	现行
25	GB/T 21709.2—2008	针灸技术 操作规范 第2部分：头针	2008年4月23日	2008年7月1日	现行

（续表）

序号	标 准 号	中文名称	发布日期	实施日期	状态
26	GB/T 21709.1—2008	针灸技术 操作规范 第1部分：艾灸	2008年4月23日	2008年7月1	现行
27	GB/T 21709.3—2008	针灸技术 操作规范 第3部分：耳针	2008年4月23日	2008年7月1日	现行
28	GB/T 21709.9—2008	针灸技术 操作规范 第9部分：穴位贴敷	2008年4月23日	2008年7月1日	现行
29	GB/T 13734—2008	耳穴名称与定位	2008年4月23日	2008年7月1日	现行
30	GB/T 21709.7—2008	针灸技术 操作规范 第7部分：皮肤针	2008年4月23日	2008年7月1日	现行
31	GB/T 12346—2006	腧穴名称与定位	2006年9月18日	2006年12月1日	现行
32	GB 2024—2016	针灸针	2016年6月14日	2018年7月1日	现行

（二）针灸行业组织（团体）标准、指南

中国针灸学会标准化工作委员会统一组织专家，研制《循证针灸临床实践指南》（ZJ/T E001—2014~ZJ/T E020—2015），为包括带状疱疹、抑郁症、偏头痛、贝尔面瘫、中风后假性延髓性麻痹、失眠、哮喘、腰痛、颈椎病、急慢性胃炎、膝关节骨性关节炎、痛经、便秘、坐骨神经痛、肩周炎、糖尿病周围神经病变、三叉神经痛、变应性鼻炎、突发性耳聋和肥胖等20种病症的针灸临床治疗提供了实用、规范的方案。2015年11月，在上述的20项中国针灸学会标准的工作基础上，由中华中医药学会联合中国针灸学会正式发布了《循证针灸临床实践指南》9项针灸团体标准，所涉及的病症分别为：神经根型颈椎病、肩周炎、膝骨关节炎、慢性萎缩性胃炎、过敏性鼻炎、突发性耳聋、原发性三叉神经痛、糖尿病周围神经病变、单纯性肥胖病。这些团体标准不仅充实了中国针灸团体标准体系，也丰富了中国针灸团体标准化实践活动及其经验，对科学指导针灸临床实践、保障针灸临床疗效、安全性与实用性具有促进作用。此外中国针灸学会还制定了《针灸临床研究管理规范》（ZJ/T H001—2014）、《"冬病夏治穴位贴敷"疗法临床应用指导意见》及《针刀基本技术操作规范》（ZJ/T D001—2014）。

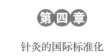

进入新时代发展时期,我国针灸领域内的行业组织之间已建立了分工明确、协调一致的工作联动机制:由中国针灸学会标准化工作委员会负责针灸团体标准化工作,全国针灸标准化技术委员会负责针灸国家标准和国际标准的提案建议汇总、申报工作。

第二节
其他国家或地区针灸及标准化工作

一、日本

1997 年 5 月,日本针灸治疗安全性指南委员会出版了《关于针灸治疗的防止感染指针》。

2005 年 3 月,日本发布了国家标准 JIST 9301:2005《单回使用ごうしん(毫鍼)》,即一次性毫针标准,属于 JIS 规格(日本工业规格:基于工业标准法制定的国家规格)。该标准对一次性毫针的材质、外观、性能、包装等均作了明确规定。由于 ISO 17218:2014 国际标准的正式出版,日本于 2016 年修订了国家标准。

2007 年 1 月,日本针灸安全性委员会出版了《针灸医疗安全指南》;2009 年 6 月,全日本针灸学会研究部安全性委员会出版了《针灸的临床安全知识》;2010 年 3 月,针灸安全性委员会出版了《针灸医疗安全对策指南》。在操作规范、诊断规范及临床实践指南方面,日本经络治疗学会分别于 2001、2008 年出版了《日本针灸医学——经络治疗临床编》《日本针灸医学——经络治疗基础编》;2009 年 6 月,日本刺络学会出版了《刺络针法手册》。管理标准方面,2008 年 6 月,东洋疗法研修试验财团出版了《针灸师国家试验出题基准》;2008年 4 月,东洋疗法学校协会出版了《针灸师临床实习指南》。日本针灸标准见表 4-2。

表 4-2　日本针灸主要标准一览表

标准性质	标准类别	名　　称	制　定　机　构
国家	器具	一次性毫针标准	JIS 规格
行业	技术	关于针灸治疗的防止感染指针	针灸治疗安全性指南委员会
行业	技术	针灸医疗安全对策指南	针灸安全性委员会
行业	技术	针灸医疗安全对策指南	针灸安全性委员会
行业	技术	临床针灸安全知识须知	全日本针灸学会研究部安全性委员

（续表）

标准性质	标准类别	名　　称	制　定　机　构
行业	技术	日本针灸医学经络治疗基础编,临床编	经络治疗学会
行业	技术	刺络针法手册	日本经络学会
行业	管理	针灸师临床实习指南	东洋疗法学校协会
行业	管理	针灸师国际试验出题基准	东洋疗法研修试验财团

二、韩国

韩医学研究院于 2007 年 2 月开启了关于一次性针具的标准化论坛,提出了部分关于一次性针具的标准方案,包含:针具的材料与构造、形象与外观、规格、灭菌、外涂层的材料、试验、标识、有效期限等方面的要求。

2010 年 9 月 1 日,韩国技术标准委员会提出的"50 个生活标准课题"中包含了关于灸的标准化制定。提出要从针灸器械与施灸的现状出发,从而推进关于施灸时的温度、产生的有害气体、材料的安全性和有效性评价方法上的标准化,而且也要促进关于针灸器械的温热传导、器械材质的安全性和有效性评价方法上的标准化。2009 年 8 月 20 日,韩国知识经济部技术标准院公布"第 2009 - 0434 号"文件,对"一次性灭菌毫针"制定了编号为 KSP3007 的产业标准。

三、英国

目前,英国将中医及针灸划归为补充替代医学,不具有法定地位,且不属于医疗范畴,属市场行为,也未纳入国民医疗服务系统(NHS),患者不能享受公费医疗。针灸培训、考试、注册由民间学术团体主持,只需通过针灸培训,考试合格,履行注册手续,即可成为一名正规的针灸师。

1970 年英国针灸师注册协会(BAAR)成立,这是英国第一个针灸师行业协会组织。1980 年英国医学针灸学会(BMAS)成立,是英国规模较大的针灸学会组织。1983 年 BMAS 派代表参加了在维也纳举行的第一届世界针灸学科大会,并成为了国际针灸与相关技术学会(ICMART)的创始成员组织。1984—1986 年,BMAS 与 WHO 在针灸标准化研究方面进行了密切合作,BMAS 在经络缩略语的规范化方面做出了突出的贡献。

20 世纪 90 年代初期,BMAS 成立了理事会指导委员会,负责颁发针灸执业资格证书

(执照)和结业证书。1990 年,英国针灸专业评审委员会(BAAB)成立,是至今为止英国最大的针灸专业教育评审机构。BAAB 对针灸专业教学制定了相应的标准,将针灸教学时间规定为 3 000 小时,通过该委员会评审的针灸学校,其学员在毕业后即获得在英国的针灸从业资格。2002 年,英国卫生部设立针灸立法工作组(ARWG),积极推进对针灸从业者的立法工作。2008 年 6 月 16 日,在由英国卫生部立法工作小组提交给英国政府的"针灸、草药、中医"立法建议中,针灸不再作为中医师或草药医师的附属,而是以独立的"名号"出现在提案中。

四、澳大利亚

2000 年,澳大利亚维多利亚州通过《中医注册法案(2000)》。

2012 年 7 月 1 日,澳大利亚的中医(包括中医师、针灸师、中药师、药剂师、东方医师)加入全国注册和认证方案(National Registration and Accreditation Scheme,NRAS),标志着中医在澳大利亚与其他医疗行业享有同样的法律地位,遵循全国统一的中医注册标准。

针灸标准化以地区标准与协会标准为基础。澳大利亚有相当数量的专业协会,并且每个协会都有自己的协会标准,标准的类型涵盖了基础标准、技术标准、管理标准。而且各个协会制定的标准覆盖面广,且指定内容较为详细。

五、美国

1972 年美国总统尼克松访华以后,中美关系逐步正常化,在美国掀起了一股"中国热",美国民众对针灸及中医学产生巨大的兴趣。1975 年,加利福尼亚州针灸咨询委员会成立,职能为审核和批准针灸培训课程。1995 年 5 月美国联邦政府人类健康服务部所属的 FDA 将针灸列为医疗器械,美国医学会出版的《通用医疗程序编码》中首次加入 5 个针灸专用编码,美国国家卫生署在全国"针灸共识会"上,首次对针灸医疗价值作出明确肯定。1999 年,加利福尼亚州针灸管理局正式成立。根据美国医院协会 2007 年的调查数据,全美 35% 医院的门诊可提供替代医学服务,针灸在这些替代医学服务中排名前 6 位。

美国属于联邦制国家,目前全国没有一部统一的有关针灸方面的立法,而是以州立法的形式来对针灸进行规范管理。到目前为止,全美 50 个州,共有 46 个州及华盛顿特区通过了针灸立法。但是各州对针灸的立法管理存在较大差异,各州对针灸定义、针灸行医范围、教育标准、资格证书和职业准则、针灸执照注册申请标准、执照延期与更新、医疗保险等各方面的规定也不尽相同。在加利福尼亚州,个体经营的针灸师达到 79%,在医院从业的针灸师占 1%。

目前注册的针灸从业人员全美已超过了 3 万多名,其中三分之一以上在加利福尼亚州,有 7 000~8 000 名学生在中医院校接受针灸学习。

六、加拿大

自 1973 年首次对针灸立法至 2014 年,全国 5 个主要大省均已对针灸立法,如不列颠哥伦比亚省、阿尔伯塔省、魁北克省、安大略省和纽芬兰-拉布拉多省,其余 8 个省份大多通过针灸中医协会来监管。2006 年,"传统中医药法案"在安大略省议会通过,这意味着中医针灸专家与其他 23 个医疗专业一样,被纳入该省的医疗体系当中。

目前加拿大中医师和针灸师约为 10 000 名,已立法的各省通过成立中医针灸管理局对中医、针灸实施立法规管。2009 年 12 月 9 日,加拿大联邦政府宣布,筹备成立全国统一的中医针灸师监管制度,使拥有针灸师管理机制省份的注册针灸师得以跨省执业,因此由多个省份监管部门组成的加拿大中医针灸管理局联盟(Canadian Alliance of Regulatory Bodies for TCM Practitioners and Acupuncturist,CARB)成立。该联盟致力于制修订《泛加拿大中医师及针灸师标准》,其执业基础专业能力标准明确定义拥有注册针灸师、注册中医师与注册中药师头衔的注册成员在入行时可进行的诊疗任务,以及应具备的专业能力,以便以安全、有效、符合执业操守的态度执业。加拿大全国传统中医资格考试的评估标准表就是以此专业执业能力为基础。加拿大全国传统中医资格考试类型有 3 种:中医师、针灸师和中药师。

七、中国香港

香港立法会决议《香港中医药条例》规定了中医师(包括针灸医师)中医管理制度,包括注册制度、考试制度等内容。香港中医药管理委员会 2011 年颁布的《香港中医守则》《香港注册中医专业守则》规定了中医师(包括针灸医师)必须遵守的专业规则。《2012 年中医执业资格试考生手册》将针灸列为考核的一部分。行业标准方面,香港东华医院与中国针灸学会签订合作协议,成为香港首家"中国针灸标准示范基地建设单位",进一步推广针灸标准化及规范化。

第三节

其他国际组织制定的针灸标准

一、世界针灸学会联合会(WFAS)标准

1982 年 12 月 WHO 西太区办事处在马尼拉召开的一次经络穴名工作会议上,与会的一部分国家针灸学者倡议筹建 WFAS,并商定以日本高木健太郎教授为首,进行初步准备工作。由于中国是针灸的发源地,所以国际针灸界一再呼吁中国在国际针灸学术活动中发挥重要作用,牵头建立世界性的针灸组织,办事机构设在北京,以团结各国针灸团体,共同促进针灸事业的发展。WFAS 成立以后,在促进世界针灸界之间的了解与合作,加强国际间的学术交流,确立针灸医学在世界卫生工作中的重要地位,以及针灸为人类健康服务等方面,做了许多卓有成效的工作。1998 年 1 月,WHO 执行委员会第 101 次会议做出 EB101. R21 号决议,决定 WHO 与 WFAS 建立正式关系。WFAS 成为针灸领域唯一与 WHO 建立正式关系的国际组织。

2011 年,WFAS 积极借鉴中国国家标准的成功经验,完成了《针灸技术操作规范——艾灸》《针灸技术操作规范——头针》《耳穴名称与定位》和《针灸针》4 项中国国家标准向 WFAS 标准的转化。详见表 4-3。

表 4-3　4 个中国国家针灸标准向 WFAS 标准的转化项目

标 准 号	标 准 名 称	
	英　文	中　文
WFAS STANDARD - 001:2011	Acupuncture needles	针灸针
WFAS STANDARD - 002:2011	Auricular acupuncture point	耳穴
WFAS STANDARD - 003:2011	Standardized manipulations of moxibustion	艾灸的标准化操作
WFAS STANDARD - 004:2011	Scalp acupuncture manipulations	头皮针灸手法

近年来,WFAS 与 WHO 紧密合作,以我国为主导,多国参与制定针灸临床实践指南。WFAS 作为 ISO/TC 249 的 A 类联络组织,自 2010 年以来一直在协助 ISO 推动针灸国际标准化项目,开展针灸服务质量和安全性保障研究。WFAS 标准化工作委员会于 2005 年正式成立,并制定了《世界针灸学会联合会标准制定导则》,正式启动针灸行业标准的研制工作。2018 年 6 月及 2019 年 6 月,该标准化工作委员会分别在上海和曼谷召开了工作组会议,会议成果主要包括:

(1)开展分类的教育标准,搜集各个国家教育标准现状,形成技术报告,探索针灸教育

国际标准化工作。

（2）研究制定针灸临床实践指南，可以选择一些针灸治疗的优势病种，开展示范性研究。

（3）优先考虑针刺安全使用标准化的工作探索。

（4）研究转化国家已制定的相关标准，积极推进标准采标工作。

二、WHO 西太区制定的针灸相关标准

针灸学科是最先开展中医药国际标准化活动的领域，20 世纪 80 年代，在以我国针灸专家为主的工作下，WHO 相继推出了《经穴名称标准》《针灸基本技术术语标准》《头皮针穴名标准》等多个国际标准。为了取得针灸穴名的全球性协议，在 20 世纪 80 年代，WHO 举行了 4 次地区性会议：① 1982 年 12 月，在马尼拉召开了"针灸命名标准化工作组会议"，会议建立了针灸穴位和经络组织的命名，在 361 个经穴上达成一致。② 1984 年 5 月，在东京举行了"针灸命名标准化地区协调会"，本次会议审定了 31 个经外奇穴的标准命名，通过了 361 个经穴穴名简释、头皮针命名标准和定位的基本线。③ 1985 年 7 月，在香港举行了"针灸命名标准化第二次工作组会议"，会议审定了 17 个新穴，奇经八脉（不包括冲脉）的命名标准，以及针灸基本术语的英文命名标准。④ 1987 年 6 月，在汉城召开了"针灸命名标准化第三次工作组会议"，本次会议最终审定了奇经八脉的命名标准，最终审定了 48 个经外奇穴的命名，研究了耳穴的命名标准，以及针灸针和腧穴定位的单位。

WHO 西太区标准《针灸经穴定位》，是首个由我国向国际组织申报并成功立项，并以中国国家标准为蓝本制定的 WHO 西太区标准。该标准于 2008 年 5 月正式颁布后，经 WHO 西太区授权，中国、日本和韩国各自出版了该标准的中文版、日文版、韩文版。目前日、韩以及中国台湾、香港地区的针灸教材已经全面采用该国际标准。

第四节

TC 249/WG 3 针灸工作组

一、TC 249/WG 3 针灸组成立背景

20 世纪 70 年代美国《纽约时报》的著名作家在《纽约时报》头版刊登了用中国针刺

麻醉治疗的报道,紧接着美国著名的《生活周刊》也专题报道了中国的针刺麻醉,此后针灸疗法在国际上被推广和接受,一些发达国家已经将其列入医疗保健体系。随着针灸疗法在世界范围内的应用,其在世界医疗卫生事业中的贡献得到国际社会的认可,国际影响力日益增强。目前针灸在 183 个国家和地区得到广泛的传播与应用,针灸针在全球的使用量每年至少在 70 亿支,并且以每年平均 5%~10% 的比例持续增长。针灸针具的相关贸易也在全世界广泛展开,但如没有相关的国际标准则难以保证贸易的增长和效益,则会制约针灸医学的发展和传播。2011 年 5 月 ISO/TC 249 第二次荷兰海牙年会上,大会决议成立 5 个工作组,专家们通过分组讨论决定 WG 3 主要重点为针灸针的国际标准研制,由中国专家承担召集人的职位。而韩国承担除此之外其他医疗设备工作组的召集人职位。会上形成的决议内容如下:"It was resolved to establish one working group focused on acupuncture needles, and one working group to initially create a roadmap for quality and safety of other TCM medical devices. The existing task force on this issue shall be dissolved. China is to be the convener of the working group on acupuncture needles. Korea is to be the convener of the working group on other TCM medical devices. China will take responsibility for the revision of the circulated NWIP on acupuncture needles with regards to the recommendations of this meeting."(译文:决议成立以针灸针为工作重心的工作组,及另一个工作组负责规划其他中医医疗器械质量与安全的路线图工作。现有临时任务组解散。中国专家承担针灸针工作组召集人,韩国专家承担其他中医医疗器械工作组召集人。中国将负责现有针灸针国际标准提案的推进工作)。

二、ISO/TC 249/WG 3 针灸组工作现状

(一)基本组织架构情况

2011 年中国中医科学院针灸研究所黄龙祥研究员正式担任 WG 3 针灸组首任召集人,在任 7 年间他利用自己丰富的中医理论知识和针灸国际标准化经验,带领 WG 3 工作组专家从无到有,从一开始的艰难探路到成功开拓了该工作组的技术领域范围,其间确立了一系列行之有效的工作原则、流程和方法,为针灸相关针具产品和针灸疗法的国际标准化事业做出了卓越的贡献。

2018 年中国中医科学院针灸医院赵宏副院长顺利接任 WG 3 召集人,秘书处由中国中医科学院针灸研究所继续承担,王芳副研究员担任秘书一职。截至 2020 年 3 月,TC 249/

WG 3 针灸组共有注册专家 105 名,分别来自美国国家标准学会(ANSI),德国标准化学会(DIN),加纳(GAS),日本工业标准委员会(JISC),韩国技术标准局(KATS),荷兰标准化协会(NEN),澳大利亚标准协会(SA),南非标准局(SABS),中国国家标准化管理委员会(SAC),新加坡标准、生产力与创新局(SPRINGSG),泰国工业标准协会(TISI),意大利标准化协会(UNI)和捷克标准计量与测试局(UNMZ)共 13 个国家以及 2 个 A 类联络组织,依据成员体注册专家人数比例排序,注册专家最多的前 3 位国家分别是中国、日本和韩国。中国国内依托单位设在中国中医科学院针灸研究所,承担国内针灸项目筛选、审核和申报国际标准的各项流程。

(二)出版的国际标准和在研标准项目

WG 3 工作组从建立初期至今,完成 5 项国际标准出版工作。其中《ISO 17218:2014 一次性使用无菌针灸针》国际标准(ISO 17218:2014 Sterile acupuncture needles for single use)于 2014 年 2 月 3 日正式出版,这是首个 ISO/TC 249 发布的由中国作为提案国研制的国际标准;《ISO 18746:2016 中医药———一次性使用无菌皮内针》于 2016 年 8 月 15 日正式出版,是中医药领域内首个由日、韩联合主导研制的针灸类国际标准。

工作组在研工作项目中有 2 项进入 WD 阶段,1 项 NP 待讨论。WG 3 工作组出版和在研标准详见表4-4。

表4-4　WG 3 工作组出版和在研标准

标准项目号	标准名称	
	英 文	中 文
ISO 17218:2014	Sterile acupuncture needles for single use	一次性使用无菌针灸针
ISO 18746:2016	Traditional Chinese medicine — Sterile intradermal acupuncture needles for single use	中医药———一次性使用无菌皮内针
ISO/TR 20520:2018	Traditional Chinese medicine — Infection control for acupuncture treatment	中医药———针灸疗法感染控制
ISO 20487:2019	Traditional Chinese medicine — Test method of single-use acupuncture needles for electrical stimulation	中医药———一次性电针针具的检测方法
ISO/FDIS 22236	Traditional Chinese medicine — Thread embedding acupuncture needle for single use	中医药———一次性使用埋线针
ISO/AWI 23958-1	TCM - Dermal needle for single use — Part 1: Tapping type	中医药———一次性使用皮肤针第一部分:叩针
ISO/AWI 23958-2	TCM - Dermal needle for single use — Part 2: Roller Type	中医药———一次性皮肤针第二部分:滚针

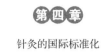
（三）ISO/TC 249/WG 3 工作组技术内容的开展概况

1. 确立 WG 3 工作组名称、业务范围及工作重点 2011 年在中国北京 ISO/TC 249/WG 3 召开的第一次工作组会议上，WG 3 所制定的标准范围经讨论被初步确定为：针灸领域内所有侵入性的一次性针具标准。工作目标：研制常用针具的国际标准，并负责这些标准的制修订和维护工作。此外，这次会议还确定了 3 项优先工作领域，依次为：① 一次性使用毫针。② 一次性使用皮内针。③ 一次性使用皮肤针。

此后经过 3 轮的讨论、协商，最终在 2015 年 WG 3 工作组的名称和工作范围被批准修改，并形成会议决议：

（1）名称：针灸针质量和针灸安全使用。

（2）范围：WG 3 的工作范围是针灸针质量和针灸安全使用，但排除针灸的临床使用和疗效。

工作计划和优先级：

1）在 ISO/TC 249 总体原则和框架下，确保针灸工作组的项目制定过程协调统一，避免出现单个标准制定之间的冲突。

2）确保工作组制定出的针灸各类术语与定义协调统一，并考虑制定更为详尽的标准体系框架和路径。

3）根据标准化优先级原则和项目管理流程进行质量控制。

4）制定各类针灸针具。

5）针灸的安全使用标准项目应满足"安全使用"的定义。

2. 针灸安全使用首次被纳入工作组业务范围的历程 针灸要进一步在世界范围内推广应用，应将安全性放在首要位置。屡见报端的针灸相关不良事件已引发公众对针灸安全性的疑虑。将针灸安全标准化工作放在优先发展的地位，对于提高针灸治疗有效性和安全性、规范针灸行业管理、进一步促进针灸的推广应用具有重要的现实意义。自 TC 249/WG 3 工作组成立以来，最初规定的一次性使用针灸用具的产品标准提案大部分已在制定过程中，随着时间的推移囿于针具器械的单一工作范围已远远无法满足国际市场对针灸疗法的标准化需求。一些欧洲国家多次提出对可能危害患者安全的不规范操作的顾虑。

2012 年 5 月，ISO/TC 249/WG 3 第二次会议上 WG 3 召集人首次将修改 WG 3 工作计划及范围名称问题列入讨论议题。在 2013 年 5 月南非德班 ISO/TC 249/WG 3 第三次工作组会议上，由于新提交上来的标准提案超出工作组现有的业务范围，因此召集人提出将针灸的相关技术和操作纳入 WG 3 工作范围内。该议题在会上引发激烈讨论，最终专家们一致建议会后由工作组秘书处启动一轮"扩大 WG 3 工作范围提议"的组内意见征询流程。本次会议作为该议题的第一场正式讨论,虽然没有立即作出扩大范围的决定,但如果没有这次尝试,便没有 2 年后 TC 249 整个委员会将中医服务标准化领域纳入业务范围的成功。

2014 年 2 月 ISO/TC 249/WG 3 在澳大利亚悉尼召开了第四次工作组会议,经过各国专家讨论决定,同意将针灸安全操作内容纳入 WG 3 工作范围。2014 年 5 月 ISO/TC 249 日本京都第五次全体成员大会上,专家们对委员会战略计划和工作重点进行了讨论。在这次会议上 WG 3 的工作范围被建议修改为:针灸的质量和安全操作,但不包含临床治疗和疗效。

考虑到市场和未来工作领域的需求,在 2015 年 6 月召开的北京 ISO/TC 249/WG 3 针灸工作组第六次会议上,经过前期的充分准备和咨询反馈,这次会议上各国专家根据实际工作开展的需要,对上一版本的措辞又进行了比较谨慎的修改,最终确定的 WG 3 工作组范围除针灸系列产品质量与安全之外,还增加了"针灸的安全使用"这一内容并最终通过 ISO/TC 249 全体成员会议的批准。

3. 与针灸疗法安全性相关的 WG 3 项目开展情况　与其他医学疗法相比,针灸是相对安全的,极少有禁忌证或并发症。但在临床操作过程中还是有很多潜在的风险和问题存在,如患者与患者之间的交叉感染,针具的清洁、消毒和无菌操作等。另外,还存在一些不可预见的危险,如断针、不良反应、疼痛或不适、不慎伤及重要器官,或由于未接受正规教育的针灸师在施针时操作不当,对发生紧急情况时的急救措施不当。当针灸与其他治疗方法(如指压、电针、激光针灸、灸法、拔罐、刮痧、磁疗)合并治疗时,风险更加复杂和难以控制。因此仅仅制定针具和器械产品的质量和安全标准,还远远不能保证民众的安全及规范针灸疗法的市场。

自 WG 3 工作组成立以来,各国专家对针灸领域内常用针具标准项目的制修订早已广泛达成了共识,如毫针、皮内针、皮肤针、埋线针等。针灸专家们非常清楚安全性还不仅限于产品器械的质量,在 2014 年,韩国专家提出针灸感染控制规范标准新提案,经过 3 年多的反复协调和专家讨论,2018 年 4 月 ISO/TR 20520：2018 Traditional Chinese medicine — Infection control for acupuncture treatment(《针灸疗法的感染控制》)正式发布,该技术报告对针灸治疗过程中,前期准备(清洗双手和手部消毒、医用手套使用)、针刺部位的皮肤清洁、针灸针和导管的操作、其他疗法合并使用时产生的感染控制都进行了描述。

TC 249 的专家在如何确定"安全使用"的外延和内涵上,态度始终颇为谨慎。2016 年在香港会议上,多轮协商后大会决议通过如下定义。

药品和器械的安全使用和交付:

定义：对加工、制造、包装、标签以及这些产品的外观、储存、重复使用、维修和处置的风险管理。

尽管整个委员会的业务范围已扩大到安全使用环节中的服务类标准，但对于每个工作组在实际推进各国提交来的标准项目时，仍然遇到难以跨越的阻力和诸多问题。如在针灸危险穴位安全操作要求的统一问题上，由于所处位置的解剖结构具有特殊性和复杂性，穴位的深部有重要脏器，若安全合理深度没有给出最低要求时，则存在着一定的不安全性。2016年中国专家提出《针灸危险穴位的安全操作要求标准》提案时，该提案对头面部、颈部、胸部等部位中涉及的危险穴位提出了安全操作要求，包括操作时的进针方向、进针角度、进针深度、是否允许手法操作等。但项目在制定过程中遇到重重阻力，部分国家的专家认为提案内容或密切牵涉临床，不属于 TC 249 当前阶段的工作范围，遗憾的是项目在进入委员会草案阶段时被终止。随着工作组方向的深入和调整，相信今后这类项目将会重新启动，得到国际社会的认同。

三、ISO 针灸国际标准化工作的思考

随着针灸在世界范围的广泛传播和发展，针灸标准化研究与制定受到海内外的持续关注和认同。作为普及度最高、共识度最高、国际标准化需求最为迫切的领域，针灸的发展与其标准化和应用紧密相连。我们应按照其学科特点，在实践中不断总结提炼，才能制定出适合全世界人民都能享用的针灸国际标准。根据 ISO/TC 249/WG 3 针灸组工作开展情况，有以下 4 点建议。

1. **坚持协调统一、包容合作的 ISO 理念**　首先需要学习、研究和掌握 ISO 制定标准的程序、项目管理的规则及与其他国际组织之间的沟通技巧；此外，来自不同国家的专家需克服文化差异，相互了解并建立信任。工作组领导层应积极建立高效、融洽的合作平台，调动每个成员国和行业内专家们的积极性和智慧，才能保证制定出高水平、高质量的 ISO 国际标准。这些国际标准在推进针灸在海外的规范化发展和中医药国际化战略将会起到积极意义，也将为其他传统医学体系的国际标准项目提供了有益借鉴。

2. **推动针灸国际标准化体系建设**　当前 ISO/TC 249/WG 3 为针灸搭建了一个国际舞台，国际标准的制定和使用不仅有助于打破贸易壁垒，保障民众的安全，而且对整个针灸行业和学科的发展都起到重要影响。仅仅几个已出版的产品标准和安全性技术报告还不足以满足实际需求，应尽快开展针灸国际标准化体系建设科学研究，健全和保障标准实施机制，包括开展研究针灸标准分类、文献挖掘与信息化处理、名词术语如穴位定名、产品器具

类、教育与培训等多维度的标准化体系,加快填补标准领域的空白。

3. 完善国内与国际社会的沟通与协作机制 针灸的国际标准化工作是一项协调性很强的工作,涉及多个部门。以中国为例,包括国家标准化管理委员会、国家中医药管理局、中国中医科学院、中国针灸学会、全国针灸标准化技术委员会、全国中医院校科研机构、相关企业等都需在这个标准化过程中,发挥各自作用和优势。此外,国内依托单位也是国际工作开展顺利的保障,应加快培养一支复合型标准化专业人才来做好国内国际之间的衔接。

加强与监管需求迫切的国家、行业学会、联络组织和 ISO 内部技术委员会的联络与沟通,适时考虑调整工作组未来工作计划和优先领域,开展与专业性国际组织之间的交流与合作,如针灸优势病种技术操作的推广和应用及针灸远程服务标准的培育和研制。

4. 开展针灸国际标准研制方法学的研究 实现针灸的标准化战略是一项长期而艰巨的任务,也是一项系统工程。因此我们应结合不同国际标准组织的工作领域优势及前期工作积累,开展针灸国际标准化制定方法学研究,在方法学研究成果的基础上,将国内成熟并已产生推广效应的国家标准和行业团体标准,逐步向国际标准转化。

积极开展针灸国际标准的适用性评价研究。积极在各国推进 ISO 针灸标准化试点的工作,在"一带一路"沿线的中医海外中心推广和应用已有标准,及时总结与反馈经验。通过收集各国使用情况的数据,来了解针灸领域国际化道路上的实际热点和难点,适时调整战略。

首个 ISO/TC 249 国际标准《一次性使用无菌针灸针》制作程序请参阅附录 2。

参考文献

［1］洪寿海,王然芸,郭义,等.针灸标准化的研究现状及思考[J].湖南中医杂志,2011,27(3):123-124.

［2］龙远雄,刘保延,毛树松,等.我国针灸标准化回顾与展望[J].中国针灸,2016,36(12):1337-1340.

［3］刘炜宏.我国针灸标准及标准化的现状与思考[J].中国针灸,2009,29(1):40-43.

［4］武晓冬,刘保延.我国针灸标准化的现状及面临的挑战与对策[J].中国针灸,2019,39(4):343-348.

［5］杨毅.大洋洲中医药标准化的启示[N].中国中医药报,2015-07-13(003).

［6］中国中医科学院.中国针灸学会成立标准化工作委员会[EB/OL].[2006-12-22]. http://www.cacms. ac.cn/zykxy/xsdtai/200612/c0053dffd53f4d85af15724c7a50d40f.shtml.

［7］赵佩婕.日本中医药标准化发展研究[C]//国家标准化管理委员会.市场践行标准化——第十一届中国标准化论坛论文集,2014:1698-1704.

［8］渡边大佑,高木健,赵雪,等.日本针灸标准研制现状及其对一些问题的思考[J].中国针灸,2012,32(10):925-927.

［9］ 牟明园.欧洲针灸标准化进程［N］.中国中医药报,2015－08－06(003).

［10］ 郭义.亚洲针灸标准研制概况［N］.中国中医药报,2015－07－06(003).

［11］ 世界针灸学会联合会.针灸基础培训与安全规范——第二章　针灸的安全性［EB/OL］. http：//www.wfas. org.cn/news/daodu-detail.html？ nid＝729&cid＝42.

［12］ 武晓冬.针灸标准化的现状及其发展［J］.中国标准化,2007(10)：50－52.

［13］ 赵雪,郭义,姜锐,等.中国针灸标准化现状及其一些问题的思考［J］.针灸临床杂志,2012,28(4)：43－45.

［14］ 刘清国.关于针灸规范化研究与标准化体系建设的思考［C］//中国针灸学会针法灸法分会,黑龙江省针灸学会.针灸技术规范及学术发展研讨会论文集,2005：17－24.

ISO
中医药国际标准
理论研究与实践

第五章

中医医疗器械的国际标准化

第一节

中国中医医疗器械标准化发展现状

一、中医医疗器械的定义

医疗器械,是指直接或者间接用于人体的仪器、设备、器具、体外诊断试剂及校准物、材料以及其他类似或者相关的物品,包括所需要的计算机软件。其效用主要通过物理等方式获得,不是通过药理学、免疫学或者代谢的方式获得,或者虽然有这些方式参与但是只起辅助作用。其目的是用于:① 疾病的诊断、预防、监护、治疗或者缓解。② 损伤的诊断、监护、治疗、缓解或者功能补偿。③ 生理结构或者生理过程的检验、替代、调节或者支持。④ 生命的支持或者维持。⑤ 妊娠控制。⑥ 通过对来自人体的样本进行检查,为医疗或者诊断目的提供信息。

中医医疗器械,是指在中医药理论指导下研发和应用的医疗器械,包括开展针灸、刮痧、拔罐等诊疗活动应用的传统中医医疗器械和四诊仪、经络检测仪、电针治疗仪等中医药理论与现代科学技术相结合的现代中医医疗器械。

二、中医医疗器械的分类

在我国,医疗器械的监督管理是根据医疗器械的风险程度采取相应的管控措施,施行分级分类管理制度。医疗器械根据风险程度可分为 3 类:第一类是风险程度低,实行常规管理可以保证其安全、有效的医疗器械;第二类是具有中度风险,需要严格控制管理以保证其安全、有效的医疗器械;第三类是具有较高风险,需要采取特别措施严格控制管理以保证其安全、有效的医疗器械。第一类医疗器械实行产品备案管理,第二类、第三类医疗器械实行产品注册管理。

根据 2017 年 8 月原国家食品药品监督管理总局发布的《医疗器械分类目录》中关于中医医疗器械的分类规定,中医医疗器械按照临床用途的不同分为中医诊断设备、中医治疗设备和中医器具 3 个一级产品类别(表 5 - 1),该目录不包括独立的中医软件。《医疗器械分类目录》对中医医疗器械相关产品作了详细的描述,列举了约 60 种主要产品,并明确了各种中医医疗器械的风险等级。从表 5 - 1 可见,中医医疗器械除了穴位微波刺激设备属于第三类较高风险器械以外,其余都属于第二类。具有中医传统诊疗特色的针灸、拔罐、熏蒸等都包含在内,具有中医特色的、可客观化数据采集的四诊设备也在规范管理之列。

表5-1　中医医疗器械分类表

序号	一级产品类别	二级产品类别	产 品 描 述	预期用途	品名举例	管理类别
01	中医诊断设备	01 脉诊设备	通常由主机、加压装置和压力传感器组成。经压力传感器通过皮表对桡动脉及周边组织的腕部寸、关、尺部位以无创的方式,在施加外力的条件下进行脉图采集的设备	用于中医脉诊	脉诊仪	Ⅱ
		02 望诊设备	通常由主机、图像采集装置和光源组成。通过图像采集装置获取舌面图像或者面部图像,并对采集到的图像进行分析的设备	用于中医望诊,包括舌诊和面诊	舌诊仪、面诊仪	Ⅱ
		03 穴位阻抗检测设备	通常由主机、检测电极、辅助电极、传输线等组成。通过外加电信号对穴位或特定部位进行无创阻抗检测的辅助诊断设备	用于对穴位进行探测及辅助诊断	经络检测仪、穴位测试仪	Ⅱ
02	中医治疗设备	01 穴位电刺激设备	通常由主机、输出电极、连接线等组成。通过对针灸针或电极通以微量电流作用于人体穴位或特定部位进行治疗的设备	用于经络穴位进行刺激	经络刺激仪、穴位刺激仪电针仪、电子针疗仪、电针治疗仪、经络导平治疗仪	Ⅱ
		02 温针治疗设备	通常由主机(含加热装置和控温装置)和针具组成。通过加热装置对针具进行加热并作用于人体穴位或特定部位的设备	用于温针治疗	温针仪	Ⅱ
		03 灸疗设备	通常由主机、灸材固定装置和自动控制装置组成。通过实时监测的温度反馈给驱动电动机,自动调节灸材与施灸部位的距离以对施灸温度进行控制	通过灸材燃烧对人体产生温热作用施灸于人体穴位,用于疾病的预防与治疗	艾灸仪、灸疗床、灸疗机	Ⅱ
			通常由主机、灸头和灸垫组成。利用电子器件发热原理,对灸垫进行加热,并可对施灸温度进行自动控制,施灸于人体穴位或特定部位的设备	通过灸头和灸垫对人体产生温热作用施灸于人体穴位,用于疾病的预防与治疗	电子灸治疗仪、灸疗床、灸疗机	Ⅱ
		04 拔罐设备	通常由电动负压源、导管、罐体等组成。通过负压源使罐体内产生负压,从而吸附在肌肉上	用于拔罐治疗	罐疗仪、电动拔罐器	Ⅱ

（续表）

序号	一级产品类别	二级产品类别	产　品　描　述	预期用途	品名举例	管理类别
02	中医治疗设备	05 熏蒸治疗设备	通常由控制装置、蒸汽发生器、熏蒸舱(或熏蒸床,或喷头)等组成,可有雾化装置和温度控制装置等。通过对药液加热后所产生的蒸汽,对人体进行中药熏蒸的设备,不含中药	用于中医药物熏蒸治疗的发生设备	熏蒸治疗舱、熏蒸治疗仪、熏蒸床、熏蒸治疗椅、中药蒸疗机	Ⅱ
		06 穴位微波刺激设备	通常由主机和微波辐射器组成,微波辐射器尺寸适合作用于穴位(无创)。利用微波对人体穴位进行刺激以产生类似于针灸效果的设备	用于微波针灸治疗	微波针灸治疗仪	Ⅲ
		07 穴位激光刺激设备	通常由主机和激光辐射探头组成。通过弱激光(小于等于 3R)对人体穴位进行刺激的设备	用于激光穴位照射治疗	激光穴位治疗仪	Ⅱ
03	中医器具	01 针灸针	通常由针体、针尖、针柄和(或)套管组成。针体的前端为针尖,后端设针柄,针体跟针尖都是光滑的,而针柄多有螺纹	用于中医针刺治疗	针灸针、一次性使用无菌针灸针	Ⅱ
		02 三棱针	通常由针体、针尖和针柄组成。针柄呈圆柱状,针身至针尖呈三角锥形	用于中医针刺放血	三棱针	Ⅱ
		03 小针刀	通常由手持柄、针体和针刀组成。针刀宽度一般与针体直径相等,刃口锋利	用于人体皮下或肌肉深部割治使用	针刀、刃针	Ⅱ
		04 皮肤针	通常由针盘、针体、针尖和针柄组成。外形似小锤状,一端附有莲蓬状的针盘,在针盘下规则嵌有不锈钢短针。根据针的数目多少不同,分别称为梅花针(五支针)、七星针(七支针)、罗汉针(十支针)	用于叩刺穴位及其他部位的皮肤	皮肤针、梅花针、七星针	Ⅱ
		05 滚针	通常由支架、滚轮、不锈钢针、手柄等组成	用于体表特定部位的局部刺激,实施滚针疗法	皮肤滚针、一次性使用皮肤滚针	Ⅱ
		06 皮内针	通常是以不锈钢丝制成的小针,有颗粒型和揿钉型两种,颗粒型针柄形似麦粒或呈环形,针身与针柄成一直线;揿钉型针柄呈环形,针身与针柄呈垂直状	用于皮内针疗法使用	皮内针、揿针、一次性使用无菌揿针、一次性使用无菌耳针、一次性使用无菌皮内针、一次性使用皮下留置治疗针	Ⅱ

（续表）

序号	一级产品类别	二级产品类别	产 品 描 述	预期用途	品名举例	管理类别
03	中医器具	07 埋线针	通常由衬芯座、针座、针管、衬芯和保护套组成	用于穴位的穿刺埋线	一次性使用埋线针	Ⅱ
		08 灸疗器具	通常由灸材、灸材固定装置、温度调节装置等组成。通过灸材固定装置和(或)温度调节装置限定和(或)调解灸材与施灸表面的相对距离,从而调节施灸温度,通过灸材燃烧对人体产生温热作用施灸于人体穴位的器具。灸材不含药理作用	通过灸材燃烧对人体产生温热作用施灸于人体穴位	灸疗装置	Ⅱ
		09 穴位磁疗器具	通常由永磁体或磁性物质和医用胶布组成。应用磁场作用于人体穴位的器具	用于对穴位进行磁疗	穴位磁疗贴、穴位磁疗器	Ⅱ
		10 浮针	通常由针芯、针座、软管和保护套组成	用于浮针疗法	一次性使用浮针	Ⅱ
		11 穴位压力刺激器具	通常由球状体和医用胶布组成。贴于人体穴位处,通过外力仅起压力刺激作用	贴于人体穴位处,进行外力刺激。无创	穴位压力刺激贴	Ⅰ
		12 刮痧器具	通常采用砭石、玉制品、牛角等材料加工磨光制成	用于刮痧治疗	刮痧板、刮痧器	Ⅰ
		13 拔罐器具	通常由罐体和释放压力的阀体组成。以燃烧或手动方式产生负压的罐状器具	用于拔罐疗法	火罐、玻璃火罐、竹火罐、真空拔罐器、负压拔罐器、负压罐、拔罐器、可调式吸罐、旋转式拔罐器、负压理疗器	Ⅰ

除了上述根据功能分类外,还可以根据医疗器械是否带电将中医医疗器械分为有源中医医疗器械(带电,如诊断设备、治疗设备)和无源中医医疗器械(不带电,如中医器具)。

三、中国中医医疗器械标准化现状

2006年起,《国家"十一五"科学技术发展规划》《中医药创新发展规划纲要》等文件发布,对中医药事业发展和现代医学设备制造的政策支持不断加大,中医诊疗器械行业也逐渐受到政策主管部门的重视。国家中医药管理局陆续发布多项配套政策,提出要积极研发基于中医理论的医疗器械,并明确要求在各级医疗机构配置相应的中医诊疗设备。2014 年后,中医医疗器械的管理被写入《医疗器械监督管理条例》,其中特别指出"中医医疗器械的管理办法,由国务院食品药品监督管理部门会同国务院中医药管理部门依据本条例的规定制定",使中医医疗器械的行业监管逐渐进入正轨。

随着中医药产业的蓬勃发展,我国中医医疗器械产业发展迅猛。《中医药发展战略规划纲要(2016—2030 年)》以及《关于加强中医医疗器械科技创新的指导意见》等政策文件的相继发布实施进一步推动了我国中医医疗器械科技创新,提升了中医医疗器械产业创新能力。

据《2018 年中国中医医疗器械产业发展报告》的数据显示,截至 2018 年底,我国中医医疗器械生产企业共有 244 家,同比增加 24 家;共获得 431 张产品注册证,同比增加 51 张。

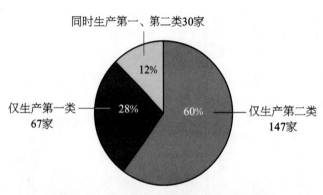

图 5-1 我国中医医疗器械生产企业数量

按照企业注册资本情况划分来看,同时生产第一、第二类医疗器械产品的企业中,大型企业有 2 家、中型企业 15 家、小型企业 13 家;生产第二类医疗器械产品的企业中,大型企业有 12 家、中型企业 83 家、小型企业 82 家;生产第一类医疗器械产品的企业中,大型企业有 5 家、中型企业 29 家、小型企业 33 家。见图 5-1。

近年来,随着中医医疗服务需求的提升,以电针治疗设备、中药熏洗设备、中医电疗设备、中医磁疗设备、中医康复训练设备、煎药机为主的第二类中医医疗器械增长较快。《2018 年中国中医医疗器械产业发展报告》显示,截至 2018 年底,我国中医医疗器械第一类产品有效注册证有 132 张(非全国性数据),占 30.6%;第二类产品有效注册证有 299 张,占 69.4%;还未有第三类中医医疗器械产品获批上市。我国中医医疗器械产品品类分布详见表 5-2。

表 5-2 我国中医医疗器械产品品类分布

第一类产品名称	企业占比	第二类产品名称	企业占比
拔罐类产品	49.5%	无源针灸针	14.20%
刮痧类产品	27.1%	皮内针类	10.50%
穴位贴、贴类	13.1%	有源针灸针	8.90%
探 针	3.8%	熏蒸治疗设备	8.50%
定向透药治疗仪电极片	3.7%	综合治疗仪	8.50%
疝气带	2.8%	其 他	49.40%

中医医疗器械企业多为小型企业,生产和运营规模都有限。随着中医医疗器械技术创新能力的提升,中医医疗器械急需标准来规范生产经营,助力中医医疗器械国际市场的推广使用。

根据《医疗器械标准管理办法》,医疗器械标准管理组织架构包括 5 级结构,依次是国家药品监督管理局,医疗器械标准管理中心,医疗器械标准化(分)技术委员会(归口单位),地方食品药品监督管理部门,医疗器械研制、生产经营企业和使用单位等。其中国家药品监督管理局负责建立医疗器械标准管理相关法律法规和标准体系规划以及监督指导医疗器械标准管理工作;医疗器械标准管理中心负责统筹协调标准制修订管理、标准化技术委员会管理以及标准实施等工作;医疗器械标准化(分)技术委员(归口单位)对医疗器械标准的技术负责并承担对标准实施情况进行跟踪评价等工作;地方食品药品监督管理部门负责依法监督医疗器械标准实施并收集反馈问题;研发、生产经营和使用等相关单位应当贯彻执行医疗器械强制性标准,积极采用推荐性标准,并积极参与标准制修订工作。

目前,我国已成立 24 个医疗器械标准化技术委员会,3 个标准化技术归口单位。然而,中医器械对口的标准委员会却由于种种原因至今未成立。由于主管技术委员会的缺位,中医医疗器械标准化工作存在着很大的空白。在 ISO/TC 249 成立之前,不仅没有相关国际标准可以参考,国内标准、行业标准的研究制定工作也相对滞后。中医器械在生产、使用过程中,相关标准缺乏已成为阻碍中医医疗器械发展的根本性问题之一,导致很多有市场前景的产品目前难以推向市场。除针灸针的相关标准以外,其他相应标准的研制工作都是在 ISO/TC 249 成立之后才展开,中医医疗器械国际标准的制定工作对国内的标准化工作起到了"倒逼"的作用。由于行业对口主管标准委员会的缺位,导致中医医疗器械标准化研制工作进展缓慢。除针灸针以外,目前共发布中医医疗器械行业标准 7 项,主要涉及有源医疗设备。除针灸针外的中医医疗器械行业标准见表 5-3。

表 5-3　除针灸针外的中医医疗器械行业标准

标准号	标准名称	标准号	标准名称
YY/T 1490—2016	电子加热灸疗设备	YY/T 1661—2019	穴位阻抗检测设备
YY/T 1488—2016	舌象信息采集设备	YY/T 1666—2019	经络刺激仪
YY/T 1489—2016	中医脉图采集设备	YY/T 1624—2019	手动负压拔罐器
YY 0780—2018	电针治疗仪		

不仅如此,在标准制定工作范畴上,中医医疗器械还与电疗设备、热疗设备、力疗设备、磁疗设备及医用康复设备存在部分交叉。在交叉领域有关器械也已经制订了相应的行业

标准,如 YY0061—2007《特定电磁波治疗器》、YY0898—2013《毫米波治疗设备》、YY/
T0982—2016《热磁振子治疗设备》以及 YY 0607—2007《神经和肌肉刺激器》等。

第二节
世界主要国家和国际组织中医医疗器械标准化发展概况

一、国际组织

1. 国际电工委员会(IEC) IEC 成立于1906 年,它是世界上成立最早的国际性电工标准化机构,负责有关电气工程和电子工程领域中的国际标准化工作。在 IEC 中有 4 个技术委员会和 4 个相关分技术委员会涉及医疗器械的国际标准制定工作(表5-4)。其中 IEC/SC 62D 主要负责有源医疗器械的国际标准制定,目前已经与 ISO/TC 249 建立了联络关系,双方组建了联合工作组(IEC/SC 62D/JWG37 和 ISO/TC 249/JWG6),在中医有源医疗器械领域开展国际标准的合作。

表5-4 IEC 中医疗器械相关 TC 情况

序号	TC 编号	名　　称	成立年份	相关的SC 数	秘书处所在国家
1	IEC/TC 62	医疗电气设备	1968	4	德国
2	IEC/TC 66	测量、控制和实验室用电气设备的安全	/	0	英国
3	IEC/TC 76	光辐射安全及激光设备	1974	0	美国
4	IEC/TC 87	超声设备	1966	0	英国

2. 国际标准化组织(ISO) ISO 是世界上最具有权威性的国际标准化组织,也是"最大的标准发展者"。在 ISO 中有 18 个 TC 和 28 个相关 SC 涉及医疗器械的国际标准制定工作(表5-5)。

表5-5 ISO 中医医疗器械相关 TC 情况

序号	TC 编号	名　　称	成立年份	相关的SC 数	秘书处所在国家
1	ISO/TC 76	医用输液、灌注和注射器具	1951	0	德国
2	ISO/TC 84	医用注射器和注射针头	1956	0	丹麦

（续表）

序号	TC 编号	名　　　称	成立年份	相关的 SC 数	秘书处所在国家
3	ISO/TC 106	牙科学	1962	8	加拿大
4	ISO/TC 121	麻醉和呼吸设备	1966	6	美国
5	ISO/TC 150	外科植入物	1971	6	德国
6	ISO/TC 157	局部避孕和性传染预防屏障器械	1974	0	马来西亚
7	ISO/TC 168	假肢与矫形器	1977	0	德国
8	ISO/TC 170	外科器械	1977	0	德国
9	ISO/TC 172	光学和光子学	1977	2	德国
10	ISO/TC 173	残疾人用的技术装置和辅助器	1978	5	瑞典
11	ISO/TC 194	医疗器械的生物学评价	1988	1	德国
12	ISO/TC 198	与健康相关产品的消毒	1990	0	美国
13	ISO/TC 209	洁净室和辅助控制环境	1993	0	美国
14	ISO/TC 210	医疗器械质量管理和通用要求	1994	0	美国
15	ISO/TC 212	临床化验和体外诊断检验系统	1994	0	美国
16	ISO/TC 215	健康信息学	1998	0	美国
17	ISO/TC 249	中医药	2009	0	中国
18	ISO/TC 299	机器人	2015	0	瑞典

2009 年成立的 ISO/TC 249 是目前唯一一个专门从事中医药国际标准制定的委员会，秘书处设在中国。ISO/TC 249 的工作范畴为：所有起源于古代中医并能共享同一套标准的传统医学体系标准化领域的工作，涵盖传统与现代继承发展的两大领域，具体负责中药原材料质量与安全、中药制成品质量与安全、医疗设备质量与安全及信息等领域的标准化工作，也包括服务类标准，但仅限于设备和药品的安全使用及传递，不涉及临床或者产品的操作。

ISO/TC 249 现有个 7 工作组，其中涉及中医医疗器械的工作组有 3 个，分别为是第三工作组（WG 3，针灸针的质量与针灸的安全使用）、第四工作组（WG 4，针灸针以外医疗器械的质量与安全）及与 IEC/SC 62D 联合的工作组（JWG6 电子医疗设备）。截至 2020 年 9 月，ISO/TC 249 已发布中医药国际标准 62 项，其中与中医医疗器械相关的项目占 35%，包括了针灸针、玻璃罐、艾灸具、煎药机、电针仪、四诊仪等常用的中医诊断及治疗类设备。

3. 国际医疗器械监管者论坛（International Medical Device Regulators Forum，IMDRF）　IMDRF 成立于 2011 年 10 月，是一个在医疗器械全球协调工作组（the Global Harmonization Task Force，GHTF）的工作基础上，由来自全球的医疗器械监管者自愿成立的组织。它旨在推动全球医疗器械安全标准协调统一，对各国有关法规和技术标准进行研讨,达成各国都可接受的基本协议,简化医疗器械贸易中不必要的障碍,加速国际医疗器械监管的融合及器械法规的统一。目前,参加的成员国家和地区有 10 个:澳大利亚、巴西、加拿大、中国、欧洲、日本、俄罗斯、新加坡、韩国和美国。

IMDRF 设有管理委员会,由监管官员组成,各成员国由各自监管机构代表,我国由国家食品药品监督管理总局代表。委员会的主要职责是提供策略、政策、方向指导,举行会员论坛和发布相关指南。IMDRF 的主席和秘书处采取年轮换的方式。目前,IMDRF 采纳和建立的相关标准,被全球公认为医疗器械领域的行业准则。然而由于中医医疗器械仅仅是医疗器械的很小的一个分支,IMDRF 目前还未制定与中医器械明确相关的专有文件标准。

二、有关国家对中医医疗器械的监管与标准化工作

1. 澳大利亚 澳大利亚治疗用品管理局(Therapeutic Goods Administration, TGA),是澳大利亚的治疗商品(包括药物、医疗器械、基因科技和血液制品)的监督机构。依据澳大利亚 1989 年的治疗商品法案,TGA 是隶属于澳大利亚政府健康和老龄部下的一个部门。TGA 开展一系列的评审和监督管理工作,以确保在澳大利亚提供的治疗商品符合适用的标准,并保证澳大利亚社会的治疗水平在一个较短的时间内达到较高的水平(详情可查询网站:http://www.tga.gov.au/medical-devices-ivds)。

澳大利亚期待在市场中的食物及药物是安全的和高质量。1989 年制定的"最佳治疗法案"为澳大利亚食物及药物的监管提供了规则标准,确保产品的质量、安全和效能。2002 年澳大利亚发布了治疗用品(医疗器械)规则,对医疗器械进行了安全与质量的规范,规定了对医疗器械要基于不同风险等级进行分类管理。澳大利亚医疗器械风险等级分类见表 5 - 6。

表 5 - 6 澳大利亚医疗器械风险等级分类

分　类	风险等级
Ⅰ类	低风险
Ⅰ类无菌 Ⅰ类合并测量功能 Ⅱa类 Ⅱa类有源器械	中低风险
Ⅱb类	中高风险
Ⅲ类	高风险
植入式医学装置	高风险

根据上述风险等级分类,大部分在澳大利亚注册使用的中医医疗器械都属于低风险或中低风险。澳大利亚中医医疗器械风险等级分类见表5-7。

表5-7 澳大利亚中医医疗器械风险等级分类

分　　类	风险等级	器　　械
Ⅰ类 非侵入式的,压力的,直接接触皮肤	低风险	压力贴片 颗粒状 拔罐器具 艾灸
非侵入式针具	低风险	可重复使用的针灸针
Ⅱa类 侵入式,无菌	中低风险	一次性使用针灸针 一次性使用皮内针 一次性使用揿针
Ⅱa类-有源器械	中低风险	红外线激光设备 经皮神经电刺激仪 电针仪
Ⅱb类	中高风险	其他医用激光设备

此外,还有些中医医疗器具和新型中医医疗器械如刮痧器具、艾灸器具、煎药机、中医四诊设备等尚未纳入澳大利亚法规监管的范畴内,目前并不作为中医医疗器械进行监管。

2. 韩国　韩国卫生福利部(Ministry of Health and Welfare, MHW),简称卫生部,主要负责食品、药品、化妆品和医疗器械的管理,是最主要的卫生保健部门。依照《医疗器械法》,韩国卫生福利部下属的食品药品安全部(Ministry of Food and Drug Safety, MFDS)负责对医疗器械的监管工作。

食品药品安全部下属的医疗器械委员会主要职责有:

(1)医疗器械标准、规范、公告和法规的编制和修订。

(2)加强医疗器械的管理,提高医疗器械的安全性。

(3)药品生产质量管理规范(GMP)的监管,提高医疗器械的安全性。

(4)医疗器械上市后的质量监管。

(5)提高医疗器械企业竞争力。

韩国医疗器械法把医疗器械分为4类(Ⅰ、Ⅱ、Ⅲ、Ⅳ),这种分类方法与欧盟对医疗器械的分类方法非常相似。Ⅰ类:几乎没有潜在危险的医疗器械;Ⅱ类:具有低潜在危险的医疗器械;Ⅲ类:具有中度潜在危险的医疗器械;Ⅳ类:高风险的医疗器械。医疗器械分类依据:危险程度、与人体的接触面积和接触时间、产品的安全性和有效性。根据韩国食品药品安全部（MFDS Notification No.2016－4）的规定，又把医疗器械风险分为高、中、低三档，针灸针及艾灸具都属于中风险产品。

近年来随着韩国"韩医全球化"战略的推行，韩国在传统医学国际化、现代化以及标准化领域都做了很多工作。在中医医疗器械研发制造领域，韩国是除中国外最主要的研发国家。除了传统常用的针灸针、艾灸具等中医医疗器具外，煎药机、四诊设备、韩医学诊断设备等也层出不穷。韩国医疗器械行业标准见表5－8。

表5－8　韩国医疗器械行业标准

标准号	标 准 名 称	
	英　文	中　文
KS P 3000：2012	General requirement of moxibustion in oriental medicine	应用于东方医学的艾灸具通用要求
KSP3104：2007	Moxa cautery apparatus	艾灸灼烧器具
KS C IEC 60601－2－10：2008	Low frequency therapy equipment — Reliability standard	低频治疗设备—可靠性标准
RS C 0148：2008	Semiconductor pressure sensor module for blood pulse	用于血液脉冲的半导体压力传感器模块

3. 日本　1960 年，日本国会通过《药事法》。2002 年 7 月日本政府全面修订《药事法》。在医疗器械监管方面，日本政府竭力确保医疗器械产品的质量、安全性和有效性。修订后的《药事法》于 2005 年全面施行。在日本，厚生省根据《药事法》对医疗器械进行管理。厚生省在药务局内设医疗器械课进行行政管理，并会同监督指导课一起进行质量体系检查。此外，还在国立卫生试验所设立疗品部，对医疗器械进行技术复核和相关研究工作。《药事法》的宗旨为：

（1）强化在日本市场销售的医疗器械的安全性。

（2）加强医疗器械上市后的安全性。

（3）制订完备的法律条例以确保生物制剂的安全。

（4）巩固医疗器械的核准与发证审核制度，并遵循国际法规。

《药事法》将医疗器械分为 4 类：一类、二类、三类、四类。分类是按照医疗器械对人体的危害程度而定的。一类最低，四类最高。但这种分类是按照 GHTF 的分类法而定的。且在类别上增加了称呼，一类医疗器械称为一般医疗器械，二类医疗器械称为控制类医疗器械，三类和四类医疗器械称为严格控制类医疗器械。详见表5－9。

表5-9 日本医疗器械分类

分　类	潜在风险等级	举　例
Ⅰ类 通用医疗器械	低风险	镊子、X线片等
Ⅱ类 受管控的医疗器械	相对低风险	家用电器、牙科材料、一次性无菌针灸针、电针仪、拔罐器具、温灸器、电灸仪、电热针等
Ⅲ类 特别受管控的医疗器械	相对高风险	血透仪、人工骨、呼吸机等
Ⅳ类 特别受管控的医疗器械	因操作失败或误用将对患者或者工作人员造成严重损害	人工心脏起搏器、心脏瓣膜修复、支架等

第三节

ISO/TC 249除针灸针外的中医医疗器械国际标准化发展现状

一、ISO/TC 249/WG 4

(一) WG 4 工作范畴及工作计划

WG 4 的名称为除针灸针以外的医疗器械的质量与安全(quality and safety of medical devices other than acupuncture needles),工作范畴涉及制定除针灸针以外的医疗器械的质量、安全和安全使用标准,不涉及临床治疗和医疗器械的功效,不包括电子医疗设备的安全和(或)性能(见 ISO/TC 249/JWG6)。韩国韩医学研究院副院长 CHOI Sunmi 为召集人,韩国韩医学研究院职员 LEE Yujung 为秘书。

WG 4 在研制中医医疗器械国际标准时重点关注产品的风险等级、标准的协同需求、国际标准研制的需求度以及国际市场贸易量等优先因素。优先制定高风险、高需求的中医诊疗类设备标准,其次是中医诊断类设备和相关配件。

(二) WG 4 国际标准制定现状

1. 已发布的标准 WG 4 已主导发布 17 项中医医疗器械国际标准、技术规范及技术报告,包括中医治疗类设备和中医诊断类设备及其配件等。WG 4 主导发布的国际标准表见 5-10。

表 5 - 10　WG 4 主导发布的国际标准

标准号	标 准 名 称	
	英　文	**中　文**
ISO 18615：2020	Traditional Chinese medicine — General requirements of electric radial pulse tonometric device	中医药——脉诊仪通用要求
ISO 18665：2015	Traditional Chinese medicine — Herbal decoction apparatus	中医药——中药煎煮设备
ISO 18666：2015	Traditional Chinese medicine — General requirements of moxibustion devices	中医药——艾灸具通用要求
ISO 19611：2017	Traditional Chinese medicine — Air extraction cupping device	中医药——真空拔罐器
ISO 19614：2017	Traditional Chinese medicine — Pulse graph force transducer	中医药——脉象仪触力传感器
ISO 20308：2017	Traditional Chinese medicine — Gua Sha instruments	中医药——刮痧器具
ISO 20493：2018	Traditional Chinese medicine — Infrared moxibustion-like instrument	中医药——红外仿灸仪
ISO 20495：2018	Traditional Chinese medicine — Skin electrical resistance measurement devices	中医药——穴位电阻检测仪
ISO 20498 - 1：2019	Traditional Chinese medicine — Computerized tongue image analysis system — Part 1：General requirements	中医药——计算机舌像分析系统 — 第一部分：通用要求
ISO 20498 - 2：2017	Traditional Chinese medicine — Computerized tongue image analysis system — Part 2：Light environment	中医药——计算机舌像分析系统—第二部分：光照环境
ISO /TR 20498 - 5：2019	Traditional Chinese medicine — Computerized tongue image analysis system — Part 5：Method of acquisition and expression of tongue colour and tongue coating colour	中医药——计算机舌像分析系统—第五部分：舌质颜色和舌苔颜色采集和表示方法
ISO/TS 20758：2019	Traditional Chinese medicine — Abdominal physiological parameter detectors	中医药——腹诊仪
ISO 21291：2019	Traditional Chinese medicine — Therapeutic fumigation devices	中医药——熏蒸治疗仪
ISO 21366：2019	Traditional Chinese medicine — General requirements for smokeless moxibustion devices	中医药——无烟灸具的通用要求
ISO/TS 20498 - 3	Traditional Chinese medicine — Computerized tongue image analysis system — Part 3：Colour chart	中医药——计算机舌像分析系统—第三部分：色卡
ISO 21292	Traditional Chinese medicine — Electric heating moxibustion equipment	中医药——电热灸设备
ISO 22213	Traditional Chinese medicine — Glass cupping device	中医药——玻璃罐具

　　2. 正在制定的标准　正在制作中的国际标准提案有 5 项,包括中医治疗类设备和中医诊断类设备配件等,详见表 5 - 11。

表 5-11　WG 4 正在制定过程中的国际标准提案

标准号	标准 名 称	
	英　文	中　文
ISO/TS 20498-4	Traditional Chinese medicine — Computerized tongue image analysis system — Part 4: Peripheral visual instruments	中医药——计算机舌像分析系统—第四部分: 外围视觉仪器
ISO 22466	Traditional Chinese medicine — Laser acupoint radiation device	中医药——激光穴位照射仪
ISO 24571	Traditional Chinese medicine — General requirements for the basic safety and essential performance of electro-acupuncture stimulator	中医药——电针仪的基本安全与性能
ISO 22587	Traditional Chinese medicine-Acupoint magnetotherapy plaster	中医药——穴位磁贴
ISO 5227	Traditional Chinese medicine — Safety controls of cupping device	中医药——拔罐安全操作

二、ISO/TC 249/JWG6

随着越来越多的现代化中医医疗有源设备的涌现,为了协同国际专家资源共同研制中医电子医疗设备的国际标准研制,2015 年 1 月,ISO/TC 249 与国际电工组织电子医疗器械分技术委员会(IEC/SC 62D)建立了 A 级联络组织关系,并根据工作需要成立了联合工作组(JWG6),双方达成共识在电子中医医疗器械领域联合开展相关国际标准制定工作。JWG6 的名称为电子医疗设备(electromedical equipment),工作范畴涉及医疗实践中使用的电气设备的安全性和(或)性能的标准化。天津市医疗器械质量监督检验中心高级工程师李立斌为召集人,汤鸿浩为秘书。

三、中医医疗器械国际标准化所面临的挑战与发展趋势

(一) 中医医疗器械国际标准化所面临的挑战

医疗器械产业的快速发展离不开医疗器械标准化建设。当前众多国家和企业已经把实施标准战略作为参与国际化竞争、提升技术创新的重要手段。可以说医疗器械标准化建设水平已成为衡量医疗器械产业现代化水平的一个重要标志。然而中医医疗器械由于适用面相对较小,发展一直受到限制。主要表现在: ① 很多中医医疗器械临床使用率不高,多数用于科研和教学。② 一些中医医疗器械,如针灸针、拔罐器、刮痧板等传统中医医疗器

械,更多的是在材质、形状上进行改进,缺乏高技术含量的创新。③ 一些结合现代技术的新产品,在研发过程中又往往容易缺乏中医特色,而且在技术创新的成果转化方面能力较弱。

中医医疗器械的主要设计、生产、销售及应用多为中国、韩国和日本等东亚受中医药传统文化影响颇深的国家和地区,西方国家在此领域都没有形成产业化,仅有一小部分产品在西方国家使用,而且很多中医医疗器械在国内都缺乏行业标准。因此,在中医医疗器械国际标准制定的过程中,常常因为国际专家资源的稀缺、全球相关性缺乏等原因致使国际标准制定受阻。

(二)中医医疗器械国际标准化领域的发展趋势

目前,中医医疗器械已逐渐呈现出与人工智能、互联网等新兴技术结合的新趋势。电磁治疗、康复设备产品逐渐增多,舌象诊断、脉象诊断这类产品出现与人工智能、互联网等新兴技术结合的新趋势。从产业发展来看,新型智能化脉诊设备、舌诊设备、红外热像检测设备、灸疗设备、激光治疗设备、经络检测治疗设备、中医治疗特色疾病的治疗前精准评估设备、中医疗效可视化设备、中医康复器具和睡眠促进设备等中医医疗器械,以便于操作、适于家庭或个人使用的中医检测与监测设备等,或将成为未来中医医疗器械科创发展方向。此外,结合老年人康复与护理需要,研发老年病康复的中医智能康复器具、中医医疗服务机器人及相关辅助器械也将成为研发重点。

参考文献

[1] 徐晓婷,张海明.由医疗器械国际标准化特点试论中医医疗器械国际标准化发展[J].世界中医药,2017,12(5):1186-1190.

[2] 齐丽晶,高山,张海明.中医器械标准制定工作现状与展望[J].中国医疗器械信息,2016,2(3):59-61.

[3] 王跃溪,刘玉祁,寇爽,等.中医药器械标准化工作现状分析[J].世界中西医结合杂志,2017,12(10):1465-1468.

[4] 李竹,杨牧.国际医疗器械监管机构论坛介绍[J].中国药事,2015,11(29):1181-1183.

[5] 宋昨一.中医诊疗器械行业的政策趋势与治理对策研究[J].中国卫生产业,2019,2(168):168-170.

ISO
中医药国际标准
理论研究与实践

第六章

中医药名词术语和信息学国际标准化

第一节

中医药信息化和信息标准化的意义

一、中医药信息化

信息化是当今世界经济和社会发展的大趋势,信息化程度已成为衡量一个国家现代化水平和综合国力的标准。大力推进国民经济和社会信息化,是现代化建设的战略举措,也是我国国民经济持续、健康、快速发展的必要条件和重要举措。中共中央办公厅、国务院办公厅在《2006—2020 年国家信息化发展战略》中指出:"信息化是充分利用信息技术,开发利用信息资源,促进信息交流和知识共享,提高经济增长质量,推动经济社会发展转型的历史进程。"上述定义可以从以下几个方面来理解。

(1)信息化实现的手段是信息技术。

(2)信息化的核心是开发利用信息资源。

(3)信息化的目的是促进信息交流和知识共享,提高经济增长质量。

(4)信息化的最终目标是推动经济社会发展转型。

(5)信息化是一个历史进程。

在医药卫生行业中,《中共中央国务院关于深化医药卫生体制改革的意见》和《国务院关于印发医药卫生体制改革近期重点实施方案的通知》中,将信息化建设作为深化医药卫生体制改革的八大支柱之一,要求建立实用共享的医药卫生信息系统,大力推进医药卫生信息化建设,加强信息化标准化和公共服务信息平台建设,逐步实现统一高效、互联互通,并提出了"以医院管理和电子病历为重点,推进医院信息化建设"的指导原则。

进入新时代,我国中医药事业发展迎来了前所未有的战略机遇,在先进科学技术不断发展和广泛应用的背景下,信息技术已经在中医药科学研究、临床诊疗、预防保健、国际交流与合作等领域中得到了广泛应用,并推动了中医药的传承与创新。2016 年 11 月国家中医药管理局制定的《中医药信息化发展"十三五"规划》正式发布,该文件指出,"以信息化驱动中医药现代化,是适应国家信息化发展新形势的重要举措,是推进中医药振兴发展的内在要求,也是实现人人基本享有中医药服务的必然选择"。中医药行业的现代化步伐日益加快,推进中医药信息化建设是中医药现代化的重要内容和必然选择。

二、中医药信息标准化

中医药是中国古代人民几千年来创造的一门医学科学,其理论的形成和发展源于长期医疗活动实践经验的积累及总结。中医药提供医疗保健服务的全过程,始终贯穿着信息的搜集、存储、传递、分析和利用。因此,无论从理论还是实践角度来看,中医药实际上也是一门信息科学。

中医药信息化的主要方向可概括为两个方面:一个方面是利用信息技术处理与中医药有关的各类信息,在全社会范围内实现信息资源的高度共享;另一方面就是推动信息技术在中医药各领域的普遍应用,促进中医药向高效、科学方向发展。中医药信息化工作是充分利用信息技术,开发利用信息资源,促进信息交流和知识共享,改善中医药管理,改进中医药服务质量,提高中医药服务效率,推进中医药事业跨越式发展的过程。

标准在促进中医药科学知识广泛传播,实现中医医疗保健服务信息共享,提高中医药产品和服务质量中发挥着越来越重要的基础支撑作用。中医药信息标准是指中医药信息在采集、处理、交换、用户访问、传输等处理过程中所制定的标准,主要研究范围包括对中医药医疗保健领域、中医药统计管理信息、中医药科学研究信息、中医药文献信息、中药资源监测以及生产、流通等方面,旨在通过标准化有效利用信息技术,开发信息资源,实现资源共享,确保信息化基础设施建设的优质高效和信息网络的互联互通,保证信息的安全性、可靠性,加强规范和管理,提高信息化服务的质量和效率。中医药信息标准化是中医药信息化建设的重要组成部分之一,也是中医药标准化建设的重要一环,关系到中医药国际化发展进程,是中医药获得国际地位的重要因素,必须予以高度重视,并加快建设。

第二节

中国中医药信息标准化体系及标准项目

一、中医药信息标准化体系

国家中医药管理局作为行业主管部门,非常重视中医药信息化工作的顶层设计,在《中医药信息化发展"十三五"规划》还特别提出应加强中医药信息标准体系建设要求,"建立科学实用、符合中医药特色与规律的中医药信息标准体系。加强中医药信息资源共享和交换、中医药与人口健康信息融合协同的标准制定,开展与居民健康档案、电子病历、医疗保险、新型农村合作医疗等互联互通相关的中医药信息标准制修订,完善中医药术语标准、数据集标准等基础标准。加强与国际标准化组织合作,开展中医药名词术语与信息学领域国际标准制定。成立中医药信息标准技术委员会,发挥学术组织、行业协会的作用,开展中医药信息标准推广培训,鼓励中医医院开展医院信息互联互通标准化成熟度测评、电子病历应用水平分级评价等,推动中医药信息标准有效实施"。

2013 年国家中医药管理局颁布《中医药信息标准体系表(试行)》,旨在更好地指导中医药信息标准的制修订与管理实施。《中医药信息标准体系表(试行)》主要包括中医药信息标准体系层级结构图(图 6 - 1)和中医药信息标准体系明细表两大部分,中医药信息标准体系层次结构图包括信息基础标准明细表、信息技术标准明细表、信息管理标准明细表和信息工作标准明细表四大类目,并在其下按照不同属性和需要确定相关子类目。中医药信息标准体系明细表的收录范围包括国家中医药管理局已经发布实施、正在制定和准备制定的信息标准以及中医药信息化建设必须遵循的相关标准和规范性文件等。

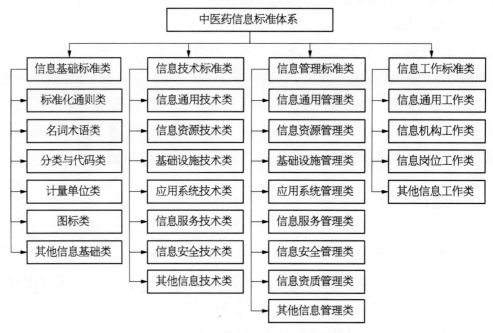

图 6 - 1　中医药信息标准体系层次结构图

二、基于标准化体系配套的中医药信息标准项目

2015 年国家中医药管理局下发 101 项中医药信息标准制修订项目任务计划,研究和制

定中医药数据元、数据集、功能规范、建设指南、信息分类与代码,涉及中医药电子政务、临床医疗、临床药物、临床护技、医院管理和中医馆等领域。该批项目由中国中医药信息学会承担,学会组织行业内各医疗机构、科研院校、企业等进行标准制修订研究。通过开展本批项目的研究,初步构建与卫生信息标准相融合的中医药信息标准体系,基本完成中医药基础标准、数据标准、管理标准、工作标准等的编制以及基层医疗卫生机构中医诊疗区(中医馆)健康信息云平台相关标准的研究与制定任务。满足中医药信息化建设的基本需要,促进中医药信息资源共享和交换、互联互通和有效开发利用;进一步提高中医药信息行业标准制修订的能力和水平,培养行业整体标准化意识,培养一批中医药信息化、标准化专家团队和骨干人员。

该批 101 项中医药信息标准项目包括:信息基础标准 8 项、信息技术标准 74 项、信息管理标准 17 项和信息工作标准 2 项。具体见表 6-1。

表 6-1　101 项中医药信息标准项目分类明细表

序号	一级类目	二级类目	三级类目	标准数量	合计
1	信息基础标准	标准通则类	体系表	1	8
		分类代码类	信息分类与代码	6	
		其他基础类	框架类	1	
2	信息技术标准	信息资源技术类	数据元	14	74
		应用系统技术类	数据集	25	
			其他类	2	
			系统功能规范	24	
			接口技术规范	3	
			共享文档规范	4	
			其他类	2	
3	信息管理标准	应用系统管理类	建设指南	16	17
		信息安全管理类	安全管理规范	1	
4	信息工作标准	机构工作类	工作规范	2	2
总计					101

2019 年 3 月 20 日中国中医药信息学会印发《中国中医药信息学会 57 项团体标准发布公告》,此次共发布《中医药信息化常用术语》等中医药信息团体标准 57 项,于 2019 年 5 月 1 日起正式实施。该批 57 项团体标准的发布,表明中医药行业初步构建起与卫生信息标准相融合的中医药信息标准体系,是中医药信息领域第一次大规模、集约化研究、制定和发布的中医药信息标准,是推进、指导和规范各级各类中医药机构开展中医药信息化建设的重要依据,是做好中医药信息纵向贯通、横向互通,实现中医药与医疗健康业务协同、信息互

联互通的基础和保障,是实现中医药信息化跨越式发展的基础工作,是推进中医药信息化、标准化建设的重要一环,对今后中医药信息信息化、标准化的创新发展具有深远意义。

第三节

中医药信息国际标准化工作概况

随着中医药在国际上广为传播和应用,信息技术在中医药医疗、科研、教育、国际交流与合作等各个领域均得到了不同层次的应用,日益频繁的中医药国际科技文化交流,区域更广的中医医疗保健服务需求和更加规范的中医药服务和产品国际市场,都对中医药信息标准化提出了更多、更高的需求。主要表现在中医药国际科技文化交流要求建立统一的中医药信息分类代码体系,包括:中医基础信息、临床信息、保健信息、中药信息的分类代码等,特别是在中医药文献信息的加工、处理及利用方面形成标准;区域医疗信息化发展趋势加快,迫切要求在中医医疗保健服务领域形成数据共享和交换标准,包括中医临床信息、保健服务信息及公共卫生信息的采集、存储、交换标准等,实现区域医疗协同和卫生信息共享;中医药信息化国际市场逐步发展壮大,加强中医药服务和信息化产品质量监测的呼声高涨,需要建立中医药信息统计采集指标、数据处理方法等相关技术标准,以及中医药数字化诊疗仪器和设备等信息化产品的检测方法、评估标准。

通过建立中医药学名词术语分类、主题词表等基础性信息标准,规范中医药学知识本体和基本概念的信息化表达,有助于形成完整、规范的中医药学概念体系,促进世界范围内中医药科学知识和疾病防治理念及方法的有效传播。通过推广统一的中医医疗保健服务信息采集、存储和交换等技术标准,实现各类中医医疗保健服务及公共卫生信息系统之间的数据交换和互操作,满足区域医疗保健服务发展的信息化需求。通过制定和实施中医病证分类代码、疗效评价标准及中医药信息化产品相关技术标准等,增强中医药服务质量监测能力和信息化产品竞争力,有利于健全中医药服务和产品市场监管体系,规范中医药国际市场的竞争秩序。

医学信息标准可归纳为医学术语标准、数据交换标准和系统协同标准 3 类。目前在国际上,中医药领域开展的信息化标准化主要包括名词术语、数据体系架构与信息模型、数据元与元数据、分类与编码、信息交换与共享、信息安全与管理等方面工作。

一、WHO 传统医学疾病分类 ICD - 11

国际疾病分类(international classification of diseases, ICD)是由 WHO 制定颁布的国际统一的疾病分类标准,它根据疾病的病因、病理、临床表现和解剖位置等特性,将疾病分门别类,使其成为一个有序的组合,并以编码的形式来表示其系统性。ICD 作为权威的国际疾病分类标准已有百年应用历史,各国政府将其广泛地应用于卫生统计、行政管理以及科学研究中,也是发达国家医疗保险付费的重要依据。

在 ICD 的 10 次改版中均没有传统医学的一席之地,直到 2009 年随着 WHO 传统医学战略的实施才提出在国际疾病分类体系中应有符合传统医学需求的分类代码体系并准备在第十一版修订中增加传统医学章节。

考虑到传统医学当前发展现状,WHO 决定 ICD 第十一版(ICD - 11)传统医学章节暂时只涵盖起源于古代中医的,在中、日、韩等东亚国家得到长足发展的传统医学模块。2019 年 5 月 25 日第七十二届世界卫生大会(WHA)顺利通过了包含传统医学章节在内的 ICD - 11,整个传统医学章节涵盖了中医药为主的传统医学 150 条疾病和 196 条证候。目前,ICD - 11 中疾病(传统医学)具体内容包括以下几点。

(1) 症状学:通过传统医学的诊断方法获得的症状、体征或独特的临床发现,如脉象、舌质、舌苔等。

(2) 病因学:传统医学的病因学解释包括气候因素(传统医学中的外因),情感因素(传统医学中的七情)或其他病理因素、过程或产物。

(3) 病程及预后:疾病发生后特定的发展过程及预后。

(4) 治疗反应:传统医药干预后的治疗反应。在一个特定的中医疾病中,症状学和病因是必须包括的。病程、预后以及治疗反应则不是必须包括的。

二、WHO 西太区办事处制定的相关标准

WHO 西太区办事处开展的传统医学信息标准化工作包括:名词术语标准、针灸穴位标准和循证传统医学临床指南等。2007 年西太区办事处正式出版"WHO International Standard Terminologies on Traditional Medicine in the Western Pacific Region (2007)"(《WHO 传统医学术语国际标准》),出版语种为英文和中文。该标准共收录3 686条术语,分为 8 个章节:① 基础。② 基础理论。③ 诊断。④ 疾病。⑤ 治法。⑥ 针灸。⑦ 药物治疗。⑧ 经

典古籍。由于传统医学领域的专有名词术语均主要来源于古代中医,该标准充分考虑了中国文化、汉文字的表达概念的特点,以及译文与原文之间的细微差异。制定过程中还考虑了以下因素。

(1) 词条选取标准: 约有 4 000 个词条是选取来自《黄帝内经》和张仲景的经典古籍。

(2) 选择准确的英文对应词,充分考虑中国汉字的造字规律,如一词多义等情况。

(3) 避免新造英文单词,不使用拼音。

(4) 西医词汇当含义与中医相同时,应采用已有的西医词汇。

(5) 与 WHO 发布的《针灸经穴定名》标准保持一致。

三、世界中医药学会联合会出版《中医基本名词术语中英对照国际标准》

《中医基本名词术语中英对照国际标准》于 2007 年由世界中医药学会联合会在北京正式发布。该标准共制定 6 526 个中医基本名词术语词条,其中中药、方剂、针灸穴名等三类1 500 多个词条中,每一个术语都采用拼音、英文、代码、拉丁名 4 种方式清晰表达。词条选择主要来源于中华人民共和国国家中医药管理局和教育部高等教育司组织编写的《中医药常用名词术语词典》(李振吉主编,中国中医药出版社,2001 年版)、中医药学名词审定委员会审定的《中医药学名词》(全国科学技术名词审定委员会公布,科学出版社 2004 年版),并参考了经国家中医药管理局和中国国家标准化管理委员会发布的《中华人民共和国国家标准中医基础理论术语》(GB/T 20348—2006)。该名词术语标准目前已开发了网络版,提供在线免费检索服务,超过 30 000 人次的检索量。为突出中医特色原则,力求英译词义尽量与其学术内涵相对应,该标准还提出了中医疾病名称的"双译法",即直译中医病名同时又标明对应的英文西医病名。按照中医学术体系归类排列,并按以下方式编码。

01: 学科名称;02: 阴阳五行;03: 藏象;04: 形体官窍;05: 气血津液精神;06: 经络;07: 病因;08: 病机;09: 诊法;10: 辨证;11: 治则治法;12: 中药;13: 方剂;14: 内科;15: 外科;16: 妇科;17: 儿科;18: 眼、耳鼻喉科;19: 骨科;20: 针灸;21: 养生康复、五运六气。

中医名词术语英译过程中遵守了以下基本原则。

(1) 对应性:英译词义尽量与其中文学术内涵相对应,是最重要的原则。

(2) 简洁性:在不影响清晰度的前提下,译名越简单越好,避免辞典式释义。

(3) 同一性:同一概念的名词只用同一词对译。

(4) 约定俗成:目前已通行的译名,与前述原则虽然不完全符合,仍可考虑采用。

四、医学系统命名法——临床术语（systematized nomenclature of medicine clinical terms，SNOMED CT）与中医临床术语系统

医学术语的规范化是提高疾病分类质量的重要环节,它的准确与否直接影响病种统计结果的一致性和可比性。为普及临床医师书写病历时使用规范的中医临床术语,需要对临床术语进行有效的管理与推广。SNOMED CT 是基于概念的结构化综合性临床术语集,是目前世界上使用最广泛的临床医学术语与信息编码系统。国际卫生术语标准制定组织（International Health Terminology Standards Development Organization，IHTSDO）于 2007 年 3 月 23 日在丹麦正式注册,是一个非营利性组织,拥有 SNOMED CT 所有权,负责 SNOMED CT 的开发、维护和促进。目前 IHTSDO 有 20 多个成员,并授权超过 5 000 的个人与组织使用 SNOMED CT。IHTSDO 对 SNOMED CT 的组织管理经验有利于中医临床标准术语集的构建、发展、管理与应用。

中医临床术语系统（traditional Chinese medicine-clinical terms system，TCMCTS）是借鉴 SNOMED CT 构建的,根据中医诊疗特点,将中医临床相关概念分类。该系统根据概念间关系组成,通过概念、术语和关系来客观准确表达中医临床范围的信息。目的是应用于医疗记录、临床交流和中医学科研,用于中医临床信息的编码、检索、分析等。它的词库涵盖了中医临床文档记录的内容及表达。系统共收录约 11 万个概念、27 万个术语。

第四节
ISO 平台下开展的中医药信息标准化工作

2011 年 5 月第二次 ISO/TC 249 荷兰海牙年会上,正式成立了术语及信息学工作组（WG 5）,英文名为 terminology and informatics,当时是由中国和韩国承担召集人和秘书处的工作。信息标准是中医药学科发展的基础,也是中医药国际化的重要推动环节之一,部分重要术语内涵外延的确定往往较为敏感,加之 WG 5 为中药、设备、诊断等各领域制定的标准又是其他工作组标准化工作的基础,因此 WG 5 一直受到 ISO/TC 249 成员国的高度关注。

随着时代的发展,中医药信息学标准化领域的需求迫切,而与计算机技术相关的纯信

息学内容也逐渐从 WG 5 工作组作为分支而独立出来。2012 年 10 月 ISO/TC 215(健康信息学技术委员会)与 TC 249 正式建立联络关系,此后又成立了联合工作组,代号 TC 215/JWG1 和 TC 249/JWG1。2013 年 5 月南非德班会议是联合工作组 TC 249/JWG1 第一次会议,由于当时程序和组织框架尚不明确,因此采取的形式是与 WG 5 联合开会的形式。WG 5 主要工作重心逐渐放在中医名词术语和与中医本体相关的信息部分工作。

一、ISO/TC 249/WG 5

(一) ISO/TC 249/WG 5 成立背景

国际标准是全球通用语言,而中医名词术语是中医药国际标准化的基础。标准在促进国际贸易、推动产业改革创新和保障人民群众安全等方面发挥了重要作用。在所有技术领域的标准化各项环节中,考虑先行的是术语的标准化工作。

术语是表达某一抽象概念的语言单位。制定专业术语应遵循科学、规范及准确的原则来确定术语的定义,并尽量界定其区别特征。不统一的术语会导致技术人员在沟通和理解上的混乱,更会造成不必要的损失。开展术语标准化工作、建立统一概念体系是推动该专业领域工作的重要环节。几千年来,因历史、地域、文化等因素影响,中医理论中一词多义、多义一词、名实不符比比皆是。至今在临床使用过程中仍出现同名(方)异物、同物异名(方),曾经发生过的误服"木通"等国际事件,严重影响着中医药在国际上的声誉和人民群众自身安全。

作为高度凝练中医药理论和临床治疗思维等外延与内涵的名词术语,其规范化和标准化"对于中医药知识的传播,国内外医药交流,学科与行业间的沟通,中医药科技成果的推广使用和生产技术的发展,中医药书刊和教材的编辑出版,特别是对中医药现代化、国际化,都具有十分重要而深远的意义"。中医药术语标准化建设将会推进各方传统医药体系的互学互鉴,携手应对公共卫生挑战。

(二) ISO/TC 249/WG 5 工作概况

TC 249 制定的中医药产品、服务、教育培训等各领域的标准,对建立一套科学有效的中医药评价体系起到重要支撑作用。2011 年 5 月 TC 249 成立 WG 5,该工作组业务范围包括中医药名词、术语、分类和本体概念。自 2011—2019 年中、韩两国专家轮流担任召集人职位,中国方首任召集人为中国中医科学院、世界中医药学会联合会王奎教授,韩国方则由庆熙大学东方医学国际学院高炳熙教授担任,工作组设中国和韩国双秘书制。本着合作共赢、共商长远的国际理念,两国于 2014 年正式签署了联合召集人合作框架与协议,建立了一套行之有效的轮值制度。

从建组之初发展的 10 年中,WG 5 共有注册专家 132 名,来自全球五大洲 15 个国家和地区,包括中国、日本、韩国、匈牙利、西班牙、美国、德国、泰国、肯尼亚等,共发布了 6 项国际标准,在研标准项目 2 项,预工作提案 8 项。表 6-2 给出已出版标准和在研项目情况。

表 6-2 TC 249/WG 5 出版标准及在研项目

标准/项目号	标准/项目名称	
	英 文	中 文
ISO 19465:2017	Traditional Chinese medicine — Categories of traditional Chinese medicine (TCM) clinical terminological systems	中医药——中医临床术语系统
ISO 18662-1:2017	Traditional Chinese medicine — Vocabulary — Part 1: Chinese materia medica	中医药——术语——第一部分:中药材
ISO/TR 23022:2018	Traditional Chinese medicine — Controlled vocabulary on Japanese Kampo formulas and the indication codes for the products	中医药——汉方方剂及产品编码
ISO 20334:2018	Traditional Chinese medicine — Coding system of formulae	中医药——方剂编码系统
ISO/TR 23021:2018	Traditional Chinese medicine — Controlled vocabulary on Japanese Kampo crude drugs	中医药——汉方原药材词汇
ISO 18662-2:2020	Traditional Chinese medicine — Vocabulary — Part 2: Processing of Chinese materia medica	中医药——词汇——第二部分:中药炮制
ISO/CD 23961-1	Traditional Chinese medicine — Vocabulary for diagnostics — Part 1: Tongue	中医药——诊断词汇—第一部分:舌
ISO/CD 23961-2	Traditional Chinese medicine — Vocabulary for diagnostics — Part 2: Pulse	中医药——诊断词汇—第二部分:脉

(三) ISO/TC 249/WG 5 术语标准化工作思考

(1) 做好顶层设计和战略规划,建立中医药术语国际标准化体系:中医药术语国际标准化是一项基础性的复杂工程。近几十年来,国际组织标准、国家标准、行业标准、各类规范、辞典,海外社会办学和培训机构翻译教材及读物陆续出版但仍存在不统一、不规范的情况。从前面的数据可以看出,ISO/TC 249 10 年来共发布的 62 项国际标准中,产品类标准达到 75%,但名词术语工作组只出版了 6 个标准。针对其他技术工作组对本专业统一的名词术语需求问题,相应的术语标准化工作还需要加快进度。当前应尽快考虑建立完善的全局性、协调统一的中医药术语国际标准化体系,做好顶层设计和战略规划并查缺补漏,整合有效资源,有步骤地制定中医术语标准。

(2) 探索一套符合中医药发展规律和特色的术语标准方法学原则:语言既是承载信息内涵的工具和外衣,同时也是传承文化的载体。中医药源于古代中国的实践,几千年的发展进程中蕴含了丰富深奥的历史、哲学、文化、宗教等思想。汉字是中医学术思想准确传播的关键,因此在中医药术语翻译过程中经常会讨论使用何种方法才能起到"信、达、雅"的作用。但无论使用归化、异化或其他翻译方法,两种语言之间的完全对等是不存在的,在制定国际标准时更应该遵循中医学学科的特性和规律,不扭曲和抹杀中医的本源。

另外,中医术语标准的制定绝对不能简单等同于中译英。中医是少数具有中国原创知识产权的学科,它的传播基础是规范的名词术语,因此应尽快制定一套中医术语标准方法学理论,除翻译策略和标准化的问题,我们还需要考虑 ISO 国际标准术语词条的表达项是否应包括拼音、中文繁体字、简体字和经典出处。另外对于不同学科,制定方法和手段也不尽相同,如中药术语应给出拉丁学名、用药部位等信息;在中医诊断学中,四诊客观化的成果应作为一种创新的诊断学词汇表现方式,如在制定"浮脉"的术语中,添加符合 ISO 要求的采集设备的脉波图作为参照使用;另如"绛红舌",则考虑使用在标准光源下,舌诊仪设备采集的图片作为参照。这些创新方法都应被纳入术语标准方法学原则当中。

(3) 建立与其他国际组织之间的动态协调机制:制定名词术语标准的专家,既需要懂得一定的中医药学术、科研、临床领域的知识,又需具备深厚的多语种语言功底,还需要懂得标准化程序和技巧并具备国际化的视野和谋略。WHO 和世界中医药学会联合会先后发布的《WHO 西太平洋地区传统医学名词术语国际标准》和《中医基本名词术语中英对照国际标准》,这些标准已被各国的民众广泛认可和尊重。WG 5 目前取得的成果正是以这些国际组织协商一致,在充分达成共识的前提下,在其在研项目中,中医四诊术语,如舌、脉诊,也充分考虑使用部分 WHO 的已有术语定义。在未来中医名词术语新提案中,工作组也与WHO 相关部门达成共识,ISO/TC 249 和 WHO 的术语分类标准应尽量保持一致,在 ICD–11 传统医学章节核心骨架的基础和框架上继续扩充 ISO/TC 249 实际需要的具体术语条目。国际标准化平台在及时更新内容和查漏补缺上更具有程序和时间上的优势,构建完整统一的中医名词术语标准化体系将是这个组未来的重心。

二、ISO/TC 215 和 ISO/TC 249/JWG1(中医药信息联合工作组)

(一) ISO/TC 215 中医药信息标准研究进展

1. ISO/TC 215 简介　ISO 在 1998 年设立了健康信息学技术委员会(Technical Committee

215，TC 215），其工作范围是健康信息领域以及健康信息与通信技术领域的标准化，目的是促进独立系统间的"互操作"，使健康信息和数据达到兼容和一致，同时减少信息和数据的重复和冗余。健康信息与通信技术范围包括：医疗服务、疾病预防和健康促进、公共卫生和监测、与健康服务有关的临床研究。该委员会经理由美国标准化协会 Rachel Hawthorne 女士担任，ISO/TC 215 历任和现任主席见表 6-3。

表 6-3　ISO/TC 215 历任和现任主席

姓　名	在任时间	国　家
Peter Treseder	1998—2003	澳大利亚
Yun Sik Kwak	2003—2009	美　国
Christopher Chute	2010—2015	美　国
Michael Glickman	2015—	美　国

作为老牌的国际标准化先进国家，美国的国内依托单位的成员包括了医疗信息行业、标准应用、政府及学术团体等领域的专家，值得中医药标准化同行们借鉴。

自成立以来，ISO/TC 215 成立了多个工作组：① WG 1：数据结构、框架和模型。② WG 2：系统和设备信息互操作。③ WG 3：语义内容。④ WG 4：信息安全。⑤ WG 6：药房与药品。⑥ ISO/TC 215-IEC/SC 62A WG 联合工作组（JWG7）：风险管理应用于与医疗设备相结合的信息技术网络。⑦ ISO/TC 215-ISO/TC 249 中医药，其中信息联合工作组（JWG1）：中医药信息联合工作组于 2012 年建立。随着人类基因组学技术的推广，TC 215 在 2019 年正式成立了分技术委员会，即基因组学信息化分技术委员会，代号 SC1。

2. 传统医学信息标准化工作组（ISO/TC 215/WG10）　早在 2003 年 TC 215 的秘书长和主席就开始考虑如何进行机构重组与改革。对每个工作组的分工、现状、问题和未来均作了分析，并形成报告。对联络组织的关系存留问题也做了细致的调查和分析。作为一个老牌技术委员会发展了 20 余年，需时刻进行追踪、调整和及时扭转方向，保证标准是市场上可落地可应用，而非学术探讨的目的。因此 ISO/TC 215 陆续又建立了 5 个任务组：① 医疗过程中的电子交易。② 多学科临床医生。③ 设备联合工作组。④ 传统医学。⑤ 健康卡——患者安全和质量。这些任务组随着工作的开展逐步合并或解散，至 2020 年，又有新的任务组被建立起来，如人工智能技术、个人数字化技术等。

考虑到传统医学渐渐在医疗卫生系统中发挥着不可忽视的作用，利益相关国包括中国、日本、韩国、美国、印度、瑞典、斯里兰卡等。自 2008 年开始经过反复多轮的讨论，传统医学任务组终于在 2009 年 4 月正式设立，代号 TMTF。召集人由时任 TC 215 委员会主席郭然植(Yun Sik Kwak)教授担任,可见其对这个新标准化领域的重视程度。早期该任务组工作主要包括:① 确定传统医学的标准需求。② 提出新的传统医学工作提案。③ 审阅 TC 215 新的工作提案以判断哪部分内容可以融入传统医学的需求。任务组向 WG 3 语义组汇报并接受管理。

如今经过十年的发展至 2020 年 3 月,传统医学任务组已正式升级成工作组,原有的任务组组织结构已被取代,新工作组被命名为 ISO/TC 215/WG10,名称定为 Traditional Medicine。美国专家 Gora Datta 承担召集人职位,上海中医药大学中医药国际标准化研究所李静承担秘书工作,新建立的工作组将会为除中医药以外的其他医学体系的信息标准化打开新局面,中医药信息领域的国际标准化工作经验也可以供其他传统医学借鉴学习。

3. ISO/TC 215 中医药及传统医药信息标准研制进展 截至 2020 年 3 月 1 日,ISO/TC 215 已发布 197 个国际健康信息标准,另外有 55 个标准正在研制过程中,我国中医界自 2008 年开始就由国家主导,派专家组参与 TC 215 活动,目前由 ISO/TC 215 发布的传统医学信息国际标准有 15 个,其中我国主导研制的中医药信息国际标准有 9 个,见表 6-4。

表 6-4 ISO/TC 215 发布的传统医学信息国际标准

标准号	标准 名 称	
	英 文	中 文
ISO/TS 16277-1: 2015	Health informatics — Categorial structures of clinical findings in traditional medicine — Part 1: Traditional Chinese, Japanese and Korean medicine	健康信息学——传统医学临床发现的语义范畴结构—第一部分:中医学、日本医学和韩医学
ISO/TS 16843-1: 2016	Health informatics — Categorial structures for representation of acupuncture — Part 1: Acupuncture points	健康信息学——针刺表示的语义范畴结构—第一部分:针刺穴位
ISO/TS 16843-2: 2015	Health informatics — Categorial structures for representation of acupuncture — Part 2: Needling	健康信息学——针刺表示的语义范畴结构—第二部分:进针
ISO/TS 16843-3: 2017	Health informatics — Categorial structures for representation of acupuncture — Part 3: Moxibustion	健康信息学——针刺表示的语义范畴结构—第三部分:灸法
ISO/TS 16843-4: 2017	Health informatics — Categorial structures for representation of acupuncture — Part 4: Meridian and collateral channels	健康信息学——针刺表示的语义范畴结构—第四部分:经络
ISO/TS 16843-5: 2019	Health Informatics — Categorial structures for representation of acupuncture — Part 5: Cupping	健康信息学——针刺表示的语义范畴结构—第五部分:拔罐
ISO/TS 18062: 2016	Health informatics — Categorial structure for representation of herbal medicaments in terminological systems	健康信息学——在术语系统中"草药"表示的语义范畴结构

（续表）

标准号	标准名称	
	英 文	中 文
ISO/TS 17938：2014	Health informatics — Semantic network framework of traditional Chinese medicine language system	健康信息学——中医药语言系统语义网络框架
ISO/TS 17948：2014	Health informatics — Traditional Chinese medicine literature metadata	健康信息学——中医药文献元数据
ISO/TS 18790-1：2015	Health informatics — Profiling framework and classification for Traditional Medicine informatics standards development — Part 1：traditional Chinese medicine	健康信息学——传统医学信息学标准制定特征描述框架与分类——第一部分：中医药
ISO/TS 21831：2020	Information model of Chinese materia medica processing	健康信息学——中药炮制信息模型
ISO/TS 22558：2019	Health informatics — Classification of traditional Chinese medicine data sets	健康信息学——中医数据集分类
ISO/TS 22773：2019	Health Informatics — Categorial structures for the representation of the decocting process in traditional Chinese medicine	健康信息学——中药煎煮的语义框架
ISO/TS 22835：2018	Health informatics — Information model of combination of decoction pieces in Chinese medicines	健康信息学——中药配伍信息模型
ISO/TS 23303：2020	Health informatics — Categorial structure for Chinese materia medica products manufacturing process	健康信息学——中药生产工艺的语义框架

（二）ISO/TC 249/JWG1 中医药信息标准研制进展

1. ISO/TC 249/JWG1 简介　2012 年 10 月，经与 ISO 总部、ISO/TC 215 秘书处协商，TC 249 正式成立与 ISO/TC 215 信息学联合工作组，代号为 JWG1。该机制作为当时的一大创新，在整个 ISO 领域 200 多个技术委员会中实属罕见，因此并没有成熟的操作方法和程序可以直接使用。联合工作组成立后，双方共同商议 ISO/TC 215 与 ISO/TC 249 内与中医药信息相关的国际标准都必须纳入该工作组的业务范围。JWG1 的意义在于促进 TC 215 和 TC 249 的专家携手对联合项目做出贡献，避免资源的重复和浪费，保证标准制定的科学性和实用性。目前 TC 249/WG5 的所有新项目都要由 JWG1 的联合召集人进行评估，以确定其是否应由 JWG1 工作组主导项目的推进。

2012 年两个技术委员会秘书处在信息共享和合作制定标准上，达成了共识并创建了一套操作程序文件。自 2017 年开始，中国中医科学院中医药信息研究所李海燕教授担任 TC 249/JWG1 召集人职位，其领导的团队目前在这个工作组里承担了多个标准项目的研制。

2. ISO／TC 249／JWG1 中医药信息标准研制进展 截至 2020 年 4 月 1 日，ISO／TC 249／JWG1 共发布中医药标准 7 个，全部由我国专家主导，见表 6-5。

表 6-5 ISO／TC 249／JWG1 发布的中医药标准

标准号	标 准 名 称	
	英 文	中 文
ISO／18668-1：2016	Traditional Chinese medicine — Coding system of Chinese medicine — Part 1：Coding rules for decoction pieces	中医药——中药编码系统——第一部分：中药编码规则
ISO／18668-2：2017	Traditional Chinese medicine — Coding system of Chinese medicines — Part 2：Codes of decoction pieces	中医药——中药编码系统——第二部分：饮片编码
ISO／18668-3：2017	Traditional Chinese medicine — Coding system of Chinese medicines — Part 3：Codes of Chinese materia medica	中医药——中药编码系统——第三部分：中药材编码
ISO／18668-4：2017	Traditional Chinese medicine — Coding system of Chinese medicines — Part 4：Codes of granule forms of individual medicinals for prescriptions（GFIMP）	中医药——中药编码系统——第四部分：中药配方颗粒编码
ISO／20333：2017	Traditional Chinese medicine — Coding rules for Chinese medicines in supply chain management	中医药——中药供应链管理编码规则
ISO／TS 22990：2019	Traditional Chinese medicine — Categories of clinical terminological systems to support integration of traditional Chinese medicine and western medicine	中医药——中西医结合临床术语系统
ISO 22894：2020	Traditional Chinese medicine — Pulse waveform format	中医药——脉波格式

已立项在研中医药信息标准项目有 3 个，见表 6-6。

表 6-6 ISO／TC 249／JWG1 已立项在研中医药信息标准项目

标准号	标 准 名 称	
	英 文	中 文
ISO／DTS 23030	Traditional Chinese medicine — Clinical document specification for prescription of TCM decoction pieces	中医药——中药饮片处方临床文档规范
ISO／AWI 23963-1	Traditional Chinese medicine — Requirements for process traceability system of Chinese materia medica and decoction pieces — Part 1：components	中医药——中药饮片溯源体系要求——第一部分：组成
ISO／AWI 23963-2	Traditional Chinese medicine — requirements for process traceability system of Chinese materia medica and decoction pieces — Part 2：electronic labelling	中医药——中药饮片溯源体系要求——第二部分：电子标签

(三) 中医药信息国际标准的主要内容和意义

1.《ISO/TS 18790-1:2015 健康信息学——中医药信息标准体系框架与分类》 2015 年,ISO 发布国际标准,该标准由中国中医科学院中医药信息研究所牵头完成,是 ISO/TC 215 与 ISO/TC 249 的首个联合工作项目。

该标准实现了中医药信息标准体系的顶层设计,有助于中医药行业内部共识及其与大健康信息标准之间的衔接,对于中医药信息标准体系建设、信息标准制修订、规划计划制定等,具有深远意义。该项标准对中医药信息标准的范围进行了清晰界定,提出了中医药信息标准类别的全面定义和分类方法,建立了中医药信息标准应用和内容描述的共识,区分出不同信息标准的制订过程及其相互关系。明确了"中医药信息标准"的研究范围主要是中医药信息领域的标准化,目的是使中医药信息和数据达到兼容和一致,减少信息和数据的重复和冗余,促进各个独立信息系统间的"互操作",以及与其他健康信息系统之间的兼容与协调。

该项标准规定了中医药信息标准体系的三维框架,即业务域维、信息化要素维和特异度维。"业务域维"主要指中医药信息涉及的业务主题域范围,包括医疗保健、临床研究、文化教育、中药生产流通、中药资源监测、信息管理 6 个方面;"信息化要素维"划分为术语资源、数据资源、信息系统、电子设备通讯 4 个类别;"特异度维"指从抽象概念模型过渡到具体操作规范的水平,分为概念层、逻辑层、物理层 3 个层次。

2.《ISO 19465:2017 中医药——中医临床术语系统分类结构》 *ISO 19465: 2017 Traditional Chinese Medicine — Categories of TCM Clinical Terminological System*(《中医药——中医临床术语系统分类结构》)。该标准由中国中医科学院中医药信息研究所完成,项目负责人崔蒙研究员 2011 年向 ISO/TC 249 提交了项目建议,此后历时近 6 年时间,经崔蒙研究员、李海燕研究员带领的信息标准研究团队深入研究,国内外专家反复论证、修改,于 2017 年 2 月 28 日由 ISO 正式发布。

《中医临床术语系统分类结构》的目标是在中医临床领域指定一个范畴结构,描述中医临床术语的顶层分类和术语层级分类。该标准针对中医临床术语提出分类规则与分类结构,将中医临床术语顶层概念分为 17 个大类,并对每个顶层类进行详细的定义和描述。17 个顶层类包括:症状体征、诊察对象、病证、中医操作/方法、病因病机、分期与传变、原理和经验、治则治法、中药、机体形态、中医体内物质、中医环境和地理定位、中医器械和设备、中医计量单位和量词、连接概念、医案结构、短语。该标准提供中医临床术语系统的顶层分类结构,将支持中医临床术语的规范化加工,以及电子病历、临床决策支持系统等中医临床信息系统的研制。

3. 《ISO/TS 22990：2019 中医药——中西医结合临床术语系统》 *ISO/TS 22990: 2019 Traditional Chinese medicine — Categories of clinical terminological systems to support integration of traditional Chinese medicine and western medicine*（《中医药——中西医结合临床术语系统》）由中国中医科学院中医药信息研究所崔蒙研究员作为项目负责人牵头完成。自 2017 年正式立项后，经 TC 249 和 TC 215 专家的共同努力，于 2019 年 5 月 16 日正式出版。

项目负责团队充分调研我国现行中医医院、西医医院及中西医结合医院的临床术语使用情况、电子病历系统等，并组织国内外中西医学专家、医院信息化专家深入研究中西医临床术语系统与 SNOMED、中医临床术语集两个系统之间的区别与联系。本标准建立了中西医临床术语相融合的逻辑一致的核心分类框架，其不仅包括中西医的专业临床术语，还包括电子病历涉及的所有非专业社会用语，并且对每一类术语的属性进行界定。其不但可以为促进中医临床数据与西医临床数据的一致性存储、检索、整合奠定基础，而且可以为相关新术语系统的开发提供支撑。

4. ISO 中药编码系列标准 《ISO 18668‑1：2016 中医药——中药编码系统—第一部分：中药编码规则》《ISO 18668‑2：2017 中医药——中药编码系统—第二部分：中药饮片的编码》《ISO 18668‑3：中医药——2017 中药编码系统—第三部分：中药材的编码》和《ISO 18668‑4：2017 中医药——中药编码系统—第四部分：中药配方颗粒的编码》确定了中药材、中药饮片、中药配方颗粒的"身份证"编码规则，并对以上 3 类中药产品共计 2 197 种（国标为 6 860 种，ISO 为 2 197 种）进行了编码，使这些品种拥有了全球通用的身份证号码，方便中药国际贸易的信息互通；《ISO 20334：2018 中医药——中药方剂编码系统》，确定了中药方剂的分类和编码规则，对 1 233 首（国标为 1 089 首，ISO 为 1 233 首）常用经典中药方剂进行编码，并为其打上出自中国中医古籍的烙印，在推广中医全球化的同时保护中国中医药知识产权，防止他国肆意注册或"申遗"；《ISO 20333：2017 中医药——中药供应链管理编码系统》规定了中药产品、规格、产地、单位、等级、生产日期、批次号、数量等标识信息的编码与表示，便于中药产品质量溯源与监督，为深化医药卫生体制改革，特别是全球中药流通领域的改革创新提供编码、扫码等数据库支持。这 6 个国际标准应用中药全球"统一编码"，使每味中药在全球有了唯一的"身份"，从生产、经营、流通到使用所有环节，形成中药全过程追溯体系，突出了中药特色，体现药材来源的真实性、药用部位的精准性、炮制方法的规范性和饮片规格的统一性。维护消费者知情权，保障用药安全与有效。2019年项目负责人和团队荣获"ISO 卓越贡献奖"。

中医药信息国际标准化工作思考

中医药信息标准在中医信息化中发挥着基础性和关键性的作用。近年来,中医药信息标准化取得了一系列突破性成果,但也存在着相当的困难与挑战,主要总结为以下几点。

一、中医药学自身固有特点使其与现代信息科学的无缝融合存在一定的困难

中医药信息学由中医学与信息科学交叉产生。信息科学基于西方哲学与西方科学所产生,它以一般信息为研究对象,研究一般信息过程基本原理与基本规律的科学。中医学根植于中华文化,基于中国哲学,以天人合一的整体观及辨证论治的个体化诊疗思想为特征,是研究人体生命运动的科学。中医学与信息科学两者之间虽然存在哲学领域的部分共同基础,但是现代信息科学的极致发展使得中医一些固有元素暂时找不到归位。这一点在中医药信息标准化中的体现尤其突出。

二、中医药数据的特点决定了其标准化面临着技术困难

中医药信息标准规定了信息采集、传输、交换和利用时所采用的统一的规则、概念、名词、术语、代码和技术,其标准化的对象是中医药数据,而数字化的中医药信息即中医药数据具有如下特点。

(1)大量古汉语成分,难以与现代数据共同处理。

(2)名词术语不规范,一词多义、一义多词的现象十分普遍,造成数据清洗的困难。

(3)数据多为定性,缺少量化表达,使得现有计算机程序处理困难。

(4)非结构化数据较多,结构化难度较大,给数据分析造成困难。

(5)数据内容体现人文科学与自然科学的结合,逻辑推理困难显而易见,一般数据分析工具往往不适用。

(6)数据所具有的高维小样本及个性化特征需要特殊处理等。

(7)这些特点在中医药信息标准研制的过程中都或多或少会产生技术难点和阻碍。

三、中医医疗领域信息标准及其与西医信息标准的关系处理

目前,国内中医药信息标准化工作的重点是术语标准和数据资源标准的研制,在中医药学主题词表、中医临床标准术语集、中医药学语言系统等领域均需要与相对成熟的西医信息标准框架和内涵之间进行关系处理。尤其在中医药信息领域尚未形成科学、完整的信息标准体系之际,业内专家的共识度还不明确,这两者之间的关系如何处理是影响中医药信息领域标准制定的一个重要因素。

四、中医药数据标准缺乏造成了中医药的"数据孤岛"现象

相对开展较早的术语标准,中医药数据标准工作显得相对滞后,数量较少,信息系统和仪器方面的标准化工作则基本上接近空白。"数据孤岛"现象已成为困扰中医药信息化事业发展的老大难问题。

五、中医药信息标准化工作领域尚缺乏顶层设计

随着中医药热的兴起,不同国际组织之间纷纷开展了相关标准的制定,但遗憾的是各标准化组织之间缺乏协调,这将直接导致标准之间缺乏兼容性,难以配合使用。尤其是很多中医药的标准都是中国专家为主进行制定的,那么我们非常有理由相信中国政府可以做好该领域的顶层设计,对中医药信息标准化工作做好统筹规划,建立标准体系框架,并在行业内达成共识。可通过"自上而下"管理驱动的方法建立信息标准体系框架,以及"自下而上"业务驱动的方法建立中医临床信息概念模型;基于中医临床特征信息元素的值域,分析中医临床信息标准的需求,从而构建中医临床信息标准体系表。

在中国的主导下构建好标准体系框架并不断改进完善,在此基础上做好各国际组织之间的信息化工作战略布局,合理分工,最终达成信息标准化工作的协调发展。

ISO/TC 215 和 ISO/TC 249 联合协议请参阅附录三。

参考文献

[1] 沈杰,赵兴官.中医药信息化建设中存在的问题与对策[J].中国中医药图书情报杂志,2014,38(2):1-3.

［2］肖勇,田双桂,沈绍武.我国中医药信息化建设与发展的思考[J].医学信息学杂志,2019,40(7):12-17.

［3］王世伟.医学信息系统应用基础[M].北京:清华大学出版社,2012.

［4］万芳,钟赣生.中医药理论技术发展的方法学思考[M].北京:科学出版社,2011.

［5］桑滨生.中医药标准化概论[M].北京:中国中医药出版社,2013.

［6］李振吉.中医药国际标准化战略研究[M].北京:人民卫生出版社,2012.

［7］ISO/TC 215:Health Informatics Organisation Task Force Proposed Structure[S]. Version 2.5, 2011.

［8］杨阳,崔蒙.SNOMED 发展概况与展望[J].中国中医药信息杂志,2007,14(2):97-99.

［9］孟群.我国卫生信息标准体系建设[J].中国卫生标准管理,2012,4(12):24-31.

［10］刘丹红,徐勇勇,王瑞.卫生信息标准研究新进展系列报道之一揭秘国家卫生信息标准基础框架[J].计算机世界,2006(B12):1-4.

［11］董燕,崔蒙.中医药信息标准研究现状与趋势[J].世界科学技术:中医药现代化,2009,11(4):612-616.

［12］范为宇,崔蒙.有关传统医学信息标准化国际合作研究的反思[J].国际中医中药杂志,2006,28(4):4-7.

［13］李海燕.中医临床信息标准体系框架与体系表的构建研究[D].北京:中国中医科学院,2012.

［14］范为宇,崔蒙,陈守鹏.中医药数据集分类研究[J].世界科学技术——中医药现代化,2006,8(5):26-29.

［15］董燕,于彤,朱玲,等.中医药信息标准化研究进展[J].中国中医药信息杂志,2016,23(1):124-129.

［16］董燕,贾李蓉,朱彦,等.2013版 SNOMED CT 顶层概念调整及属性关系[J].中国医学创新,2014,11(3):106-108.

［17］董燕,朱玲,于彤,等.中医临床术语研究现状与系统构建方法探讨[J].国际中医中药杂志,2014,36(11):965-968.

［18］董燕,李海燕,崔蒙,等.中医临床术语集现状与改进措施[J].医学信息学杂志,2014,35(8):43-48.

［19］赵臻,邓文萍,常凯,等.中医药信息标准化进展[J].中国医院管理,2011,31(12):57-58.

［20］常凯.中医药信息化标准体系构建研究[D].武汉:湖北中医药大学,2012.

［21］中华人民共和国人民代表大会.中华人民共和国标准化法[J].中国标准化,2017(23):16-19.

［22］中华人民共和国国务院.中华人民共和国标准化法实施条例[J].航空标准化与质量,1990(4):323-331.

［23］国家中医药管理局.中医药标准制定管理办法(试行)[R].北京:国家中医药管理局,2012.

［24］中医药信息化发展"十三五"规划纲要[R].北京:国家中医药管理局,2016.

［25］肖勇.中医药信息化建设"十二五"规划研究——我国中医药信息化发展战略与策略研究[D].武汉:湖北中医药大学,2012.

［26］关于加强中医药标准化工作的指导意见[R].北京:国家中医药管理局,2012.

［27］国家标准化管理委员会.GB/T1 3016—2009《标准体系表编制原则和要求》[S].北京:中国标准出版社,2009.

［28］李振吉.中医药国际标准化战略研究[M].北京:人民卫生出版社,2012.

［29］常凯,王茂,马红敏,等.中医药标准体系表研究[J].中医杂志,2014,55(2):95-98.

［30］李海燕,于彤,崔蒙.中医药信息标准体系的总体框架研究[J].世界科学技术——中医药现代化,2014(7):1593-1596.

［31］中华人民共和国国家中医药管理局.国家中医药管理局关于印发《中医药信息标准体系表(试行)》的通知[R].北京:国家中医药管理局,2013.

［32］刘涛.中医医院信息基本数据集标准研究[D].武汉:湖北中医药大学,2012.

ISO
中医药国际标准
理论研究与实践

第七章

ISO／TC 249 的联络关系

在 ISO 的体系框架内,联络关系可以分为 3 类: 第一类是 ISO 各技术委员会之间的联络,如 ISO/TC 249 与 ISO/TC 215、与 ISO/TC 304、与 ISO/TC 314 的联络;第二类是 ISO 与 IEC 的联络,如 ISO/TC 249 与 IEC/SC 62D 的联络;第三类是 ISO 与其他国际组织的联络,如 ISO/TC 249 与 WHO、与世界中医药学会联合会(WFCMS)以及与世界针灸学会联合会(WFAS)的联络。

本章将重点论述 ISO/TC 249 与 WHO、WFCMS 和 WFAS 的联络关系,并介绍与 ISO/TC 249 建立联络关系的各技术委员会。研究 ISO/TC 249 的联络关系将有助于加强各个联络组织之间的沟通与协调,从而明确各自的分工与合作。

第一节

世界卫生组织

一、概况

(一)成立背景

世界卫生组织(WHO)成立于 1948 年 4 月 7 日,是联合国系统内国际卫生问题的指导和协调机构,是国际最大的公共卫生组织。WHO 的前身是 1907 年成立于巴黎的国际公共卫生局和 1920 年成立于日内瓦的国际联盟卫生组织。第二次世界大战后,联合国理事会决议召开国际卫生会议。1946 年 7 月 22 日,国际卫生会议在美国纽约正式举行,64 个国家代表签署了《世界卫生组织宪章》,并决定成立 WHO 临时委员会。1948 年 4 月 7 日,联合国批准《世界卫生组织宪章》正式生效,WHO 宣告成立,并将每年 4 月 7 日设立为"世界卫生日"。中国大力推动 WHO 成立,成为主要创始国之一。1948 年 6 月 24 日至 7 月 24 日,第一届世界卫生大会在瑞士日内瓦举行,将日内瓦设立为 WHO 总部。1972 年 5 月 10 日,第二十五届世界卫生大会宣布,恢复中华人民共和国在 WHO 的合法席位。

(二)目标和任务

根据《世界卫生组织组织法》中关于健康的定义:"健康不仅为疾病或羸弱之消除,而系体格、精神与社会之完全健康状态。"WHO 的目标是为世界各地的人们创造一个更美好、更健康的未来。WHO 的工作人员通过设在 150 多个国家的办事处,与各国政府和其他伙伴共同努力,确保所有人都享有可达到的最高健康水平。

WHO 的主要任务是:领导对卫生至关重要的事项,并在需要联合行动时参加伙伴关系;制定研究议程,促进开发、传播和应用具有价值的知识;制定规范和标准并促进和监测其实施;阐明合乎伦理并以证据为基础的政策方案;提供技术支持,促进变革并发展可持续的机构能力;监测卫生情况并评估卫生趋势。

(三)组织架构

WHO 通过其最高决策机构世界卫生议会(World Health Assembly,WHA)以及执行其决定和政策的执行委员会来进行管理。WHA 的主要职能是决定 WHO 的政策,任命总干事,监督财政政策,以及审查和批准规划预算方案。世界卫生大会一般于每年 5 月在日内瓦举行。WHO 的首长为总干事,由世界卫生大会根据执行委员会提名任命。谭德塞博士(Dr. Tedros Adhanom Ghebreyesus)于 2017 年 7 月 1 日就任 WHO 总干事,任期5 年。

执行委员会由 34 名在卫生专门技术方面著有资格的委员组成,当选委员任期为 3 年。执行委员会主要会议于 1 月举行,商定即将召开的世界卫生大会议程和通过呈交世界卫生大会的决议,第二次较短会议于 5 月紧接卫生大会之后举行,审议较为行政性的事项。执行委员会的主要职能是执行世界卫生大会的决定和政策,向其提供建议并普遍促进其工作。

二、WHO 与传统医学

传统医学具有深厚的历史根基,丰富的文化底蕴。在世界任何一个国家,几乎都可以寻找到传统医学的足迹。随着全球化的深入,人们健康观念和医学模式发生转变,传统医学在国际上越来越显示出独特价值。为了促进传统医学又好又快发展,不同国家及组织机构间齐心协力,努力将传统医学纳入国家医疗卫生体系。自 2002 年至今,WHO 多次制定传统医学发展战略,为推进传统医学发展与进步,共同维护和增进人民健康做出了巨大贡献。

根据 WHO 的定义,传统医学是指维护健康以及预防、诊断、改善或治疗身心疾病方面使用的种种不同文化所特有的无论可解释与否的理论、信仰和经验为基础的知识、技能和实践的总和。许多国家都有自己的传统治疗方式,这些方式牢固地植根于本国的文化和历史。中医药、印度医学和顺势疗法等传统医学体系在全世界得到了广泛的使用。同时,一些形式的补充疗法,如饮食疗法、自然疗法和整骨疗法等也都有较大的受众群体。传统医学在全球健康治理进程中发挥着独特的作用。

WHO《传统医学决议》(WHA56.31)督促各成员,制定执行传统医学及补充与替代医学的政策法规,并依据自身国情,将传统医学/补充与替代医学纳入各自医疗保健体系之中。2003年底,WHO在全球开展了关于落实传统医学决议的调查,结果显示该项决议已经取得一定进展。2003年,拥有国家传统医学法规的成员由1990年的5个增至39个。拥有相关草药条例的成员由1986年的14个增至80个。拥有国家传统医药研究机构的成员由1970年的12个增至56个。

2009年,WHO《传统医学决议》(WHA62.13)进一步督促各成员将传统医学/补充与替代医学纳入各自医疗保健体系之中。在充分考虑传统医学安全性和有效性前提下,具体实施情况将取决于各成员的实力和国情。同时,WHA62.13决议建议各成员建立传统医学从业人员资格认证、标准认可以及执照许可制度体系。此外,该决议旨在加强传统医学从业人员与各领域医疗服务者之间的沟通合作,从而使医学知识和医疗技能不断进步提高。

2017年,WHO制定了传统医学最新发展战略,具体包括卫生体系建设(health systems strengthening,HSS)、全民健康覆盖(universal health coverage,UHC)、可持续发展目标(sustainable development goals,SDG)等方面。与此同时,《世界卫生组织传统医学战略2014—2023》重新评估了《世界卫生组织传统医学战略2002—2005》。在此基础上,WHO着手制定了未来10年传统医学发展战略目标与方向:① 构建知识库管理策略,深入理解其作用和潜在价值;构建国家概况;强化知识库体系,寻求证据,维护资源。② 加强质量管控、安全性、正确使用和有效性方面监管力度;加强产品的监管、实施和协调;医疗实践和从业人员教育及培训、技术发展、服务及疗法。③ 一体化进程促进全民健康覆盖;利用其潜在价值提高医疗服务和健康产值;对自我保健拥有知情选择。

漫漫数十载,传统医学的发展进程与WHO紧密相连、息息相关。WHO将毫不动摇地继承好、发展好、利用好传统医学,用开放包容的心态促进传统医学和现代医学更好融合,以实际行动落实《世界卫生组织传统医学战略2014—2023》和相关决议,推动实现人类健康相关的2030年可持续发展目标,为实现全人类命运共同体做出贡献。

由于缺乏能让会员理解全球传统医学和补充医学发展情况和地位的可信数据和信息,WHO牵头进行了几次全球范围的调研,179个WHO成员参与调研并提供了相关信息。根据WHO最新发布的《2019年传统和补充医学全球报告》,截至2018年,传统医学和补充医学在170个WHO会员得到应用,范围已遍布全球。

报告表明,截至 2018 年,在参与调查的 WHO 会员国中,109 个会员制定了关于传统医学和补充医学的法律法规,107 个会员为传统医学设立了国家级办公室;传统医学和补充医学的研究机构数量也在迅速增加,75 个会员设立了国家级研究机构。此外,124 个会员国制定了关于草药的法律法规,125 个会员有草药注册系统,78 个会员国有对传统医学和补充医学服务提供者的监管,45 个会员将传统医学和补充医学纳入医疗保险体系。

三、WHO 国际疾病分类(International Classification of Diseases, ICD)

在我国"一带一路"框架下,作为极具原创优势的学科,中医药国际化被提到了国家战略高度,尤其随着人口老龄化和人类疾病谱的改变,传统医学在维护人类健康方面扮演着越来越重要的角色,作为现今世界发展最为完善的传统医学之一,中医药目前已传播至全球 180 多个国家和地区。2009 年,我国专家团队正式承担 WHO ICD - 11 传统医学国际疾病分类项目(ICTM),它是基于中国传统医学体系的国际疾病分类编码,标志着传统医学进入国际主流医学信息统计体系。同年,ISO/TC 249 正式成立,这在中医药国际标准化建设史上,具有划时代的意义,必将大大推动中医药国际化的进程。

ICD 是 WHO 制定颁布的国际统一的疾病分类标准。主要根据疾病的病因、解剖位置、病理和临床表现等特性,将疾病分门别类,使其成为一个有序的组合,并用编码的方法来表示。作为 WHO 重要出版物,ICD 需要不断修订和更新,以确保疾病分类的科学性、准确性。自 1890 年 ICD 第一版发布以后,经历了 10 次修订,从最初仅用于"死因统计"发展到"疾病和有关健康问题的国际统计分类"。作为标准化、数字化的统计工具,ICD 有效地帮助 WHO 对全球卫生健康服务能力、水平进行评价。作为国家、国际间疾病或死因统计的通用标准,ICD 也广泛地应用于临床、科研、教学、卫生统计、卫生管理、医疗保险等各领域。现国际上普遍使用的 ICD - 10 编码采用"字母数字编码"形式将所有的疾病归成 22 个章节。精细化管理和医疗付费对 ICD - 10 的要求越来越高,它的修订和应用受制于其固有的体系架构,难以满足日益增长的医疗和管理需求。卫生信息化也需要 ICD - 10 与电子信息系统相匹配。

传统医学作为世界医学的重要组成部分,缺乏国际公认的标准化统计口径,难于进行国际间的比较分析,监管十分困难。国际疾病分类系统也缺少传统医学的卫生统计信息,无法用规范和符合 WHO 统计要求的数据,佐证传统医学在医疗卫生和维护人类健康中的重要作用。

中国作为 WHO 成员国,有义务按照 ICD 的体系和编码报送卫生数据信息,但国内综合性医院、专科医院和基层医疗机构中的中医药服务情况无法得到采集和统计。按照已有的 ICD 体系和编码,我们只能用西医的分类编码上报医疗卫生统计信息,从中无法提取与中医药治疗疾病相关的信息统计内容,不能真实客观地反映中医医疗服务信息。在制定国家中医药发展规划、制定重大中医药发展政策时,我们也缺乏规范、通用、具有可比性的数据支撑。以中医药为主的传统医学处于一种"信息孤岛"状态。在 ICD 的 10 次改版中均没有传统医学的一席之地,直到 2009 年随着 WHO 传统医学战略的实施才提出在国际疾病分类体系中应有符合传统医学需求的分类代码体系并准备在第十一版修订中增加传统医学章节。

经过国内外各方的不断努力,WHO 决定 ICD－11 传统医学章节暂时只涵盖起源于古代中医的,在中、日、韩等东亚国家的传统医学模块,在 ICD－11 版中纳入独立的传统医学章节。跨越百年修订历史,历经 11 次修订更新,突破性地将传统医学首次纳入其中,ICD 体系中有了符合传统医学需求的分类代码体系。源于中医药的传统医学成为首个进入 ICD 系统的传统医学。这是中医药在标准化和国际化建设上迈出实质性的步伐,也是传统医学进入国际主流医学信息统计体系,中医药理论和实践在世界范围内丰富和发展,中医药资源优势转化为文化、产业和经济优势的巨大跨越。传统医学章节对不同地区、不同时间收集到的基于中医药范畴的疾病数据进行系统的记录、分析、解释和比较,在统一的疾病分类体系和编码基础上,全面准确地反映我国医疗卫生体系中中医药的服务情况,建立与国际标准相衔接并体现我国中医药卫生服务信息的统计网络,彰显我国中医药服务在人类健康服务中的能力和地位,同时保持了我国在国际传统医学领域的话语权和应有地位,为中医药维护人类健康服务做出贡献。

项目研究历时近 10 年,项目的研究过程充分体现了各国专家的合作和努力,中国上海专家组与韩国、日本、美国、澳大利亚等国专家达成共识,创新地建立了"病、证内容模板和病证分类框架"。据了解,传统医学章节共有具体疾病名 160 余条(包括肝系、心系、脾系、肺系、肾系等)、证候 200 余条(包括八纲证、气血津液证、脏腑证、环境与情绪证等)。各国专家认为,这一框架构建非但反映了中医理论体系特点,符合中医传统医学病证内容,同时也兼顾了其他国家传统医学内容。为了完成项目,中国专家组还开展了大量的基础性工作,包括完成了 1995 和 1997 年中医病、证国家标准的英译(8 万余字);组织全国专家进行了 2 次术语审评工作,摘取术语条目 1 400 余条,收集整理专家意见 4 928 条,根据国际标准等参考资料给出中英文定义;完成项目各版本指南、手册的汉译工作(10 万余字);同时翻译 471 条病证条目及其定义(近 3 万字)。

2019 年 5 月 25 日第七十二届世界卫生大会上顺利通过了包含传统医学章节在内的 ICD 第十一版,整个传统医学章节涵盖了中医药为主的传统医学 150 条疾病和 196 条证候。这一来之不易的成果是传统医学国际化发展的里程碑式标志。传统医学进入世界医学卫生信息体系,不仅标志了中医药在标准化和国际化建设上迈出了实质性的步伐,也将为中医药正式进入各国医疗卫生体系奠定基础,彻底打破了传统医学"信息孤岛"现象。其次,有利于推动中医药理论和临床实践在世界范围内得以拓展,促进中医药资源优势转化为文化、产业和经济优势,保持我国在国际传统医学领域的话语权和应有地位,为推动国家间合作服务,为国家"一带一路"倡议提供支持,为中医药维护人类健康服务做出贡献。

WHO 和 ISO 分别作为政府间和非政府间专业性国际组织的代表集中了本领域的大批专家,在专门领域具备特有的技术优势,从而对具体产业和学科具有不可估量的作用。WHO 传统医学战略推进以及 ISO/TC 249 的成立确立了该两大专业性国际组织在中医药领域的深远影响力和重要地位。

第二节
世界中医药学会联合会

一、概况

世界中医药学会联合会(WFCMS)是经中华人民共和国国务院批准,民政部登记注册,总部设在北京的国际性学术组织,现任主席是国家中医药管理局原副局长马建中,副主席兼秘书长是国家中医药管理局政策法规与监督司司长桑滨生。目前,已有 67 个国家和地区,251 个团体会员。

WFCMS 作为全球最大的中医药国际性学术组织,以"推动中医药国际交流与传播"为宗旨,已与 WHO、ISO、联合国教科文组织等国际组织建立了合作和沟通机制,为中医药更好地走向国际提供了良好的交流与展示平台。由 WFCMS 主办的三级会议平台为中医药在世界的交流互通搭建了桥梁。世界中医药大会作为 WFCMS 的品牌会议,至今已举办了 16 届。第十六届世界中医药大会于 2019 年在匈牙利布达佩斯召开。匈牙利是第一个与中国签署"一带一路"合作文件的欧盟国家。同时,匈牙利在欧洲率先制定中医执业资格法律法规及实施细则,认可并选择中医药为国民服务。第十六届世界中医药大会将开启匈牙利中医药发展的新契机。此外,由 WFCMS 组织的"一带一路"中医药学术交流活动至今也已连续举办 4 年。国内的中医药专家在 WFCMS 的组织下,到访葡萄牙、法国、越南、柬埔寨、尼泊尔、希腊、塞浦路斯、瑞士等国家,与当地的中医药学会、医疗组织等进行深入交流与学习,了解当地中医药传播情况、立法及教育情况,对未来中医药的国际传播方式和途径进行探讨和尝试。

经过 10 余年的努力,WFCMS 已经发布了 27 部国际组织标准,15 部专业委员会标准,成立 33 个专业技术审定委员会,标准专家库累计近 53 人。这些标准涉及基础术语、人才、教育、医疗、科研等方面,包含基础标准、管理标准和临床指南三大类。其中,已发布中英、中意、中西、中法、中俄、中德、中泰、中匈、中葡、中日对照的"中医基本名词术语"国际标准 10 部,总计 10 个语种,为促进中医药的规范化发展提供了有力支撑。未来,WFCMS 将积极响应中国"一带一路"倡议,秉持和平合作、开放包容、互学互鉴、互利共赢的理念,以中医药文化传播和学术交流为切入点,将中医药健康旅游、服务贸易、产品贸易和会议会展有机结合,进一步扩大交流与合作。

(一) 目标和任务

WFCMS 的宗旨是增进世界各国(地区)中医药团体之间的了解与合作,加强世界各国(地区)的学术交流,提高中医药业务水平,保护和发展中医药,促进中医药进入各国的医疗卫生保健体系,推动中医药学与世界各种医药学的交流与合作,为人类的健康做出更大贡献。

WFCMS 的主要任务是:制定并发布与中医药有关的国际行业标准,并以此为基础,开展国际认证。通过国际标准化建设,推动了中医药在世界各国健康有序的发展。开展各类学术活动,促进世界各国中医药团体之间的交流与合作,发展学术,培养人才;组织中医师、针灸医师、中药师、中医护师、技师、中医教师的资格(水平)国际考试,有利于提高从业人员的水平,确立学术地位;开展国际培训、人才交流、远程会诊,旨在提高中医药队伍的整体素质和学术水平;建立门户网站,开展信息咨询、信息服务,出版发行学术刊物,宣传中医药特色与优势,以促进中医药的国际传播;举办国际会展,构建国际交流平台,以促进中药、保健品和医疗器械的国际贸易;WFCMS 还可以承接国际国内医药科研项目的管理,为有关组织、机构提供医药项目技术支持和服务;以医院、特色专科等为平台开展中医医疗技术、服务等方面的国际合作与交流;组织评选中医药领域唯一的国际奖项"中医药国际贡献奖",授予各国在中医药医疗、教学、科研和推动中医药立法等方面取得优秀成果,并为推动中医药学的国际传播做出突出贡献的团体和个人。

WFCMS 致力于推动中医药学的国际交流、传播与发展。在全体会员的努力下,将逐步成为中医药国际化战略的研究基地,推行中医药国际行业标准的基地,中医药学术、信息、人才、产品交流的基地。

(二)组织架构

WFCMS 下设秘书处,为其日常工作机构。秘书处目前设有综合办公室、信息中心、学术部、财务部、科技管理部、国际标准部、国际职业资格(水平)认定中心、人力资源发展部(人才交流服务中心)、国际联络部、临床循证研究指导中心、《世界中医药》杂志、国际信息服务部、御方堂中医门诊部等工作部门。

为了发展学术,辐射、带动国际中医药界的学科建设,专业委员会的设立是 WFCMS 的重点工作之一,现已成立 109 个专业委员会。

为了便于决策与协调,WFCMS 还设立了标准化建设委员会、考试与测评委员会、道德委员会、教育指导委员会、临床工作委员会、科技发展委员会等咨询协调机构。主要负责各个业务领域的工作研究、咨询与协调。

二、WFCMS 标准化建设委员会

WFCMS 标准化建设委员会成立于 2009 年,是从事中医药国际标准化建设相关研究的学术机构。WFCMS 标准化建设委员会将遵循 WFCMS 章程,积极开展中医药国际标准化领域的各项工作。

(一)宗旨

WFCMS 标准化建设委员会将在 WFCMS 领导下,积极开展海内外中医药标准化领域工作,增进从事中医药标准化建设相关研究的团体、机构、专家学者之间的相互了解与合作,加强世界各国(地区)中医药标准化的学术交流,提高中医药国际标准化的研究水平,促进中医药国际标准化事业的发展和进步。

(二)工作范畴

1. 中医药国际标准化战略规划研究 WFCMS 标准化建设委员会聚焦中医药国际标准化发展的前沿问题,整合海内外中医药标准化研究领域的优势资源,加强与各国际组织、企业、社会团体、院校的合作与交流,开展中医药国际标准化领域的战略研究,为海内外中医药标准化事业的发展提供支持。

2. 国际标准制定咨询 作为 WFCMS 的内设决策咨询机构,专业委员会将充分发挥决策咨询职能,为有意愿参与中医药国际标准化相关活动的企事业单位提供咨询服务;积极参与 WFCMS 标准的制修订、发布、推广和组织实施。

3. 中医药国际标准化项目合作 推动海内外中医药标准化领域的交流与项目合作,为海内外中医药从业人员提供标准化指导与支持,积极探索多方合作机制,推进海内外国际中医药标准化合作项目的开展。

4. 中医药国际标准化学术交流 促进中医药国际标准化合作与学术交流,为海内外从事中医药标准化建设相关研究的团体、机构、专家学者之间的学术交流提供平台,以研讨会及论坛的形式促进海内外标准化工作相互分享信息、借鉴经验。

5. 国际标准化人才培养 探索适合中医药标准化人才成长的培养模式,开展国际教育合作交流,利用海内外优势资源,为海内外中医药标准化人才培养提供指导与支持。

三、WFCMS 国际中医药临床标准工作委员会

(一) 成立背景

中医药标准化是中医药事业的全局性、基础性、战略性工作。中医实践指南是中医药临床、预防保健及康复等服务的核心技术标准,代表中医药的服务能力、水平与质量。

目前各有关学会、院校、医院、科研院所等企事业单位制定了大量中医指南,但知晓率、实用性不高,没有得到广泛应用,其中重要的技术问题就是指南制修订与应用缺少系统的技术标准指导和规范,有些指南甚至出现交叉、矛盾,严重影响了指南的质量,影响了对实践工作的指引和规范作用。

对指南进行规范化研究,形成系统的通用技术方法已成基本共识。如 GRADE 工作提出的 GRADE 系统已被国家卫生保健卓越研究所(the National Institute for Health and Care Excellence, NICE)、WHO 等著名组织采用成为指南规范化工作的基础性标准。因指南对医疗服务工作产生的巨大影响与作用,各有关组织与国家均加大了对指南的规范化研究,中医药在激烈的竞争中面临机遇与挑战。

中医药行业在各级主管部门、行业组织、企事业单位的推动下,标准化工作取得了突破性进展,在中医诊疗指南领域开展了大量工作,积累了丰富经验。为进一步推进中医药现

代化、国际化,开展国际中医药临床标准化工作是一项重要而迫切的任务。

(二) 宗旨

(1) 开展中医药(含中西医结合、针灸、中药、预防保健、康复等领域)临床标准、实践指南(国际指南)的制修订、推广应用、监测评估、持续改进等工作。

(2) 建立体现中医药实践特点、符合国际指南研制标准的中医药临床标准、指南共性技术体系。

(3) 形成系统的中医药国际临床标准、指南体系。

(4) 促进临床标准、指南的国际传播与应用。

(5) 建设国际临床标准、指南技术与管理支撑体系,促进中医药标准指南质量与水平的提升。

(三) 重点工作领域

(1) 组织中医药业内各领域、各专业委员会及专家,开展中医药国际标准的制修订及复审工作。

(2) 审查标准送审稿,并对标准文本中涉及的技术内容和审查工作质量负责。

(3) 宣讲、解释本专业标准。

(4) 对本专业标准的实施情况进行调查和分析,做出书面报告。

(5) 对涉及人体健康、质量安全、环境保护等重要产品的企业标准、技术标准进行备案前的技术审查。

(6) 承担本专业引进项目的标准化审查工作,并提出标准化水平分析报告。

四、WFCMS 与 ISO/TC 249

WFCMS 是 ISO/TC 249 的 A 级联络组织,即拥有文件查阅、参与会议以及提名专家参与工作组会议的权限。

自建立联络关系以来,WFCMS 凭借其海内外专家的资源优势,通过世界中医药大会、WFCMS 理事会、分支机构委员会等会议平台以及网络媒体平台积极宣传 ISO/TC 249 的标准化工作,从而进一步提高了 ISO/TC 249 的知名度,扩大了 ISO/TC 249 的影响力。同时,WFCMS 的专家也积极参加 ISO/TC 249 的各项会议,并积极提交项目提案,参与国际标准制定。目前,由 WFCMS 专家制定的已经发布的国际标准 1 项,即 ISO 18662 - 1: 2017 中医药——词汇—第一部分：中药材（Traditional Chinese medicine — Vocabulary — Part 1：Chinese Materia medica）。正在制定的项目是 ISO/NP 21373 中医药——草药制备服务最低要求（Traditional Chinese medicine — Minimum requirements for herbal preparations services）。在 2017 年 6 月 ISO/TC 249 的第八次全体成员大会上，WFCMS 总共提交了 6 项新提案，分别是：中医药——薏苡仁、中医药——延胡索、中医药——钩藤、中医药保健机构服务评价、健康信息——医疗波形图—脉象波、虎杖检测方法与质量要求。在 2018 年 6 月 ISO/TC 249 的第九次全体成员大会上，WFCMS 总共提交了 3 项新提案，分别是：中医电子病历共享文件和接口标准、中药离子电渗疗法仪和中药追溯系统的数据共享文件和接口规范。在 2019 年 6 月 ISO/TC 249 的第十次全体成员大会上，WFCMS 总共提交了 1 项新提案：针灸针加热装置。

第三节

世界针灸学会联合会

一、概况

世界针灸学会联合会（WFAS）1984 年开始筹备，并由卫生部、中国科协、外交部和国家科委四部委联名报请国务院，经国务院批准，由中国方面牵头，在 WHO 的指导下，于 1987 年 11 月在中国北京成立。WFAS 是与 WHO 建立正式工作关系的、与 ISO/TC 249 建立 A 级联络关系的非政府性针灸团体的国际联合组织，总部设在北京。WFAS 现有团体会员 203 个，代表 55 个国家和地区 40 余万名针灸工作者。

WFAS 成立以后，在促进世界针灸界之间的了解与合作，加强国际间的学术交流，确立针灸医学在世界卫生工作中的重要地位，以及针灸为人类健康服务等方面，做了许多卓有成效的工作。为配合国家"一带一路"倡议，落实国家中医药管理局、国家发展和改革委员会联合发布的《中医药"一带一路"发展规划（2016—2020 年）》，世界针联在"一带一路"沿线国家和地区开展"一带一路中医药针灸风采行"系列活动。世界针联在"一带一路"沿线 60 多个国家和地区，拥有团体会员 140 多家。近年来，学会通过实地调研、考察、商谈以及签订合作协议等形式，选择基础较好、有合作积极性的会员团体开展 5~10 个具体项目实施。"中医针灸风采全球行"活动是 WFAS 主办的品牌活动之一。活动重点选取国内外临床疗效突出的适宜技术,通过学术交流、文化展览、专家义诊以及科普讲堂等多种形式,向沿线针灸从业人员推广介绍中医针灸。这种形式比传统的学术报告形式影响大、效果直接。2010—2017 年,风采行活动举办了 30 余次。2017 年,WFAS"'一带一路'针灸风采行"走进了欧洲、亚洲以及非洲各国,并分别从高层引领、大学教育、民众普及等不同层面,推动针灸在"一带一路"沿线国家的发展。

(一) 目标和任务

促进世界针灸界之间的了解和合作,加强国际间的学术交流,进一步发展针灸医学,不断提高针灸医学在世界卫生保健工作中的地位和作用,为人类的健康做出贡献。

组织世界针灸学术大会、中型学术研讨会和专题学术讨论会;促进国际针灸界之间的友好往来,鼓励各种针灸学术交流;完成与 WHO 建立正式关系所承担的工作,实施 WHO 传统医学战略;宣传和推广针灸医学,争取各国针灸合法地位;发展针灸教育,提高从业人员水平;开展针灸医疗服务;出版针灸学术刊物,提供针灸信息服务;制定和推广有关针灸的国际标准;为实现本会宗旨所必须承担的其他任务。

(二) 国际交流合作

WFAS 与俄罗斯联邦布里亚特共和国、伊朗卫生部及毛里求斯卫生部均达成了合作协议。2017 年,WFAS"'一带一路'针灸风采行"走进毛里求斯。中国中医科学院与毛里求斯卫生部签署了《世界针灸学会联合会、中国中医科学院与毛里求斯卫生部关于中医针灸领域的合作意向书》。毛里求斯总统阿米娜·古里布·法基姆接见 WFAS 中医专家代表团,并表示对意向书的落实充满期待,希望中国能够选派优秀的中医针灸医生,在毛里求斯开设中医中心,开展交流与培训,为当地民众提供中医药服务。

2015—2017 年,WFAS 分别与南非西开普大学、荷兰神州大学、挪威克里斯蒂安尼亚大学签署了合作协议。2017 年 3 月,罗马大学中医药教育二十周年暨 WFAS"'一带一路'中医针灸风采行"意大利站活动在罗马大学和意大利帕拉塞尔苏斯研究所开展。国家中医药管理局国际合作司司长王笑频应邀参加了此次活动并在开幕式上致辞。WFAS、中国中医科学院针灸研究所与罗马大学和帕拉塞尔苏斯研究所四方共同签订了合作谅解备忘录。双方将共同开展中医针灸领域科研和教育方面的合作,探讨共同筹建"中意中医针灸传承基地"及"针灸博物馆"等多项合作。

WFAS 与新加坡中医师公会、土耳其安卡拉针灸与整体医学协会、匈牙利医学联合会等多家协会均达成了合作。2017 年 10 月,WFAS"'一带一路'中医针灸风采行"波兰站——人类非物质文化遗产"中医针灸展"暨"印象中医"养生大讲堂在波兰首都华沙维茨瓦大学举行。本次活动在国家中医药管理局的支持下由 WFAS、中国中医科学院和克拉科夫孔子学院共同主办,由维斯瓦大学孔子课堂(波兰)、北京同仁堂(波兰)有限公司、波兰科学组织与管理学会、中国针灸学会、中国中药学会以及 Fohow 集团凤凰高科波兰公司联合承办。

(三)组织架构

WFAS 由团体会员组成。会员必须是所在国或地区成立 3 年以上拥有 50 名成员以上的合法针灸学会或合法针灸机构。WFAS 现有团体会员 201 个,代表着 55 个国家和地区 40 余万名针灸工作者。

会员大会是 WFAS 的最高权力机构,执行委员会是常设权力机构,秘书处是 WFAS 常设的办事机构。WFAS 机构架构见图 7-1。

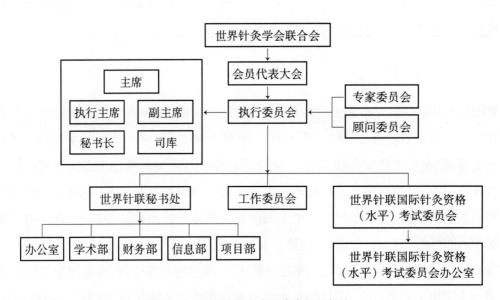

图 7-1　世界针灸学会联合会机构架构

WFAS 每 4 年召开一届会员大会、举办一次世界针灸学术大会。2 次世界针灸学术大会之间,每年召开 1 次国际针灸专题学术研讨会。

执行委员会下设国际针灸资格(水平)考试委员会、顾问委员会、专家委员会和工作委员会。国际针灸资格(水平)考试委员会,在国际上开展针灸资格(水平)考试,促进针灸工作者的业务素质和学术水平的提高;专家委员会和顾问委员会,为执行委员会提供专业技术、政策法规的咨询和建议,支持和协助执行委员会开展工作。工作委

员会由教育、立法、资格审查、学术、财务、道德标准、义诊、标准、外交、科技协作、大学
协作、国际志愿者、国际标准基金管理 13 个专项工作委员会组成,负责开展各项工作
(图 7-2)。

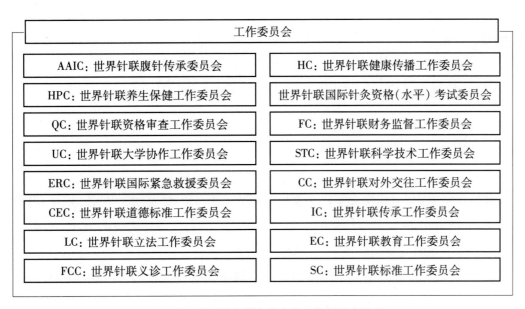

工作委员会	
AAIC:世界针联腹针传承委员会	HC:世界针联健康传播工作委员会
HPC:世界针联养生保健工作委员会	世界针联国际针灸资格(水平)考试委员会
QC:世界针联资格审查工作委员会	FC:世界针联财务监督工作委员会
UC:世界针联大学协作工作委员会	STC:世界针联科学技术工作委员会
ERC:世界针联国际紧急救援委员会	CC:世界针联对外交往工作委员会
CEC:世界针联道德标准工作委员会	IC:世界针联传承工作委员会
LC:世界针联立法工作委员会	EC:世界针联教育工作委员会
FCC:世界针联义诊工作委员会	SC:世界针联标准工作委员会

图 7-2 世界针灸学会联合会工作委员会组成

秘书处设在中国中医科学院,负责处理日常工作。秘书处工作由秘书长主持。

二、世界针灸学会联合会与国际标准化组织/中医药技术委员会

WFAS 是 ISO/TC 249 的 A 级联络组织,即拥有文件查阅、参与会议以及提名专家参与
工作组会议的权限。

作为专门从事针灸的国际组织,WFAS 凭借其海内外专家的资源优势,大力支持
ISO/TC 249 的标准化工作。2014 年,WFAS 设立针灸标准化工作委员会,邀请海内外
专家学者,积极建言献策,针灸标准化工作取得新进展。2016 年,WFAS 通过其官方网
站(www.wfas.org.cn),微信平台以及 Facebook(www.facebook.com/wfas1987)积极宣传
ISO/TC 249 标准化工作,积极推广针灸标准的国际化。2017 年 3 月 16 日至 18 日,
WFAS 标准化工作委员会主任赵宏教授,出席了由 ISO/TC 249 秘书处主办的中医药国
际标准化研讨会。

为了将针灸发扬光大,推动针灸走向世界,WFAS 开始着手针灸临床指南的汇编工作。
在 WHO 和 WFAS 的共同努力下,针灸临床试验注册中心(AMCTR)正式成立。此外,WFAS

与中国中医科学院加强合作,在 ISO/TC 249 的支持下,积极开展中医针灸术语的标准化工作。

第四节

国际标准化组织/健康信息学技术委员会

一、概况

国际标准化组织/健康信息学技术委员会(ISO/TC 215)成立于 1998 年,以推动健康信息的数字化、网络化,实现健康信息的全球共享。该委员会秘书处设在美国,国内对口联络单位是中国标准化研究院高新技术与信息标准化研究所。

ISO/TC 215 工作范围是健康信息领域以及健康信息与通信技术领域的标准化,目标是促进独立系统间的互操作,使健康信息和数据达到兼容和一致。同时,也为了确保可比较的统计目的(如分类)的数据兼容性,减少信息和数据的重复和冗余。健康信息与通信技术范围包括:医疗服务;疾病预防和健康促进;公共卫生和监测;与健康服务有关的临床研究。

ISO/TC 215 现有正式成员 28 个(中国是其中之一),观察成员国 34 个。截至 2020 年 2 月,ISO/TC 215 已正式独立发布国际标准 197 项,正在制作的国际标准 55 项。同时,ISO/TC 215 与临床数据交换标准协会(CDISC)、欧洲放射、电子医学与卫生信息技术行业协会(COCIR)、国际电工组织/医用电气标准化技术委员会(IEC/TC 62)、国际标准化组织/中医药技术委员会(ISO/TC 249)等建立了联络组织关系。

二、组织架构

ISO/TC 215 秘书处设在美国,现任主席是 Michael Glickman 先生,秘书长是 Rachel Hawthorne 女士。该委员会下设 9 个工作组,分别在健康数据结构、健康数据交换、健康语义内容、健康信息安全(包括健康卡)、电子药房与医药电子商务、设备、标准组织协调等方面开展工作。ISO/TC 215 成立至今,已先后在英国、瑞典、美国、土耳其、荷兰等地成功举办多次全体成员大会和联合工作组会议,参会代表和新标准提案数量逐年俱增,国际影响力显著增强,为实现健康信息标准化发挥了重要作用。

三、ISO/TC 215 与 ISO/TC 249

近年来,由 ISO/TC 215 直接负责的传统医学标准项目有"中医药语言系统的语义网络框架""中医药文献元数据""传统医学中临床所见的描述结构""草药术语系统的分类结构"等。自成立以来,ISO/TC 215 为中医药信息标准走向世界,发挥国际影响力,提供了一个重要的平台。

ISO/TC 215 健康信息学大会于 2011 年 5 月在芬兰召开,ISO/TC 249 代表亦出席了此次会议。双方代表以及各界专家经过详细讨论后,商定在 ISO/TC 249 与 ISO/TC 215 之间建立名为"中医药信息学(Information of TCM)"的联合工作组,以处理中医药信息学领域的多个标准项目。此后,双方还商定了该联合工作组的详细工作程序,为双方联合开展"中医临床数据集分类结构"等标准项目构建了合作框架。

ISO/TC 215 是传统医学信息标准国际化的一个重要平台。在制定国际标准的过程中,各国之间既存在竞争,又要相互借鉴。因此,在熟悉国际标准制定规则的同时,我国应凭借已有的中医药标准工作基础,力争在术语系统、文献元数据、信息资源的分类与代码等优势领域,寻求更大突破。

第五节

国际标准化组织/健康组织管理技术委员会

一、概况

2016 年,国际标准化组织/健康组织管理技术委员会(ISO Technical Committee 304,ISO/TC 304)正式成立,旨在协调全球范围内医疗保健组织的管理,优化提高组织运行效率,从而降低全球医疗成本。

ISO/TC 304 现有正式成员国 19 个,观察成员国 17 个。截至 2020 年 2 月,ISO/TC 304 正在制作的国际标准 3 项。ISO/TC 304 成立至今,与 WHO、ISO/合格评定委员会(ISO/CASCO)、ISO/TC 249、ISO/消费者政策委员会(ISO/COPOLCO)等建立了联络组织关系。

二、组织架构

ISO/TC 304 秘书处设在美国,现任主席是 Veronica Muzquiz Edwards 博士,秘书长是 Lee Webster 先生。该委员会主要负责在医疗保健组织管理领域的标准化工作,其中包括:分类、术语、命名、管理实践以及医疗保健实体在内的非临床操作标准。在 ISO/TC 304 的主导下,健康组织管理标准的制定,将有效控制全球医疗成本的提高,推动世界医疗卫生水平向前发展。

第六节
国际标准化组织/老龄社会技术委员会

一、概况

全球人口正面临老龄化。2017 年,全球 60 岁以上人口数量是 1980 年的 2 倍多,预计到 2050 年将再翻一番,达到近 21 亿。人口结构的变化带来了各种压力和挑战,同时机遇也很多。进入"老龄社会"时代,政府、社区和企业需要适应这种变化。在此背景下,2018 年 1 月 31 日,ISO 成立国际标准化组织/老龄社会技术委员会(ISO Technical Committee 314, ISO/TC 314),旨在制定广泛领域的标准和解决方案,以应对所面临的压力和挑战,并充分利用老龄化人口带来的机遇。

ISO/TC 314 现有正式成员国 20 个,观察成员国 17 个。截至 2020 年 2 月,ISO/TC 304 正在制作的国际标准 3 项。ISO/TC 314 成立至今,与国际照明委员会(CIE)、国际物品编码协会(EAN)、欧洲工会联合会(ETUC)等国际组织建立了联络组织关系,并与包括 ISO/TC 249 在内的 10 余个 ISO 技术委员会建立了内部联络关系。

ISO 在这一领域工作的扩展是组建 ISO/TC 314 的原因,包括国际专题组协议 IWA18《老龄化社会社区终身综合性医疗服务框架》,IWA18 促进了 ISO 老龄化社会策略咨询专家组(SAG)的组建。认识到老龄化的重要性,ISO 成立该策略咨询专家组以进一步确定需求、策略方向和该领域未来的标准化计划。目前,ISO/TC 314 由来自不同国家的 30 余位专家组成,包括已经参与 SAG 和 IWA18 工作的专家。

二、组织架构

ISO/TC 314 成立于 2018 年 1 月,秘书处设于英国标准化协会(BSI),负责与老龄化社会相关的国际标准的制修订工作。ISO/TC 314 现任主席是 Britta Berge 女士,秘书长是 Nele Zgavc 女士。目前,该技术委员会下设 3 个工作组,分别是老龄化社会术语与词汇工作组、老年劳动者工作组和失智老人友好型社会工作组,工作组内的 3 项国际标准提案正在积极推进制定。ISO/TC 314 目前共有包括中国在内的 36 个成员国,同时也是 ISO/TC 249 的联络组织。当前 ISO/TC 249 和 ISO/TC 314 正致力于探索在中医药养老领域展开相关国际标准制定可行性。

第七节
国际电工组织/医用电气分技术委员会

一、概况

国际电工委员会/医用电气技术委员会(IEC/TC 62)下分 SC 62A、SC 62B、SC 62C、SC 62D 4 个分技术委员会和 14 个工作组。其中,IEC/SC 62D 旨在制定用于诊断、检测及辅助治疗等方面的医用电气设备的国际标准和技术报告,涵盖了设备的安全性能以及相关的术语、概念、定义和符号。

IEC/SC 62D 现有正式成员国 29 个,观察成员国 18 个。成立至今,IEC/SC 62D 与国际电工委员会/光辐射安全与激光设备技术委员会(IEC/TC 76)、国际标准化组织/牙科医学技术委员会(ISO/TC 106)、ISO/TC 249、国际标准化组织/机器人和机器人装备技术委员会(ISO/TC 299)等建立了联络组织关系。

二、组织架构

IEC/SC 62D 秘书处设在美国,秘书长是 Mr. Jeffrey L. Eggleston,秘书助理是 Ms. Hae Choe。IEC/SC 62D 下设 WG 33、WG 34 和 WG 39 三个工作组,拥有 11 个修订编写组,38 个

联合工作组和 1 个咨询组。自 2015 年至今,IEC/SC 62D 负责制作的工作项目累计出版 110 项,从而进一步完善了医用电气的标准化体系,为推动国际医用电气标准化工作发展完善做出了巨大贡献。

三、IEC/SC 62D 与 ISO/TC 249

医疗器械的国际标准化工作长期以来一直依托于 IEC 和 ISO 这两大国际标准化权威组织中的技术委员会及其分技术委员会开展。医疗器械是指直接或者间接用于人体的仪器、设备、器具、体外诊断试剂及校准物、材料以及其他类似或者相关的物品,包括所需要的计算机软件;其效用主要通过物理等方式获得,不是通过药理学、免疫学或者代谢的方式获得,或者虽然有这些方式参与但是只起辅助作用,其目的是:① 疾病的诊断、预防、监护、治疗或者缓解。② 损伤的诊断、监护、治疗、缓解或者功能补偿。③ 生理结构或者生理过程的检验、替代、调节或者支持。④ 生命的支持或者维持。⑤ 妊娠控制。⑥ 通过对来自人体的样本进行检查,为医疗或者诊断目的提供信息。中医医疗器械则是指在诊疗活动中,在中医理论指导下应用的医疗器械。2009 年 ISO/TC 249 成立后,中医医疗器械的国际标准化工作就主要依托 ISO/TC 249 开展。

ISO/TC 249 现有个 7 个工作组,其中涉及中医医疗器械的工作组有 3 个,分别为第三工作组(WG 3 针灸针的质量与针灸的安全使用)、第四工作组(WG 4 针灸针以外医疗器械的质量与安全)及与 IEC/SC 62D 联合的工作组(JWG6 电子医疗设备)。截至 2020 年 9 月,ISO/TC 249 已发布中医医疗器械相关的项目 22 项。

中医药是我国为数不多具有原创优势的科技领域,ISO/TC 249 工作范围内的医疗器械为中医医疗器械,而中医医疗器械的主要设计、生产、销售及应用国家仍为中国,因此 ISO/TC 249 的医疗器械工作组内中国专家占主导地位,中国提案占比 50%以上。目前 ISO/TC 249 已与 IEC/SC 62D 建立了联系,并成立联合工作组。ISO/TC 249 内的医疗器械标准目前主要为产品标准,较少系统考虑质量体系管理及风险控制等要求,随着以后 ISO/TC 249 中医医疗器械标准的丰富,ISO/TC 249 与 IEC/SC 62D 的交流合作必将更加紧密。

参考文献

[1] 中华人民共和国国务院新闻办公室.中国的中医药[R].2016.
[2] 张萌,廖爱民,刘海民,等.ICD - 11 与 ICD - 10 分类体系的对比研究[J].中国病案,2016,17(6): 21 - 24.

［3］　杨宇洋,骆璐.世界针灸学会联合会：中医针灸走进"一带一路"沿线国家[J].中国社会组织,2017(22)：45－46.

［4］　王晶.世界中医药学会联合会：发挥中医药国际学术组织优势,助力中国"一带一路"倡议[J].中国社会组织,2019(11)：20－21.

［5］　于彤,崔蒙,杨硕.ISO/TC 215 传统医学信息标准跟踪研究[J].中国数字医学,2013(2)：46－49.

［6］　ISO/TC 314 应对老龄化社会[J].质量与标准化,2018(3)：56.

［7］　徐晓婷,张海明.由医疗器械国际标准化特点试论中医医疗器械国际标准化发展[J].世界中医药,2017,12(5)：1186－1190,1199.

［8］　International Organization for Standardization. ISO/IEC Directives, Part 1. Consolidated ISO supplement —Procedures specific to ISO［M/OL］. 2018.https：//www.iso.org/directives-and-policies.html.

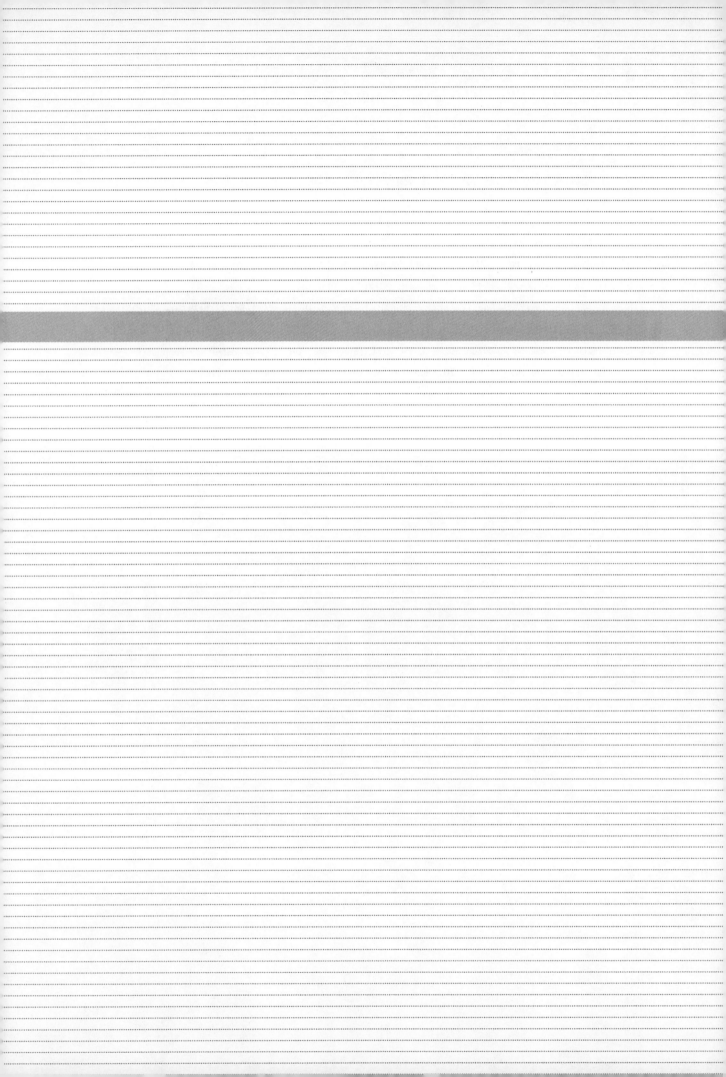

ISO
中医药国际标准
理论研究与实践

第八章

ISO／TC 249 的特点与创新点

第一节

ISO／TC 249 的特色

一、ISO 技术委员会组建的原则

ISO 国际标准的研究和制定是由不同领域和专业的技术委员会来实施和完成的。技术委员会又可以分为技术委员会(TC)和分委员会(SC)。技术委员会的建立可由下列机构提出提案：国家成员体、技术委员会或分委员会、技术管理局、首席执行官以及另一个国际组织及国家成员体。

ISO 技术管理局是决定建立或解散技术委员会的决策机构,建立新的技术委员会的提案内容应包括: ① 提案者。② 提议的主题。③ 提议的业务范围和提出的初始工作计划。④ 提案的论证。⑤ 如果适用,提供在其他机构所开展类似工作的调查报告。⑥ 认为有必要联络的其他机构。

ISO 首席执行官收到提案后,将与有关方面进行协商,并将该提案分发给所有国家成员体征求意见。同时该提案还要同时提交给 IEC 征询意见并达成协议。

ISO 技术管理局将在该提案提交 3 个月之后,对答复进行评价,并组织投票表决。只有满足下列两个条件,技术管理局将批准新的技术委员会成立: ① 参加投票表决的国家成员体中有2/3赞成此项提案。② 至少有 5 个国家成员体表达了其积极参加活动的意向,并分配了秘书处的承担国。

新的技术委员会成立之后,ISO 技术管理局将工作分派给技术委员会,并根据技术委员会成立的顺序,对技术委员会进行编号。

二、技术委员会的宗旨、任务和工作范围

在建立新技术委员会的提案中,一般都明确该技术委员会的宗旨和任务。一个新的技术委员会在其成立之后,应就其名称和业务范围尽快形成一致意见。业务范围是明确一个技术委员会工作限制的书面声明。同时,新建的技术委员会应尽快与其他团体建立必要的联络关系。

技术委员会的秘书,应会同委员会主席一起准备业务计划,业务计划应考虑行业规划

的需求,以及外部技术委员会对国际标准的需求。业务计划的项目应限制在技术委员会已通过的工作范围之内。技术委员会的业务计划应首先在委员会内部协商,形成一致意见后,提交 ISO 技术管理局审议批准。

技术管理局对每一个新建的技术委员会的业务计划有一个评价标准和 5 项基本要求。技术委员会的业务计划必须符合评价的基本要求,经技术管理局批准后方可实施。一般在一个新的技术委员会初建时,各成员国之间可能对技术委员会的业务范围、工作计划、宗旨任务以及工作项目的优先等级等方面会有不同的意见。这需要经过不断的研究和协商,求大同、存小异,逐步达成共识。

三、ISO/TC 249 的独特性

(一) 中医药领域的特殊性

中医药学是"中国古代科学的瑰宝",也是"打开中华文明宝库的钥匙"。随着中医药在全球的传播,这传承千年的中华民族原创的维护人类健康的医药产业被国际标准化组织正式接纳。2009 年 ISO/TC 249 正式成立,这标志着 ISO 对中国传统医学的认可,也是中国传统医学走向国际标准化平台的一个里程碑。中医药学的理论体系是形成于我国古代的一个医学科学,源于实践和经验的积累。在其发展过程中,由于受到历史的局限性和中国古代朴素哲学思想的影响,中医药理论的一些概念与现代科学和现代医学有着较大的差异,但是标准化和国际标准化是现代工业化的产物,它是在西方科技文化和现代管理理念的背景下,发展起来的一门科学。由此可见,ISO/TC 249 建立之后,面临的挑战是巨大的。

中医药是一个具有几千年发展历史的学科和行业,但在 2009 年才进入 ISO 的国际标准化体系,这是历史与现代的对话,是两个不同体系的交流与融合,其中的冲突和碰撞是必然的。

(二) 中医药学与中华民族的历史文化紧密相关,具有东亚文化圈的特征

中医药学形成于中国古代,其理论体系受到中国古代文化和哲学思想的深刻影响,对于事物的观察多以取类比象的分析方法,整体观和辨证论治是中医药学独特理论体系的 2 个基本特点。同时中国传统医学还与东亚传统医学具有十分密切的关系。因为传统医学的产生与发展是与传统文化有紧密联系的。东亚文化圈的国家一般认为包括中国、日本、韩国和越南。关于东亚文化圈的历史可以追溯到 4 000 多年以前,他们的共同要素包括汉

字、儒教、律令、中国的科技、中国化的佛教等。中国传统医学作为一门中国古代的医学科学，就像中华文化一样，在东亚文化圈国家得到了广泛的传播和应用。东亚文化圈国家的传统医学基本上都是起源于中国古代的中医学。当然，中医学传播至东亚文化圈国家之后，都结合本国的实际，有了进一步的发展，形成了他们独特的传统医学，但他们都带有中国传统医学的特征。

（三）将传统中医药学纳入现代标准化体系的难点

中医药学具有古代科学和传统文化的特征，与现代工业化社会的产物——标准化体系，从学科和产业形成的基因和血缘上的相似度差异性比较大。中医药的标准化，尤其是中医药国际标准化，实际上是促进中医药现代化和创新发展的一项重大工程。这项工程牵一发而动全身。中医药标准化工作涉及名词术语、基础理论、药学研究、临床诊疗、辨证论治，以及医疗、教学、科研体系和中药、制药和销售行业等，其涉及范围之广、涉及内涵之深，其中复杂性可以想象。

中医药学因为其学术体系与现代的学科体系和标准化的学科体系，完全是两种不同的体系。中医药学的学术传承方式和临床诊疗方法、药材炮制技术，都注重个人的实践、经验和体会，往往强调个性化的方案和独特的技能和诊疗，对重复性和规范化相对比较忽视。而重复性和规范化恰恰是标准化的基础。

由于中医药行业的特点，中医药标准化工作的起步比较晚，与其他行业相对标准化工作相对滞后。标准应该是建立在学科的医疗、教学、科研和产业的研究成果之上，由于行业的规范化程度比较薄弱，所以中医药的标准化工作缺乏雄厚基础的支撑。

我国是中医药学的原创国，也是中医药大国，中医药国际标准化的主要来源是产生于成熟的、高质量的国内中医药标准。近年来，国内的中医药标准化工作虽然发展很快，但尚存在着缺乏中医药标准的统筹规划。制定标准的机构条块分割，标准的层次分类不清，重复和缺乏并存，部分标准的老化和选用适用性不强。国内中医药标准化池中缺乏优秀的标准存量，也是制约中医药国际标准发展的一个主要因素。

中医药标准化人才匮乏也是影响中医药国际标准化进程的一个难点。推进中医药国际标准化人才队伍建设是关键，中医药国际标准化人才队伍的知识结构需要具备中医药学的基本知识，国际标准化的理论与实践经验，国际组织的规则和优良的外语水平。由于中医药国际标准化是一门新型的学科，目前还没有专门的专业人才培养机构，专业人才的晋升考核和职业规划尚未形成体系，如何打造一支优秀的中医药国际标准化人才梯队，是推进中医药国际标准化的关键。

中医药国际化发展中的不平衡,对中医药国际标准化进程也会产生一定的影响。目前中医药已在全球被广泛地应用,但在各个国家和地区,中医药被国际化的程度大不相同。有的国家中医药已获得合法的地位和身份,中医药服务和中药、中医诊疗设备都可以合法使用,可以享受进入国民医保体系,而且中医药的教学和科研都已经进入了国立大学科研机构。但是在大部分国家中医药还是被有限制地应用。在这些国家中,中医药实际上是部分被允许,有些是以一种变通的方式,有些是以分支的方式,局部地应用存在的,还有部分国家中医药尚未取得合法的身份。综上所述,中医药的国际化在全球有如此大的差别,可见中医药国际标准化道路的艰难性和复杂性。

(四) 政治因素与经济利益的影响

ISO/TC 249 是一个专门从事中医药国际标准化活动的技术委员会。在 ISO/TC 249 成立初期,个别国家的代表认为传统中医药(Traditional Chinese Medicine,TCM)的名称中带有中国的国家元素,所以他们有时候受国家政治立场的影响,对技术委员会的工作往往采取不积极或不合作的态度。此外随着中医药和其他替代医学和植物药在全球的广泛应用和国际贸易的兴起,中医药领域的国际标准,必将促进国际贸易的发展,并带来巨大的和潜在的市场和利益,所以中医药国际化带来的竞争也在 ISO/TC 249 的平台上反映出来。

其中国家的利益、集团的利益、相关机构的利益都将会给相关利益方带来正面的或负面的影响,这种影响力也给技术委员会的工作带来了一定的压力。ISO/TC 249 经过 10 年的发展,秘书处坚持履行 ISO 导则规定的原则,坚持公平、公正和透明的工作程序,尊重每一个成员的意见和建议,协调和团结全球的专家,共同为推进中医药国际标准而努力,使技术委员会逐步化解了矛盾,克服了困难,形成了良性发展的局面。

第二节

ISO/TC 249 的创新与探索

一、ISO/TC 249 的成立是中国传统医学纳入国际标准化体系的里程碑

ISO/TC 249 的建立是 ISO 的一个重大的创新举措,是世界传统医学进入国际标准化平台的首创,也是中国传统医学作为一门独立的学科和产业,得到 ISO 的认可,并纳入现代国

际标准化体系的一个里程碑。

ISO/TC 249 的名称也是具有特殊性的,因为中国传统医学的名称在委员会初建时期没有形成共识,所以 ISO/TC 249 在建立之后的 6 年之内,ISO/TC 249 使用的都是暂定名,直到 2015 年的第六次年会上才正式确定。把中医药作为 249 的永久性名称,这一段经历和成果也是很具有挑战性和创新性的。相信在 ISO 的历史上也是绝无仅有的。

医药卫生行业是一个特殊的行业,涉及医药卫生行业的标准和法规,一般都是以国家的标准和规范的形式,而且都是强制性标准,并以国家的法律法规为主。因为传统医药是一个非常特殊的学科和行业,不少国际组织都在进行关注。ISO 将中国传统医学单列出来,并形成一个技术委员会,这一方面说明中医药的国际标准已达到了一定的国际市场的需求度,另一方面也说明 ISO 总部制定的新的发展战略中的创新精神得到了体现。

二、委员会工作机制的创新

ISO 技术委员会的主要任务是负责制定和系统维护 ISO 相关领域的国际标准和其他可提供使用的出版物,技术委员会必须根据 ISO 的导则开展工作。在《ISO 发展战略 2016—2020》中,提出了通过加强沟通,使用新技术和工具,促进员工和组织共同成长和进步,并依靠全体成员发展高质量的国际标准,吸引更多的合作者和利益相关者参与,以实现 ISO 标准在全球范围内更广泛地使用的战略目标。

ISO 是通过各个专业的技术委员会为成员国的专家们提供一个分享他们知识和经验的平台。根据市场的需求,在形成共识的基础上来发展制定国际标准。近年来,随着国际形势的变化,ISO 特别强调和鼓励各技术委员会在坚持 ISO 导则的原则下,创新性地开展工作,并把发展国际标准与全球面临的挑战结合起来。ISO/TC 249 也正是在这样的历史背景下,成长发展起来的。

由于 ISO/TC 249 特殊的专业背景,参与工作的技术专家人数比例在成员中出现了不平衡的现象。其中以中、日、韩三国专家的人数为最多。为了更好地体现技术委员会的国际化和更多地听取各成员国专家的不同意见,ISO/TC 249 创立了秘书处开放周活动。ISO/TC 249 秘书处在每年 3 月份举行开放周活动,包括邀请 ISO/TC 249 成员国专家来秘书处共同工作,召开专题研讨咨询会,项目协调推进会等,其费用都由 ISO/TC 249 秘书处提供。ISO/TC 249 的开放周在 ISO 中是一个首创,其对推进 ISO/TC 249 工作的效果是明显的,受到了各方的肯定。

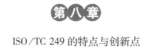

三、不断完善技术委员会的工作程序

传统医学进入 ISO 体系是一个新生事物,然而对于 ISO 来说,成立了一个中医药技术委员会也是一个新的挑战。其中文化与理念方面的冲突,传统学科行业与现代管理体系之间的对接与融合时的摩擦在 ISO/TC 249 创建的初期表现得尤为突出。国际标准的制定程序在 ISO 导则中是有明确规定的,但其实这是原则性的条例。ISO/TC 249 在全面开展技术标准制定时,很多问题和矛盾就开始浮出水面。比如新标准项目提案,与不同工作组之间在业务范围上的重复和交叉性如何处理,同类项目的优先级问题如何处理等。

又比如当一门有千年历史的学科产业一下子进入国际标准化平台,由于多年能量的积累和国际市场的需求,技术委员会的国际标准提案数量出现了爆发性的增长。ISO/TC 249 每年的新提案和立项数以及标准的发布数,在 ISO/TC 249 的名称确定以后出现了成倍的增长,其工作效率在 ISO 的全部技术委员会中名列前茅。面对大好形势,ISO/TC 249 秘书处却认为是"喜忧参半"。中医药标准化项目的快速发展有它的合理性,但在数量和质量关系上,如处理不好,从长远来说,将对中医药国际标准化的发展不利。为此,秘书处及时采取了加强标准新提案的质量控制措施,支持和完善有关国家提出的新项目评估提案,同时由秘书处直接提交关于单味中药标准的优先级目录提案。这 2 项措施的实施对完善项目管理程序和提高项目质量起到了十分明显的效果和作用。

ISO/TC 249 的成立还对在 ISO 内部的技术委员会之间建立联络组织关系和建立联合工作组关系等方面创立了一些新的机制和探索。比如与 IEC/SC 62D 建立联络组织和联合工作组,与 ISO/TC 215 建立联合工作组,与 ISO/TC 314 建立联络组织和开展工作的过程都有一些创新和探索性的模式,对完善 ISO 的管理体系起到了积极的推进作用。

四、体制创新与设立国际标准培育项目

中医药国际标准化工作完全是一个创新性的领域。ISO/TC 249 创建之初面临着诸多挑战。首先是缺乏资源,包括人力资源和财务资源。著名的中医药专家不一定是标准化专家,一些中医药高等院校和中药企业有参与中医药国际标准化的积极性,但苦于没有从事标准化工作的专业人才,有些单位则缺乏标准化项目的专项经费。

ISO/TC 249 秘书处落户上海中医药研究院之后,上海市中医药发展办公室和上海中医药大学以 ISO/TC 249 秘书处为核心,创新机制体制,组建了上海中医药标准化委员会和中

医药国际标准化研究所,同时将 WHO ICD - 11 项目组和世界中医药学会联合会标准化建设委员会秘书处也组合进入研究所,上海市中医药发展办公室专门设立了中医药国际标准化专项经费。

上海中医药国际标准化平台形成之后,根据中医药国际标准化工作的发展形势和实践经验,创立了中医药国际标准化培育项目机制。每年以上海地区为主,在行业内招标中医药国际标准化的培育项目。在组织评审过程中,发现一些好的项目苗子,再给予专门的辅导、培育和项目经费的资助,创新机制,把一批单位和企业的积极性调动了起来。在国际标准化项目的培育过程中,一批国际标准化的专家也茁壮地成长起来。随着 ISO/TC 249 的发展,他们都成为中医药国际标准化的中坚力量,为中医药国际标准化做出了杰出的贡献。

五、鼓励国际联合提案

ISO/TC 249 的特殊性还在于:因为中国是中医药的原创国,并且目前中医药在中国现行的卫生体系和医药行业中占有重要的地位,发挥着重要的作用,所以在 ISO/TC 249 的成员中,中国代表团的专家资源是最为丰富的。在发展中医药国际标准的技术平台上,来自中国专家的新标准提案数和已发布的中医药国际标准,一度占到整个技术委员会的70%左右。这既与行业的特殊性有关,也体现了中国对中医药国际标准化的贡献。在其他技术委员会,由于专业技术的发达程度不同,成员国在国际标准化方面的贡献度也存在差异比较大的状况。但为了更好地体现 ISO 制定国际标准的原则,即"协商一致""市场需求"和"自愿参与",ISO/TC 249 强调成员国专家之间的合作与交流,并鼓励国际联合提案,这样更能够关注到各相关方的利益,更有利于形成共识,更有利于体现公平、公正和国际化。为此秘书处积极主动地根据项目的需求性和实际情况,为各有关方穿针引线,促进和协调组成联合提案。经过几年的努力,在新项目提案上合作共赢、优势互补,共同为发展国际标准而努力,已成为一种常态。目前在 ISO/TC 249 已出版的标准中,有 2 个成员国以上联合提案的数量已占到总数的37%。

六、提高产品安全质量,促进经济发展

ISO 的宗旨是通过国际标准的制定来提高产品的安全和质量,促进全球的合作与交流,促进经济和社会的发展。ISO/TC 249 成立以后,技术委员会和秘书处努力地践行着这一宗旨,并且进行了多方面的探索。ISO/TC 249 秘书处积极利用上海中医药大学中医药国际标

准化研究所的平台,与政府标准化管理部门合作,服务于国家战略和地方的经济发展。研究所先后与上海、浙江、云南、贵州、四川、山东等有关政府部门、大学研究机构和企业合作,以制定中医药国际标准为抓手,遴选中医药国际标准的新提案,并通过指导有关方面制定国际标准的全过程,来改进产品生产的质量和安全控制,从而促进了地方的产业和发展,促进了相关企业管理的改善和经济利益的提高。同时也在实践中培养了一支中医药国际标准化的专家队伍,促进了地方的经济和社会发展。

在 ISO/TC 249 的平台上,涌现出了许多由国际标准带动经济增长和社会发展的成功案例。有的院校参与了国际标准化工作,培养了人才队伍,促进了学科发展。有的企业主导国际标准的制定,全面提升了企业的产品安全和质量,促进了企业成功上市。有的企业法人作为国际标准的提案者,标准发布后企业和品牌的声誉大幅度提高,其产品的年国际贸易量同比增长了30%左右。ISO/TC 249 的成功案例受到了 ISO 总部的肯定和赞赏。

七、宣传和推广 ISO 的宗旨、目标和理念

中医药学和中医药产业涉及 ISO 国际标准化体系相对比较晚,中医药领域包括相关的管理部门对 ISO 的认知度和知晓度也相对比较低。宣传和推广 ISO 的宗旨和理念是 ISO 每一个技术委员会的义务。而对 ISO/TC 249 而言,在行业内传播 ISO 的宗旨和理念,显得尤其重要。ISO/TC 249 在 10 年的工作过程中,已形成了一个完整的传播交流体系。

ISO/TC 249 制作的工作手册,系统地介绍了 ISO 的宗旨、目标、理念以及制定 ISO 国际标准的知识和具体步骤,并具体介绍了 ISO/TC 249 的工作范围、内容,各工作组的分工情况、组织架构和已取得的工作成就等。

ISO/TC 249 设定工作简报(newsletter)制度,每年不定期出版工作简报,报告技术委员会的工作进展和重大活动,并通过 ISO 总部和有关联络机构的政策发布和信息变更等情况。

ISO/TC 249 还与公共媒体建立了良好的关系,包括传统媒体和新媒体,利用各种出版物宣传报道中医药国际标准化的意义,宣传 ISO/TC 249 的发展和取得的成就。中央电视台等主流媒体上多次报道了中医药国际标准化领域里发生的故事和成果。ISO/TC 249 的主席还在《ISO 焦点》(ISO Focus)专业杂志上撰文介绍 ISO/TC 249 的有关情况。

ISO/TC 249 的主席和秘书长积极参加国内外相关领域的国际论坛,宣传、介绍和交流关于中医药国际化和中医药国际标准化的发展情况,如中国科技部中医药现代化发展论坛、香港中医药现代化国际论坛、欧亚经济论坛、金砖国家卫生部长会议等。

八、促进中医药国际贸易和科技合作

ISO 国际标准的一个重要目的是促进行业内的国际合作和交流,进而促进经济和贸易的发展。ISO/TC 249 除了组织制定中医药国际标准之外,还主动跨前一步,为实现 ISO 国际标准的最终目标,做出了积极的探索。ISO/TC 249 现有 45 个成员体和 7 个联络组织,聚集了全球从事中医药相关事业的优秀人力资源,包括政府官员、科研人员、教育工作者、医务人员、企业家以及标准化专家等。涉及的机构包括政府部门、大学院校、科研机构、医药企业以及卫生健康协会等。

ISO/TC 249 秘书处利用国际标准化平台,主动收集有关中医药国际合作交流的需求信息,并提供条件,促进相关方的合作交流。秘书处曾根据相关方的要求,安排各成员国代表团之间的会晤和互访,并根据需求组织有关国家的专家与企业进行交流合作。

ISO/TC 249 秘书处曾举办中欧中医药科技与贸易合作论坛,组织了 ISO/TC 249 中欧国家的代表团与中国的医疗、科研、教学机构和中药制药企业参会。就中医药国际标准化和中药国际贸易、中药海外注册等进行了研讨和交流,并取得了实际的成果。

ISO/TC 249 积极主动地与 WFCMS、WFAS、WHO、IEC 等联络组织保持密切的联系和合作。此外,还与《美国药典》和《欧洲药典》建立了合作交流关系,并在信息共享和技术交流方面取得了共识。ISO/TC 249 秘书处经过中医药国际标准化研究所的渠道与欧洲有关药物研究机构建立了研究项目,积极探索中药国际标准与欧盟草药注册标准的参照与互认的可行性。所有的这些努力将会推进 ISO 国际标准在实践中的应用做出有益的探索。

参考文献

[1] 王笑频.强基础,谋共赢,推进中医药国际标准化[N].中国中医药报,2015 - 07 - 02(003).

[2] International Organization for Standardization. ISO/IEC Directives, Part 1. Consolidated ISO supplement—Procedures specific to ISO [M/OL]. [2019 - 12 - 31].https://www.iso.org/directives-and-policies.html.

[3] International Organization for Standardization. ISO STRATEGY 2016 - 2020 [M/OL]. [2019 - 12 - 31]. https://www.iso.org/publication/PUB100364.html.

ISO
中医药国际标准
理论研究与实践

第九章

ISO／TC 249 成立十年大事记

第一节

ISO/TC 249 的诞生

一、成立中医药技术委员会提案的递交

随着中医热在国际上的兴起,国家中医药管理局及国家标准化管理委员会经过全面考量,认为在中医药领域全面铺开国际标准化工作更加符合当前世界对中医药的需求,因此2009 年 3 月,中国向 ISO 总部递交了关于成立"中医药技术委员会"的提案。

二、ISO/TC 249 的正式成立

成立"传统中医药技术委员会"提案递交,经过 3 个月的投票期,2009 年 6 月投票结果为 24 票中有 12 票赞成,4 票反对。鉴于投票过程中有些国家尚有针对命名等问题的实质性反对意见,因此 ISO 总部要求委员会正式成立之前由中方牵头对投票过程中产生的主要意见展开协调。为此 2009 年 8 月中国牵头在北京召开了一次协调会议,大会邀请了部分国家参会,国家中医药管理局国际合作司王笑频司长主持了该次会议,会议秉持公开坦诚、友好协商的原则,与有关代表进行了深入沟通,但很遗憾,会议并未能在命名上达成共识。2009 年 9 月 14 日,ISO 在南非开普敦召开了第四十五届管理局会议,会议上国家中医药管理局原副局长李振吉教授率队参会,经过中国代表团的协调和沟通,成立中医药技术委员会的提案得到了大多数与会国家的支持,最终技术管理局正式批准了新技术委员会 ISO/TC 249 的成立,秘书处由中国承担,暂定名为"TCM",并要求该委员会在第一次全体成员大会上继续讨论并尽快解决名称和工作范畴问题。

三、ISO/TC 249 秘书处落户上海

上海一直走在中医药国际化的前沿,并已在中医药国际化领域积累了丰富的工作经验,具备承担国际组织较好的软件和硬件条件,在得知国家中医药管理局和国家标准化管理委员会在选择承担秘书处所在地的消息后,上海市卫生局及中医药发展办公室迅速成立了秘书处落户上海的筹备组,在上海市质量技术监督局、上海市政府的指导下先后组织了 3

次专家论证会,2009 年 11 月 6 日上海市卫生局、上海市中医药发展办公室、上海市质量技术监督局就承担 ISO/TC 249 秘书处的总体构想联合起草文件,正式报送国家中医药管理局。2009 年 11 月底上海市召开市长协调会议,进一步明确了落实秘书处的各项保障条件。经过上述周密的筹备,最终国家标准化管理委员会、国家中医药管理局于 2009 年 12 月 23 日正式发函明确秘书处落户上海,具体办公地址选在浦东新区高科技园区国家标准化基地蔡伦路 780 号 3 楼 J/K/L 座,张江集团与上海市中医药发展办公室为此达成合作协议。

四、秘书处班子组建

秘书处落户上海,秘书长由时任上海市卫生局副局长、上海中医药发展办公室主任沈远东教授担任,上海中医药大学附属曙光医院桑珍博士担任秘书助理。一个技术委员会秘书长的选择对于技术委员会的运作至关重要,素来有言:"铁打的营盘流水的兵。"秘书长就是要统领秘书处这个铁打的营盘,带领技术委员会开展工作。沈远东教授本身是中医药专业出身,又兼具丰富的医疗管理经验和独到的国际眼光,承担秘书长工作以后为 ISO/TC 249 的发展奠定了基础。秘书长及其助理确定以后,上海中医药大学及其附属曙光医院又分别举荐了徐晓婷、李静及黄虞枫负责相关工作。至此秘书处班子正式成立。这 5 位秘书处工作人员是 ISO/TC 249 的第一批员工,他们见证了 ISO/TC 249 的发展历程,为中医药国际标准化工作做出了贡献。

五、委员会主席的确定

2009 年 11 月 2 日及 12 月 6 日国家中医药管理局分别召开了 2 次 ISO/TC 249 工作范畴研讨会,会议中逐渐明确主席人选由澳大利亚联邦政府药管局(TGA)原局长 David Trevor Graham 承担。David Trevor Graham 早年毕业于堪萨斯大学,获得药理学和毒理学博士,长期从事澳大利亚公共卫生健康政策制定和实施工作,热心于中医药推广事业,是澳大利亚中医药管理局委员会副主席及战略规划委员会主席,具备极好的国际视野及丰富的组织管理经验。为了顺利推选主席和确定 ISO/TC 249 的工作范畴,上海方面分别于 2010 年 1 月上旬、中旬及下旬紧锣密鼓地召开了 3 次中医药国际标准化研讨会。会议期间,在国家中医药管理局的协调下,大卫·格雷汉姆愉快地接受了 ISO/TC 249 秘书处的邀请,ISO/TC 249 主席的任命即进入程序。后来的事实证明,大卫·格雷汉姆是一位非常称职的主席,他为 ISO/TC 249 的发展做出了杰出的贡献。

六、第一次全体成员大会召开

2010 年 6 月 7—8 日第一次年会在北京召开，15 个成员国 72 位专家参会，会中明确宣布 ISO／TC 249 与 ISO／TC 215、WFCMS、WFAS、WHO 建立正式联络组织关系。委员会讨论了 TC 249 的名称、工作范畴等问题，认为目前至少该技术委员会应该聚焦在中医药领域开展工作，并且首要关注安全和质量问题。会议中成立了一个由德国专家召集的任务组，澳大利亚、加拿大、中国、日本、韩国、挪威及美国选派代表参与其中，拟在质量和安全问题上提供方案供技术委员会参考。

第二节

工作开展

一、制定工作计划，确立工作范畴

作为一个新成立的技术委员会，ISO 总部最初为 ISO／TC 249 在网站上注册的工作范畴是"standardization in the field of TCM"（中医药领域的标准化），并要求技术委员会尽快确立具体的工作范畴和战略工作计划，2010 年第一次年会定下了"中医药的质量与安全"作为当前技术委员会的工作重点。如何界定 ISO／TC 249 的工作范畴以及如何理顺中医药与韩国传统医学和日本汉方医学之间的关系，从而制定合理的战略工作计划就成为委员会成立之初的重大任务之一。

秘书处在成员国的帮助下尽快起草了战略工作计划草稿并在整个技术委员会内征询了意见和建议，相关成员国对草稿进行了补充，提供了必要的资料，秘书处进行了多轮的完善，最终 2012 年 8 月全体委员会成员达成共识，并经 ISO 总部技术管理局成员投票后批准，TC 249 第一版工作计划上传。

在名称问题尚悬而未决的情况下，2013 年 TC 249 的 P 成员国印度提出将本国传统医学阿育吠陀加入 TC 249 工作范畴中，秘书处充分尊重成员国意愿，在技术委员会进行了 2 轮内部投票，投票结果是印度提案被否决，委员会最终决定不将阿育吠陀传统医学纳入 TC 249 工作范围中。通过这一案例，秘书处清楚地看到了成员国对当前 ISO／TC 249 工作范畴的预期,即当前成员国更加愿意聚焦在中医药领域先行开展工作,待工作经验成熟后可以为其他传统医学借鉴。这是一种实际的想法,毕竟在传统医学开展标准化工作方面面临着巨大的压力和挑战,况且当时 ISO/TC 249 专家还缺乏对阿育吠陀的深入了解。

2013 年 1 月 18 日,秘书处在上海召开了关于委员会名称的专家咨询会,来自中、日、韩 3 个国家的专家共 24 名人员参加了此次会议,会议由 TC 249 主席 David Trevor Graham 和秘书长沈远东教授主持。会议主要围绕 TC 249 的名称及工作范畴展开讨论,会议期间,中、日、韩三国代表专家分别阐述了各自的观点,并就各自的建议做了专题汇报。与会专家各抒己见,会议现场气氛十分热烈,专家们一致认为此次会议为三国之间的沟通搭建了良好的平台,充分体现了国际标准化组织协商一致的思想,为推进中医药国际标准化工作起到了积极的作用。秘书处在会后召开专题电话会议,落实会议的有关精神。

2014 年 1 月 7 日晚,秘书处与日本代表团团长 MOTOO Yoshiharu 进行电话会议,讨论秘书处工作范畴和第五次年会新项目提案合作等事宜。

2015 年初,技术管理官员 Mary Lou 告知秘书处,技术管理局要求 TC 249 在 2015 年中期之前需解决委员会名称的问题,否则将由 ISO 技术管理局进行仲裁。

第六次全体成员大会上,在 ISO 中央秘书处联络官员的协调和指导下,通过反复协商及两轮投票,ISO/TC 249 得以最终定名"中医药技术委员会",2015 年 6 月底,ISO 技术管理局正式批准 TC 249 永久名称为"Traditional Chinese Medicine"(中医药),同时也一并通过了 TC 249 的工作范围。

二、第二次全体成员大会召开

面对纷纷扰扰的名称争议,如何将 ISO/TC 249 的工作重心聚焦到具体的技术工作方面是一个关键点,一个技术委员会的使命是国际标准的制定和发布。2011 年 5 月 2—4 日,在荷兰海牙召开的第二次全体成员国大会上出现了一个可喜的转折点。

(一) 技术实力,扭转局面

面对激烈的名称和工作范畴之争,第二次全体成员大会期间氛围较为紧张,直到中国专家开始就《人参种子种苗》《一次性无菌针灸针》等提案展开技术汇报和讨论,会场的气氛一下子安静了下来。大家开始为中国专家的技术内涵所折服,认真听取报告并纷纷提出自己的建设性意见。此次年会很大程度上扭转了技术委员会争执不断的局面,为后面实质性工作的推进起到了至关重要的作用。由于第二次年会充分的技术交流和专家的精心准备,会后很快(2011年6月24日)《人参种子种苗》方案就通过了立项投票,正式立项,随后(2011年7月8日)针灸针国际标准方案也正式立项。

(二) 划分工作组

ISO/TC 249 是个覆盖中药、中医药设备、针灸、信息、术语等多个领域的技术委员会,第二次年会面临着工作任务分解和工作组的划分。秘书处和韩国、德国等意向召集人国家经过充分沟通并在取得全体大会认可的情况下将整个技术委员会划分为五个工作组。

(1) WG 1:Quality and safety of raw materials and traditional processing(原药材及传统炮制的质量与安全)。

(2) WG 2:Quality and safety of manufactured TCM products(中药制成品质量与安全)。

(3) WG 3:Quality and safety of acupuncture needles(针灸针的质量与针灸的安全使用)。

(4) WG 4:Quality and safety of medical devices other than acupuncture needles(针灸针以外医疗器械的质量与安全)。

(5) WG 5:Terminology and informatics(术语及信息学)。

(三) 成立主席顾问团

为了加强主席与成员之间的沟通,及时听取成员国方面的反馈,技术委员会经第二届全体大会表决成立主席顾问团 1(CAG1),决议表明该主席顾问团最多人数是 7 人。当时该主席咨询委员会主要职能是帮助管理协调委员会工作计划和项目、与各国利益相关方进行沟通以及推进委员会重要文件的实施。2011 年年会后启动了一个提名程序,拟提名专家包括:Prof. Marilyn ALLEN(美国)、Dr Ramón CALDUCH(西班牙)、Prof. CHEN Kaixian(中国)、Prof. CHOI Seung-Hoon(韩国)、Dr Michael HAMMES(德国)、Prof. MOTOO Yoshiharu(日本)、Prof. Christopher ZASLAWSK(澳大利亚)。

2011 年 8 月 9 日 19:00 秘书处全体成员和 CAG 成员召开第一次 CAG 网络电话会议,会议由主席 David 主持。2011 年 12 月 13 日晚 19:00 秘书处全体成员和 CAG 成员召开第二次 CAG 网络电话会议,会议由主席 David 主持。

三、与 TC 215 建立联合工作组

第二次年会上 ISO/TC 215 提出了与 TC 249 在中医药信息化领域建立联合工作组的提案,紧接着 2011 年 5 月 24—27 日秘书处桑珍、徐晓婷以 A 类联络组织成员身份赴芬兰库

奥皮奥参加 TC 215 全体成员会议,与当时的 TC 215 主席 Christopher G. Chute 及秘书 Audery Dickerson 会晤,讨论了工作组的具体工作机制,并商定联合工作组名称为 "Informatics of TCM",这次商谈为今后该联合工作组的顺利开展打下了基础。

四、与 IEC 建立联合工作组

在中医药设备领域涉及有源电器设备的标准制定往往需要参照 IEC 的相关标准,为了更好地推进该领域的合作,2014 年 5 月 ISO/TC 249 第五次全体成员大会决议通过与 IEC/TC 62 建立联络组织关系的建议。

2014 年 7 月 4 日下午,ISO/TC 249 与 IEC/TC 62 在上海秘书处举办了一场工作协调国内专家讨论会,国家标准化管理委员会国际合作部、TC 249 国内技术对口单位、TC 62 国内对口单位、上海中医药大学、上海医疗器械检测所、上海道生医疗科技有限公司等专家一并参与讨论。会议就如何开展中医有源医疗器械国际标准化工作的合作程序、标准需求、发展规划进行了探讨。

2014 年 11 月 22—28 日,桑珍、徐晓婷代表秘书处受邀参加在美国新奥尔良举办的国际电工组织有源医疗器械分技术委员会(IEC/SC 62D)全会,与 IEC/SC 62D 主席及秘书长进行会面。徐晓婷在会上代表 TC 249 做了主题报告。在这次全会上 IEC/SC 62D 明确与 TC 249 建立联络组织关系,共同开展中医有源医疗器械的国际标准制定工作。

根据国际标准制定的有关需求,2015 年 1 月,ISO/TC 249 与 IEC/SC 62D 正式成立了联合工作组(ISO/TC 249/JWG6 和 IEC/SC 62D/JWG37)。

2015 年 11 月 11—17 日,沈远东、徐晓婷代表秘书处在日本参加 IEC/TC 62 及其分技术委员会会议。在会议期间 IEC/SC 62D 和 ISO/TC 249 召开了项目专题会议,就脉象触力传感器标准进行了讨论。明确了联合工作组项目的归属、工作流程和合作机制。

2016 年 3 月 24—25 日,ISO/TC 249/JWG6 第一次工作组会议在上海召开。会议明确了 JWG6 的名称、工作范畴以及与 IEC 联合开展国际标准制定的程序。

2019 年 10 月 14—25 日,第八十三届国际电工委员会(IEC)大会在上海召开。会议期间,ISO/TC 249 与 IEC/SC 62D 双方领导层进行了会晤。因长期缺乏专家资源,经双方委员会领导层协商,为了最大化利用现有资源和程序推进电子中医医疗器械国际标准化工作的开展,双方决定如在下一投票项目未能成功立项的话,将解散联合工作组,仅维持联络组织信息共享的合作模式。

五、工作组开展工作

WG 1：2011 年 12 月 12—13 日 WG 1 第一次工作会议在北京顺利召开，沈远东、桑珍、徐晓婷代表秘书处参会并作发言。

WG 2：2012 年 4 月 12—13 日 WG 2 第一次会议于德国柏林召开。

WG 3：2011 年 10 月 19—21 日 WG 3 第一次工作组会议于北京召开，李静代表秘书处参会并作发言。

WG 4：2011 年 9 月 18—21 日 WG 4 第一次工作会议于韩国大田召开，桑珍、徐晓婷代表秘书处参会并作工作报告。

WG 5：2012 年 2 月 13—14 日 WG 5 第一次会议在北京召开，沈远东、桑珍、李静代表秘书处参会并作发言。

六、各成员国与秘书处互访

2011 年 10 月 25 日，南非标准局传统医学专家 Amanda Gcabashe 女士来沪考察，此行目的主要是想全面了解与借鉴我国传统医学标准化以及医、教、研、法律法规及行政管理等方面的发展模式。上午在秘书处工作人员的陪同下，Amanda Gcabashe 女士参观了上海中医药大学附属曙光医院（以下简称"曙光医院"）东院、上海中医药大学以及上海中医药博物馆，了解了中国中医药教育以及中医医院的运作情况。下午，ISO/TC 249 秘书长、上海市卫生局副局长兼中医药发展办公室主任沈远东、上海中医药发展办公室副主任张怀琼会见了 Amanda Gcabashe 女士并与之座谈。秘书长介绍了上海中医药管理体制以及中医药国际标准化领域的发展现状，深入交流了有关中医药法律法规事项。

2011 年 10 月 31 日，加拿大中医学会会长袁晓宁教授一行 3 人来秘书处参观拜访，袁教授讲述了加拿大中医发展面临的机遇和存在的问题，共同讨论了中医药国际化发展的前景和国际标准的推动作用。

2012 年 1 月 13—15 日，ISO/TC 249 日本国内技术对口单位代表团来访上海秘书处，就 TC 249 的 5 个工作组进展、第三次全体成员大会以及委员会项目工作流程等工作进行了深入交流，会后参观了上海道生公司和康桥益大本草园。

2012 年 9 月 29 日下午，秘书处接待韩国 DAEYOMEDI 企业代表 HeeJung KANG 女士和 YoungSang KUN 先生，并为其提案的"脉诊仪"提供国际标准项目咨询。

2012年10月21—23日,秘书处在北京召开了 ISO/TC 249 中国药学专家与德国代表团药学专家的见面会,针对两国专家在药学领域的意见分歧进行了深入的沟通和交流,会议增强了两国专家的相互理解并达成在中药国际标准化领域谋求最大共识的意愿,沈远东、桑珍、李静参会。

2013年3月28—31日,桑珍受日本药事会之邀赴日本参加学术会议,会上介绍了 ISO/TC 249 的当前工作状态和情况。

2014年2月11—17日,沈远东、桑珍、徐晓婷在悉尼参加 WG 3/WG 4 联合工作组会议,与澳大利亚代表团成员做了深入交流。

2015年4月10日,日本代表团团长 Takao NAMIKI 一行4人访问秘书处,会中交流了 ISO/TC 249 当前的工作重点和近期工作的一些想法,秘书处也了解了日本当前传统医学发展的动向并感谢日本代表团在标准质量控制方面做出的贡献。

2015年5月5—8日,泰国代表团 Tawat BURANATAWONSOM 一行3人受邀来秘书处交流访问,就 ISO/TC 249 名称、中泰中医药国际标准合作事宜进行了深入的交流。

2015年5月21日,德国团长 Sven SCHRODER 教授来秘书处交流访问,就 ISO/TC 249 名称、中医药国际教育合作事宜进行了深入的交流。

2015年9月18—26日,桑珍、徐晓婷受加拿大中医学会会长袁晓宁教授邀请赴加拿大参加"医学文化交流协议20周年暨首届加拿大国际中医药日"系列活动,包括:中华医药文物展、国际中医药高峰论坛、启动首届加拿大"国际中医药日"。桑珍代表 ISO/TC 249 在国际中医药高峰论坛上介绍了 ISO 领域中医药国际标准化发展现状,并与与会代表探讨了中医药国际标准化方面的有关问题。加拿大中医学会为了表彰 ISO/TC 249 在推动中医药国际标准化方面的卓越贡献,特授予沈远东秘书长"加拿大中医发展建业勋章(金奖)",由桑珍秘书长助理代为领奖。在加拿大期间,秘书处还与加拿大中医学会以及国内技术对口单位就中医药国际标准化工作进行了深入的交流。

2016年1月11日下午,秘书处接待阿联酋客人来访,向其介绍了 ISO/TC 249 的发展现状与未来前景,在了解了阿联酋传统医学发展现状后,秘书处表示欢迎并鼓励其加入 ISO/TC 249 的成员国行列。

七、第三次全体年会

ISO/TC 249 第三次全体会议于2012年5月21—24日在韩国大田召开。来自澳大利亚、加拿大、中国、德国、日本等14个国家的166名代表参加了会议,其中 WFCMS、WFAS 作为相关联络组织也派代表出席。本次会议由韩国国家技术和质量学会协办,韩国韩医学研究院承办。

本次会议的主要成果有:

(1) TC 249 继续保持 TCM 的暂定名称(未进行正式讨论)。

(2) 全体会议审批通过了 TC 249 战略工作计划。

(3) 大会审批通过了与 TC 215 的合作协议。

(4) 大会审批通过了 TC 249 的工作程序文件。

(5) 本次会议共有两个在研项目经过工作组讨论并顺利进入 CD 阶段(制定国际标准的第四阶段)。

(6) 本次会议共有 11 个新提案获得全体会议认可,进行进一步完善后可进入新项目立项投票程序。

(7) 本次会议倡导了会员国积极参与技术讨论以及严谨科学的态度,形成了既有竞争又有合作的良好氛围。

(8) 三次全会上,秘书处的管理服务职能和组织协调能力得到了一致的好评。秘书处与主席之间的默契和权威性也得到了进一步的体现。

八、第四次全体成员大会召开

ISO/TC 249 第四次全体成员大会于 2013 年 5 月 20—23 日在南非德班召开,来自 17 个成员国、2 个联络组织(WFCMS、ISO/TC 215)的 170 位代表参加了此次会议。本次会议由南非国家标准局承办。本次会议主要成果包括:

(1) 16 个 P 成员国、1 个 O 成员国派遣代表团参会,并有 6 个非成员国的代表列席了会议。共有 10 项新提案(其中中国 6 项,韩国 2 项,德国 1 项,日本 1 项)通过大会讨论,同意进入新项目立项投票阶段。已立项在制定中的 9 项标准项目也经过了各组讨论将陆续进入 WD(工作草案)阶段。

(2) TC 249 继续沿用"TCM"作为暂定名开展工作。中、日、韩三国的各自意见分歧仍十分明显,而其他一些国家则表示不愿意在此议题上继续花费太多时间,希望技术委员会能够将工作重点放在技术工作上。在此背景下,秘书处适时提出了关于 TC 249 名称问题的建议,即"继续沿用暂定名的方案"并得到与会成员支持。

(3) 很好地处理了印度扩大 TC 249 工作范畴的提议。印度提出扩大 TC 249 工作范畴以涵盖阿育吠陀的问题上,大会认为目前讨论该问题时机尚不成熟,决议中建议 TC 249 秘书处及印度标准委共同制作一份有关阿育吠陀及其与 TC 249 相关性的文件分发给所有成员以便下次年会再做相应考虑。

九、第五次全体成员大会召开

ISO/TC 249 第五次全体成员大会于 2014 年 5 月 26—29 日在日本京都召开,本次会议由日本东洋医学会和日本国家标准局联合承办。来自 12 个成员国和 3 个联络组织(WFAS、WFCMS、ISO/TC 215)的 205 位代表参加了此次会议。本次年会的主要成果有:

(1)大会审议通过了新成立第二主席顾问团(CAG2)的提议,以负责 TC 249 内所有项目技术层面的协调与指导工作,成员组成为每个工作组的召集人。

(2)TC 249 工作范畴扩展至涉及仪器和药物的安全使用和交付方面的服务类标准(目前不包括临床操作和应用,也不涉及教育类服务标准)。

(3)第三工作组(WG 3)工作范畴扩展至针灸针质量与安全操作领域(不包含临床治疗和疗效)。

(4)15 个新项目提案通过讨论,将于会后启动 NP 投票(中国 11,韩国 3,日本 1)。

(5)阿育吠陀提案在大会上被再次讨论。会议决议将于会后启动一次正式的成员国投票以决定是否将阿育吠陀纳入 ISO/TC 249 工作范畴。

十、第一个国际标准出版

2014 年 2 月 24—25 日,秘书处在北京召开《ISO 17218:2014 一次性使用无菌毫针》国际标准新闻发布会,39 家媒体受邀出席,桑珍主持新闻发布会,ISO/TC 249 秘书长沈远东、WG3 召集人黄龙祥教授、针灸针提案项目负责人曹炀先生出席发布会,并答记者问。新闻发布会在社会上引起了非常好的反响。

第三节

内涵建设

一、解决名称争议

针对悬而未决的技术委员会命名,国家中医药管理局及国家标准化管理委员会一直对此高度重视,ISO/TC 249 秘书处多次协调相关国家进行协商,争取尽快达成共识。

2012 年 11 月 18 日,沈远东、桑珍赴北京参加国家中医药管理局中、日、韩关于 TC 249 名称讨论会议。

2013 年 3 月 27 日下午,秘书处组织中、日、韩三方关于 TC 249 名称的电话会议。

2013 年 TC 249 的 P 成员国印度提出将本国传统医学阿育吠陀加入 TC 249 工作范畴中。秘书处充分尊重成员国意愿,第五次年会后启动了技术委员会两轮内部投票,投票结果是印度的提案被否决,委员会最终决定不将阿育吠陀传统医学纳入 TC 249 工作范围中。

2015 年初,技术管理官员 Mary Lou 转达技术管理局要求,希望 ISO/TC 249 在第六次全体成员大会前后解决委员会名称的问题,否则将交由 ISO 技术管理局进行仲裁。秘书处根据 ISO 总部的意见及遵循 ISO 协商一致原则,在第六次全体成员大会前就名称问题达成共识作了最后一次努力。2015 年 5 月 31 至 6 月 2 日,连开三场中、日、韩三方协调会,但三国会议没有形成共识,协商未果。

2015 年技术委员会在第六次全体成员大会上集中讨论名称议题,并于 6 月 4 日在 ISO 总部技术官员 Mary Lou Pelaprat 的指导下,现场共进行了两轮匿名投票。第一轮投票:每个成员需从八个现有选项中选出一个,结果排名前两位的为 Traditional Chinese Medicine 和 Traditional Medicine:Chinese Medicine, Kampo and Korean Medicine。第二轮投票:每个成员在已选出的两个选项中选择一项,如该项超出票数的 2/3,即胜出。最终 12 个参会方,8 票选择 Traditional Chinese Medicine,委员会最终决定 Traditional Chinese Medicine 成为 ISO/TC 249 的正式名称,并递交 ISO 技术管理局进行正式批准。

2015 年 6 月底,ISO 技术管理局正式批准 TC 249 永久名称为 "Traditional Chinese Medicine"(中医药),并同时通过 TC 249 的工作范围。

二、加强技术内涵,提高标准质量

(一) 为加强委员会技术内涵,成立 CAG2

鉴于 CAG1 主要是针对技术委员会的组织管理为主席提供决策建议,在实际的标准化技术工作领域主席也同样需要专家的咨询,因此技术委员会决定成立 CAG2,成员为每个工作组的召集人及秘书(如有必要)。

2014 年第五次年会成立了 CAG2,成员包括:WG 1, Liu Liang。WG 2, Sven SHRODER。WG 3, Huang Longxiang。WG 4, CHOI Sun-mi。WG 5, Wang kui, KOH-Byung-hee。JWG1:Michael Hammes。

2016 年 10 月 18 日晚,秘书处和主席 David 在上海秘书处召开第二次 CAG1 和 CAG2 联合网络电话会议。

(二) 制定标准内部质控程序

ISO 制修订的标准大多数与产品及贸易相关,且从标准性质上讲属于自愿性规范文件,这就意味着这些标准必须是优秀的标准,并能给产业和服务业带来收益;WTO 与 ISO 已结成长期战略伙伴关系,在处理和仲裁国家之间贸易争端时 WTO 优先使用的便是 ISO 标准。

标准的质量评价有多个方面,由于 ISO/TC 249 传统医学的特殊背景,对标准文本语言质量的关注度相对就更高。2016 年起技术委员会采用编辑技术主管、编辑委员会、编辑小组多重机制来提高标准文本的语言表达。每年邀请总部的标准编辑技术主管为委员会分析标准的语言问题,并通过建立 TC 249 编辑委员会及工作组内部编辑小组,利用母语为英语的专家团队,以美国代表团为首,在不改动技术的前提下早期并持续性介入,以保证标准文本的语言能够准确表达其技术要求。通过工作组、委员会不同层面的语言支持,以达到从立项后到标准进入预出版阶段的全流程语言质量控制。

在标准的技术质量内涵方面,秘书处与工作组召集人一起齐心协力,争取对标准的质量有全面的控制和提升。委员会就此多次召开不同范围的协商会议,以日本为首的成员国对此都提出了很好的意见和建议。鉴于 TC 249 采用的是特殊的伞形工作组机制,因此每个工作组工作范畴覆盖面非常大。当前委员会在研和提交的提案数量多,利益相关国的注册专家数极其庞大和不均衡,简单粗暴限制新提案数量不符合国际标准化制定程序的公平公正原则,只有努力提高质量才能从根本上调控标准的总数量。为了做到这一点,自 2018 年 6 月开始,新项目提案经由各国国家标准化管理委员会正式提交时,TC 249 秘书处将会依照《新工作项目提案确认审核表》进行逐一审查,重点包括:① 申报项目是否具备国际市场应用广泛度、影响力。② 是否属于 TC 249 当前工作范畴内。③ 能否列入相关工作组的较高优先级内。提交新提案的对口单位应认真审核,提交该清单,并需给出支持证据文件。不符合审核表条件者将被退回。

同时委员会对召集人也提出了相应的要求,要求其在达成组内共识方面注重技巧与规则相结合。在工作组会议期间,委员会要求召集人具备强大临场主持能力、应对措施得当,保证每个专家的观点被公平对待,积极主动促成技术问题的共识达成。在实在无法形成统一意见的特殊情形下,召集人应将分歧原因、主要观点上报全体大会,由委员会以国家成员体为单位进行投票,一国一票,公平达成决定。

三、开放秘书周工作模式,邀请国际专家来秘书处共同工作

为了更好地凝聚成员国和国际专家的智慧,提升秘书处工作能力,ISO/TC 249 秘书处从 2016 年开始每年上半年举办一次开放秘书周,秘书处就技术委员会当前急需解决和研究的技术问题邀请相关专家前来共同办公,每年的主题不同。

2016 年 3 月 20—26 日,秘书处开放周主题是中药国际标准化研讨,主要讨论本技术委员会草药国际标准的质量控制问题、草药领域中国际标准的优先级问题、与各国家药典之间的关系等。日本专家 Dr Michiho ITO 受邀来秘书处工作,协助秘书处梳理所有中药类国际标准提案,并对中药国际标准提案的技术内涵提出专业意见,为日后中药国际标准化工作的开展提供了指导。

2017 年 4 月 8—9 日,秘书处开放周主题是中医药术语的国际标准研讨,主题是就如何推进 WG 5 术语工作、更好地制定术语标准为其他工作组提供基础以及如何处理与WHO 传统医学章节疾病分类和术语之间的关系进行了深入研讨。开放周邀请了 WG 5的中、韩两国召集人及其秘书以及中国术语领域的专家,工作会议上讨论了当前 ISO/TC 249 术语领域存在的问题,认为 WG 5 应该尽快了解其他工作组对术语的需求并就此优先展开工作,对 WHO ICD‑11 传统医学章节疾病分类和术语,大家建议尽量合作,避免冲突。

2018 年 3 月 23 日,秘书处开放周主题是中医药教育培训等服务类国际标准研讨,秘书处注意到一些成员国对教育培训类服务标准的迫切需求,曾经在不同场合与其他成员国进行沟通,一些传统医学规范化程度相对较高的国家对此持反对态度,认为教育和培训与临床实践密不可分,又涉及每个国家的教育政策以及资格执照等问题。面对实际需求和一些成员国的反对意见,秘书处邀请了澳大利亚、中国、德国、意大利、西班牙等国专家进行了深入研讨,秘书处对不同意见都做了认真地倾听,专题研讨会对秘书处了解每个成员国的真实意见起到了很大的帮助。

2019 年 3 月 30—31 日,秘书处开放周主题是提升 ISO/TC 249 标准化工作管理和标准质量,邀请了 CAG2 成员为主的德国、韩国、中国等相关专家进行了研讨,秘书长桑珍做了"Good practice in ISO/TC 249"的报告,对技术委员会工作程序和标准的质量控制提出了初步想法,与会专家重点讨论了技术委员会如何提升管理成效从而切实推进国际标准质量的提升。会议成果较为丰富。

四、与欧美等药典委员会专家磋商,寻求合作和共同发展之路

2014 年 7 月 24 日上午,沈远东、桑珍、黄虞枫在上海中医药大学调研,与中药标准化中心王峥涛教授深入交流,咨询药典与 ISO 标准的关系及相关情况。

2014 年 12 月 14 日,秘书处在上海华亭宾馆组织中医药国际标准化论坛,美国、欧洲、中国、日本、泰国药典委员会专家与 ISO/TC 249 秘书处一并参与交流讨论中药国际标准事宜。与会专家探讨了各国药典与 ISO/TC 249 中药类国际标准之间的异同点和开展合作的可行性和优势。专家一致建议 ISO/TC 249 可在未被药典关注和规范的产品、炮制方法、质量分类标准、提取物等领域加大标准化工作力度。

2015 年 10 月 22—23 日,秘书处组织 ISO/TC 249 药学专家(中、日、德、泰)与《美国药典》委员会专家在中国科学院上海药物研究所召开国际合作会议,与《美国药典》委员会探讨合作机制。

2016 年 10 月 24—25 日,第五届中医药现代化国际科技大会政府论坛在成都召开。ISO/TC 249 主席及秘书长受邀参加论坛并作主题报告。会议期间,ISO/TC 249 秘书处召开了专题会议,就"中药配方颗粒做国际标准的可行性"以及"传统使用在中药安全性和有效性证据体构建中的作用"两个议题展开讨论。《德国药典》专家、《美国草药典》主席、澳大利亚、日本、美国、南非、中国等专家出席了会议。

2018 年 9 月 19 日,《美国药典》委员会副总裁、中华区总经理 Geoff Tsen 博士、美国总部技术总监 Nandakumar Sarma 博士、市场总监 Nurisha 博士等一行 6 人到访 ISO/TC 249 秘书处,就"共商中药 USP 国际标准与 ISO 国际标准合作共享"进行深入探讨。

2019 年 6 月 25 日,AHP 主席 Roy Upton 来访秘书处,ISO/TC 249 主席介绍了 TC 249 的工作现状以及中草药国际标准的制定情况,双方进行了深入的交流,并商讨了未来在中草药国际标准领域合作的可能性。

五、深入了解国际市场需求,提高标准的适用性

2012 年 9 月 14 日,沈远东、桑珍、李静赴山东临沂调研考察金银花基地,了解当地的金银花种植和加工销售情况,与基地负责人沟通后决定将金银花项目列入国际标准培育项目,为今后金银花的国际标准提案打下了良好的基础。

2012 年 9 月 27—28 日,桑珍赴贵阳参加国家中医药管理局全国中医药标准化工作座

谈会,了解当地中药基地及市场现状,调研贵州省对中药标准化的需求。

2014 年 8 月 8—10 日,沈远东、桑珍受邀在吉林通化参加人参联盟会议,并作演讲,对当前人参产业现状有了初步了解,明确了人参产业的国际竞争需要优质的适合中国产业发展的国际标准作为支撑,以切实增加中国人参在国际上的竞争力。

2015 年 11 月 26—27 日,秘书处一行调研浦东上海道生医疗设备有限公司、苏州医疗设备厂有限公司,了解中医诊疗设备对国际标准的需求点,和国际标准促进企业发展的情况。

2015 年沈远东携秘书处团队多次访问寿仙谷制药有限公司,发现该公司在灵芝、石斛的种植加工方面技术成熟,优势明显,鼓励其就相关内容进行国际标准提案。

2016 年 5 月 5 日下午,秘书处接待天津医疗器械检测所交流来访。

2016 年 5 月 17 日下午,秘书处赴浦东中经堂调研养生服务标准情况。

2016 年 6 月 21 日上午,上海市药材有限公司陈军力总经理、李琦副总经理、上海华宇药业股份有限公司宋嬿副总经理在秘书处参与"中药颗粒剂国际标准提案可行性座谈会"。

六、秘书处及技术委员会整体能力提升

2011 年 6 月 16—17 日,秘书处 DAVID 主席、沈远东、桑珍在瑞士日内瓦参加第五届 ISO 主席大会及秘书培训。

2012 年 8 月 2 日,秘书处邀请上海市质量和标准化研究院戴宇新来办公室作标准与专利方面的培训。

2012 年 10 月 14—20 日,桑珍、李静、徐晓婷在杭州参加国家标准化管理委员会组织的 ISO 秘书周培训。其间沈远东与 ISO/TC 249 技术管理官员 Mary Lou Pelaprat 女士见面会谈秘书处工作事宜。

2013 年 9 月 16 日,秘书处与国内技术对口单位联合在上海华亭宾馆组织召开"ISO 中医药国际标准战略研讨会暨 ISO/TC 249 第四次年会总结会",国家中医药管理局、国家标准化管理委员会、上海市中医药发展办公室、全国中医药专业标准化技术委员会有关领导以及 ISO/TC 249 中方项目负责人、专家和企业代表等一并出席会议并讨论。

2013 年 11 月 21 日晚,秘书处组织中国专家通过网络电话会议形式邀请 TPM 进行国际标准化专业知识培训,上海、北京、天津、深圳、香港 10 余位专家、项目负责人、工作组召集人参与培训。

2013 年 11 月 28 日晚,秘书处组织中国专家通过网络电话会议形式邀请 TPM 进行国

际标准化专业知识培训第二场"如何编写国际标准",来自上海、北京、天津、深圳、香港 10余位专家、项目负责人、工作组召集人参与培训。

2014 年 5 月 29 日,TPM 在日本京都第五次全体成员大会期间做了关于 ISO 标准制定程序和新导则变化内容的有关专题培训。

2016 年 6 月 6 日,TPM 在意大利罗马第七次全体成员大会期间做了关于 ISO 服务类标准的专题培训。

2016 年 6 月 23 日下午,秘书处参与 ISO 总部组织的国际标准编写网络视频培训课程。

2016 年 7 月 12—16 日,李静、黄虞枫在内蒙古呼伦贝尔市参加中国标准化协会组织的"社会管理与公共服务标准化"培训班学习。

2016 年 11 月 6—11 日,黄奕然在杭州中国计量大学参加国家标准化管理委员会举办的 ISO 秘书周培训。

2016 年 11 月 14—16 日,沈远东在杭州中国计量大学参加国家标准化管理委员会举办的 ISO 主席周培训。

七、扩大 ISO/TC 249 的国际国内影响力

随着 ISO/TC 249 的工作进展,其国际影响力逐步扩大,秘书处每年制作工作简报发送相关部门。2011 年 6 月 15 日第一期工作简报发布,此后每年的工作简报作为技术委员会与外界沟通的展示窗口交流信息、通报情况,受到各方欢迎。

2013 年 9 月 25—27 日,沈远东、桑珍、李静受邀在成都参加第四届中医药现代国际科技大会,沈远东作了名为"ISO/TC 249 的现状与战略规划"专题演讲。

2013 年 10 月 19—26 日,李静代表秘书处在澳大利亚悉尼参加 ISO/TC 215 年会,此后李静作为 ISO/TC 249 的代表积极参与了 ISO/TC 215 传统医学领域的相关工作。

2014 年 8 月沈远东、徐晓婷赴泰国曼谷国际药学联合会(FIP)国际药师协会,作了题为"ISO 领域的中医药国际标准化"报告。

2014 年 10 月 4—12 日,桑珍、李静代表秘书处以联络组织关系在德国柏林参加 ISO/TC 215 年会。

2014 年 11 月 7—9 日,沈远东、黄虞枫受香港浸会大学邀请,赴香港参加"国际中药创新药物研发高峰论坛 2014——迈向中药标准化之路",沈远东作主题演讲。此外,还参加浸会大学中医药学院标准化中心闭门研讨会议。

2016 年 9 月 13—14 日,徐晓婷作为 ISO/TC 249 代表在北京参加第三十九届 ISO 大

会,并与 ISO 代理秘书长 Kevin McKinley 进行了交流。

2016 年 10 月 18 日上午,秘书处和主席 David 在上海中医药大学组织参加"世界标准日——中医药国际标准宣传"活动,徐建光校长参加并发言。

2016 年 10 月 22—25 日,秘书处和主席 David 在成都参加第五届中医药现代化国际科技大会,24 日下午 David 主席主持政府论坛第二单元"中医药国际标准体系构建讨论",沈远东副主席作"中医药国际标准化现状分析与发展战略思考"报告。当晚,秘书处组织召开 ISO/TC 249 Workshop 讨论: ① 中药颗粒剂国际标准探讨。② 传统使用在中药安全性和有效性证据体构建中的作用。上海市药材公司陈军力总经理、香港浸会大学吕爱平教授分别作了专题介绍,来自中、日、美、德、澳、南非等国的专家学者和企业代表参会讨论。

2016 年 11 月 10 日,沈远东、徐晓婷参加"第十八届中国国际工业博览会科技论坛——标准化联通'一带一路'国际研讨会",沈远东作了"'一带一路'战略与中医药国际标准化"主题演讲。

八、成员国交流互动,企业合作顺利

2016 年 8 月 23 上午,意大利代表团来访秘书处。

2016 年 8 月 26 日上午,秘书处接待上海药材公司和日本津村制药团队来访,交流颗粒剂合作项目。

2016 年 8 月 26 日下午,秘书处接待云南天麻研究院和加拿大卫生部中医药咨询局一行来访。

九、ISO 总部及国家有关部门关注

2011 年 10 月 20 日下午,国家标准化管理委员会石保权副主任、国际合作部郭晨光副主任,在上海市质量技术监督局标准化处陶粮民处长、朱学铭副处长等陪同下,对设在上海浦东张江的 ISO/TC 249 秘书处进行实地工作考察,沈远东秘书长、桑珍秘书助理做工作汇报,上海市卫生局法规处高玲副处长、市卫生局中医药传承发展处姚玮莉副处长及秘书处工作人员也一并参加座谈会。

2012 年 4 月 13 日,ISO 副主席 Elisabeth Stampfl-Blaha 博士在国家标准化管理委员会、上海市质量技术监督局等有关领导陪同下专程访问落户在上海的 ISO/TC 249 秘书处并考察工作。桑珍代表秘书处作了 ISO/TC 249 工作的整体报告。

2013 年 2 月 22 日上午,ISO 中央秘书处秘书长 Rob Steele 访问秘书处,国家标准化管理委员会于欣丽副主任等国家和上海相关领导陪同,下午沈晓明副市长在市政厅会见。

2015 年 8 月 14 日下午,卫生部副部长、国家中医药管理局王国强局长来秘书处调研考察指导工作。

2016 年 10 月 26 日上午,上海市政府陈寅副市长来秘书处调研,市政府孙继伟秘书长、市质量技术监督局黄小路局长一行陪同,上海中医药大学徐建光校长、曙光医院马俊坚书记参加调研座谈。

2017 年初国家领导对 ISO/TC 249 的工作进行了批示,随后 2017 年 1 月 21—22 日王国强部长来开会调研,对新发展阶段和新形势下的 ISO/TC 249 工作提出了更高的要求。

十、第六次全体成员大会召开

2015 年 5 月 29—2015 年 6 月 5 日,ISO/TC 249 在中国北京召开第六次全体成员大会,来自 ISO 总部以及中国、美国、日本、韩国等 12 个成员国和相关机构代表共 269 人出席了本次大会,本次会议主要成果有:

(1) 在 ISO 总部 TPM 的指导下,委员会举行了就命名问题的投票,投票结果是"TCM"获得了多数支持,根据导则以及 ISO 中央秘书处的指导,委员会就名称问题正式形成了决议,确定为"Traditional Chinese medicine(TCM)"并上报 ISO/ISO 技术管理局进行批准。

(2) 委员会审议并通过了各工作组召集人的新任命并明确了下一任期时间。

(3) 大会对"traditional use"进行了讨论,认为会后秘书处应该启动新一轮的咨询和研究,以观"Traditional Chinese Medicine"对中医药疗效和安全性证据体构成的作用,有必要的话将启动制定相关指南文件。

十一、第七次全体成员大会召开

2016 年 6 月 6—9 日,秘书处在意大利罗马组织参与"ISO/TC 249 第七次全体成员国会议"。来自中国、韩国、日本等 13 个国家以及 A 类联络组织世界中医药学会联合会的 200 余名代表参加了会议。本次会议主要成果包括:

(1) 本次会议共提交讨论了 28 项新提交提案,中方提案 22 项,其他成员提案 5 项。

(2) 本次会议回顾和审议了委员会战略工作计划,提出会后进行新一轮的修订,并提交 ISO 技术管理局批准。

（3）大会审议通过了 WG 3 制定的有关针灸领域涉及的"安全使用"定义，即"安全使用"属于安全标准中的产品使用问题，是 ISO 服务标准的一部分，涉及产品使用前、使用中和使用后过程中的安全操作和潜在风险防范。

十二、第八次全体成员大会召开

2017 年 6 月 5—8 日，ISO/TC 249 在香港召开第八次全体成员大会。本次会议由香港浸会大学承办。参会代表共 230 名，分别来自 12 个成员体和 ISO/TC 215、WFCMS、WFAS 3 个联络组织。本次会议成果包括：

（1）本次会议共提交新提案 30 项，其中有 15 项通过审议，建议进入新项目立项投票程序。在这些新提案中，来自中国方面的提案占 77%（其中包括秘书处提案 1 项，WFCMS 提案 4 项）。

（2）国际标准项目提案的质量有了进一步的提高。在本次会议的新项目中，涌现出了一些更加符合 ISO/TC 249 发展需要和更加切合国际市场需求的好项目，如"ISO/TC 249 中单味草药制定标准优先级名单""中药颗粒剂质量控制通用性标准"等，此类项目在技术委员会中引起了积极的反响，并形成了高度的专家共识。

（3）在此次会议中，秘书处在 CAG 会上报告了对"safe use"的定义和对服务类标准的研究结果。据 ISO 总部联络官反映，ISO/TC 249 所面临的问题和创建的工作方式在整个 ISO 体系中都是具有创新性的。经 ISO 总部评估，ISO/TC 249 的活跃程度和工作效率在 200 多个技术委员会中名列前茅。

（4）本次会议期间，双主席体制的优势进一步体现。秘书处与主席之间的密切合作使承担国在技术委员会中的主导权、话语权得到了巩固和加强。

十三、中医药国际标准化人才培养

2014 年 7 月 5 日上午，上海中医药标准化培训项目第二次面授培训暨闭幕式在曙光医院东院主办，黄虞枫在上海市质量和标准化研究院培训中心讨论委托设置中医药国际标准化人才培训课程事宜。

2014 年 8 月 14 日下午，桑珍、黄虞枫在上海市质量和标准化研究院培训中心讨论委托设置中医药国际标准化人才培训课程事宜。

2014 年 8 月 28 日,桑珍、黄虞枫在上海中医药大学与施建蓉副校长汇报中医药国际标准化人才培养计划方案。

2015 年 4 月 16 日下午,秘书处邀请上海市标准化研究院张明兰高级工程师在秘书处组织培训"服务业标准化专题知识"讲座,上海中医药大学、曙光医院等单位派人参加。

2015 年 11 月 20 日下午,"中医英语翻译硕士实践基地推进会暨学术研讨会"在秘书处召开,上海中医药大学、曙光医院相关领导到会,上海中医药大学外语中心、秘书处和研究生出席会议。

2015 年 12 月 3—6 日,秘书处在奥林匹克俱乐部举办中医药国际标准化高级人才培训班。

2016 年 4 月 1 日下午,4 月 5 日,秘书处作为上海中医药大学中医英语翻译硕士实践基地,桑珍、李静、黄虞枫给研究生上课。4 月 12 日上午,李静、黄虞枫在上海中医药大学国际教育学院组织召开中医英语翻译硕士专业与大学国际标准项目提案老师见面会。

2017 年 6 月 18—24 日,黄虞枫在杭州中国计量大学参加由 ISO 和国际标准化管理委员会组织的"ISO 秘书周培训班"。

2017 年 6 月 30 日—2017 年 7 月 30 日,徐晓婷、李静赴美国加州大学洛杉矶分校(UCLA)参加杏林学者培训。

2017 年 11 月 16 日下午、17 日下午,秘书处邀请 TPM 对 ISO/TC 249 专家进行标准化网络课程培训。

十四、完成 ISO 国际标准社会效益评估任务

2013 年 2 月,ISO 中央秘书处秘书长 Rob Steele 访问秘书处时参观了曙光医院,鉴于该医院的 ISO9001 认证和管理体系的成功实施和运用,建议由曙光医院承担"ISO 标准社会效益评估",并由 ISO/TC 249 秘书处负责指导。

2013 年 6 月 3 日,徐晓婷受邀赴北京参加国家标准化管理委员会国合部组织的"ISO 标准社会效益评估"项目启动会。

2013 年 7 月 28—29 日,徐晓婷在深圳市标准技术研究院参加 ISO 标准社会效益评估项目研讨会。

2014 年 7 月 5 日下午,曙光医院和上海市中医药标准化技术委员会主办"曙光医院标准化管理成果信息发布暨项目启动会——ISO 项目'标准非经济效益评估'、国家级'社会管理和公共服务综合标准化试点项目'",同年该成果以文件形式正式在 ISO 网站发布。

第四节

成果产出

一、标准化领域的新思考和新拓展

2017 年 1 月 21—22 日,国家卫生和计划生育委员会副主任、国家中医药管理局局长王国强一行赴上海专题调研中医药国际标准化和中医药国际化工作,结合当前形势提出中医药国际标准化新的使命,更多地参与国际治理体系。

(一) 参与全球相关草药管理机构的合作与交流

2017 年 2 月 19—25 日,桑珍、黄虞枫在德国柏林参加 ISO/TC 249/WG2 第十二次工作组会议,重点讨论了德国专家 Hans Rausch 的中药质量安全要求通则以及纳入欧洲草药注册参照体系的可行性等事宜。

2018 年 9 月 12 日,桑珍、黄奕然赴上海市质量和标准化研究院参加会议,桑珍作"中医药国际标准化工作现状和发展专题讲座"。讲座介绍了中医药国际标准化的基础知识、工作现状以及欧盟草药注册,分析中医药国际标准化工作的发展趋势,旨在引导更多企事业单位参与中医药国际标准化工作。

2018 年 9 月 19 日,《美国药典》委员会中国区副主席、总经理 Geoff Tsen 一行赴秘书处交流访问,探讨《美国药典》与 ISO 标准中的药材标准异同以及未来合作的可行性。

2018 年 2 月 4—9 日,桑珍、黄虞枫代表秘书处赴德国柏林参加第十四次 ISO/TC 249/WG 2 工作组会议。

2019 年 2 月 22 日—2019 年 3 月 1 日,沈远东、桑珍、徐晓婷赴德国参加 ISO/TC 249/WG 2 会议,其间与德国专家讨论了 ISO/TC 249 草药标准纳入欧洲草药注册参照体系可行性及技术环节等事宜。

(二) 与相关国家专家的交流合作

2017 年 3 月 6 日,沈远东、黄虞枫受邀参观上海津村制药有限公司。

2017 年 3 月 7 日,日本 ISO/TC 249/WG 1 和 WG 2 专家来秘书处访问,工作交流。

2017 年 3 月 16—18 日,秘书处组织"中医药标准化国际研讨会"在上海华亭宾馆召开,来自巴西、捷克、肯尼亚、马来西亚、马耳他、俄罗斯、南非、瑞典、坦桑尼亚、泰国、英国、中国的 30 余位中医药从业者及标准化领域专家参加了此次国际研讨会。

2017 年 3 月 21 日上午，沈远东、黄虞枫受邀在华盛大厦参加中国中医学院中药研究所和上海市药材有限公司联合举办的"中药配方颗粒项目专题研讨会"。

2017 年 12 月 16 日上午，中医药国际标准化研究所邀请 ISO/TC 249 秘书处、国内技术对口依托单位、全国参茸产品标准化技术委员会、澳门科技大学、中国农业科学特产研究所、吉林农业大学、上海中医药大学、上海市药材有限公司、康美新开河、参王植保及相关参茸企业召开人参国际标准专家研讨会。

2018 年 3 月 24 日，秘书处在上海华亭宾馆举行"中欧中医药贸易与科技合作论坛"，德国与中国部分中医药企业受邀参加讨论，该次会议的中心目的是促进中欧之间企业的贸易和信息互通，让中国的企业更多地了解欧洲市场现状、监管、规范及需求。

（三）中医药服务领域的探索

2017 年 3 月 20—24 日，桑珍、黄虞枫在上海市质量科学研究院参加服务认证审查员培训班学习。服务类的标准一直是标准领域的一个难题，主要是和其他类标准之间的界限较难厘清，编制标准的过程中容易发生偏差，通过该次学习对这一难点有了进一步的理解。

2018 年 3 月 17 日，秘书处组织国内专家在上海华亭宾馆举行 ISO/TC 249 中医药教育及服务标准化工作研讨会，WFCMS、WFAS、国内技术对口单位、香港浸会大学、上海中医药大学、北京中医药大学、曙光医院等教育方面专家参会。

2018 年 3 月 23 日，秘书处在上海华亭宾馆举行"The workshop for role of ISO/TC 249 in giving guidance on desirable levels of education and service standards"的会议，中、日、韩等 12 个国家和组织受邀参加会议。会议认真讨论了 ISO/TC 249 成员国对中医药教育培训类国际标准的需求和就此制定国际标准的可行性，也听取了该领域开展工作的不同想法和意见。

（四）中医药术语领域的工作方向探索

2017 年 4 月 8 日，秘书处在上海组织召开 ISO/TC 249/WG 5 术语组会议及中医药术语研讨会，韩国、泰国、美国及中国术语专家参加。会议对今后术语的工作方向有了很明确的意见。与会专家认为 ISO/TC 249 和 WHO 的术语分类标准应尽量保持一致，在 ICD‐11 传统医学章节核心骨架的基础上继续扩充 ISO/TC 249 实际需要的部分，同时应认真考察每个工作组的实际需求，优先制定需求较大的术语和信息标准。会议还提到要加强与 TC

215 的合作,密切关注其传统医学工作组的筹备及进展。

(五) 与 ISO/TC 215 的关系拓展

2015 年 4 月 19—26 日,李静代表秘书处在美国旧金山参加 ISO/TC 215 年会。

2015 年 10 月 31 日—2015 年 11 月 8 日,李静代表秘书处作为联络组织赴瑞士日内瓦参加 ISO/TC 215 年会。

2017 年 4 月 16—21 日,沈远东、李静代表秘书处在杭州参加 ISO/TC 215 全体成员会议。

2017 年 11 月 6—10 日,李静代表秘书处在英国利物浦参加 ISO/TC 215 年会。

2019 年 4 月 11—19 日,李静赴瑞典哥德堡参加 ISO/TC 215 年会。

2020 年 3 月 12 日,李静被任命 ISO/TC 215/WG 10(传统医学信息标准化工作组)秘书。

二、标准发布数量爆发式增长

厚积而薄发,ISO/TC 249 经过多年的沉淀,在 2016 年以后发布的国际标准有了爆发式增长,2016 年发布 2 个国际标准,2017 年发布了 16 个国际标准,2018 年发布了 9 个国际标准,2019 年发布了 15 个国际标准。详见表 9-1。

表 9-1 2014—2020 年 ISO / TC 249 发布标准一览

标准号	英 文 名 称	中 文 名 称	出版时间
ISO 17218:2014	Sterile acupuncture needles for single use	一次性使用无菌针灸针	2014 年 2 月
ISO 17217-1:2014	Traditional Chinese medicine — Ginseng seeds and seedlings — Part 1: *Panax ginseng* C. A. Meyer	中医药——人参种子种苗—第一部分:亚洲人参	2014 年 4 月
ISO 18664:2015	Traditional Chinese medicine — Determination of heavy metals in herbal medicines used in Traditional Chinese medicine	中医药——中草药重金属检测方法	2015 年 8 月
ISO 18665:2015	Traditional Chinese medicine — Herbal decoction apparatus	中医药——煎药机	2015 年 11 月
ISO 18666:2015	Traditional Chinese medicine — General requirements of moxibustion devices	中医药——艾灸具通用要求	2015 年 11 月
ISO 18668-1:2016	Traditional Chinese medicine — Coding system for Chinese medicines — Part 1: Coding rules for Chinese medicines	中医药——中药编码系统—第一部分:中药编码规则	2016 年 4 月
ISO 18746:2016	Traditional Chinese medicine — Sterile intradermal acupuncture needles for single use	中医药——一次性使用无菌皮内针	2016 年 8 月

（续表）

标准号	英 文 名 称	中 文 名 称	出版时间
ISO 20408：2017	Traditional Chinese medicine — *Panax notoginseng* seeds and seedlings	中医药——三七种子种苗	2017 年 1 月
ISO 19465：2017	Traditional Chinese medicine — Categories of traditional Chinese medicine（TCM）clinical terminological systems	中医药——中医临床术语系统	2017 年 2 月
ISO 18668－2：2017	Traditional Chinese medicine — Coding system for Chinese medicines — Part 2：Codes for decoction pieces	中医药——中药编码系统—第二部分：饮片编码	2017 年 3 月
ISO 18668－3：2017	Traditional Chinese medicine — Coding system for Chinese medicines — Part 3：Codes for Chinese materia medica	中医药——中药编码系统—第三部分：中药材编码	2017 年 3 月
ISO 18668－4：2017	Traditional Chinese medicine — Coding system for Chinese medicines — Part 4：Codes for granule forms of individual medicinals for prescriptions	中医药——中药编码系统—第四部分：中药配方颗粒编码	2017 年 3 月
ISO 19824：2017	Traditional Chinese medicine — *Schisandra chinensis*（Turcz.）Baill. seeds and seedlings	中医药——五味子种子种苗	2017 年 3 月
ISO 20311：2017	Traditional Chinese medicine — *Salvia miltiorrhiza* seeds and seedlings	中医药——丹参种子种苗	2017 年 3 月
ISO 19610：2017	Traditional Chinese medicine — General requirements for industrial manufacturing process of red ginseng（*Panax ginseng* C.A. Meyer）	中医药——红参工业生产过程的通用要求	2017 年 4 月
ISO 19611：2017	Traditional Chinese medicine — Air extraction cupping device	中医药——真空拔罐器	2017 年 5 月
ISO 19614：2017	Traditional Chinese medicine — Pulse graph force transducer	中医药——脉象仪触力传感器	2017 年 5 月
ISO 20308：2017	Traditional Chinese medicine — Gua Sha instruments	中医药——刮痧器具	2017 年 5 月
ISO 20498－2：2017	Traditional Chinese medicine — Computerized tongue image analysis system — Part 2：Light environment	中医药——计算机舌像分析系统—第二部分：光照环境	2017 年 5 月
ISO 20409：2017	Traditional Chinese medicine — *Panax notoginseng* root and rhizome	中医药——三七	2017 年 6 月
ISO 18662－1：2017	Traditional Chinese medicine — Vocabulary — Part 1：Chinese materia medica	中医药——术语—第一部分：中药材	2017 年 7 月
ISO 20333：2017	Traditional Chinese medicine — Coding rules for Chinese medicines in supply chain management	中医药——中药供应链管理编码规则	2017 年 8 月
ISO 20759：2017	Traditional Chinese medicine — *Artemisia argyi* leaf	中医药——艾叶	2017 年 12 月

（续表）

标准号	英 文 名 称	中 文 名 称	出版时间
ISO 21371：2018	Traditional Chinese medicine — Labelling requirements of products intended for oral or topical use	中医药——口服或局部应用的中药产品的标签要求	2018 年 1 月
ISO 19617：2018	Traditional Chinese medicine — General requirements for the manufacturing process of natural products	中医药——天然药物加工过程的通用要求	2018 年 4 月
ISO 20495：2018	Traditional Chinese medicine — Skin electrical resistance measurement devices	中医药——穴位电阻检测仪	2018 年 4 月
ISO/TR 20520：2018	Traditional Chinese medicine — Infection control for acupuncture treatment	中医药——针灸疗法感染控制	2018 年 4 月
ISO/TR 23022：2018	Traditional Chinese medicine — Controlled vocabulary on Japanese Kampo formulas and the indication codes for the products	中医药——汉方方剂及产品编码	2018 年 4 月
ISO 20334：2018	Traditional Chinese medicine — Coding system of formulae	中医药——方剂编码系统	2018 年 6 月
ISO 20493：2018	Traditional Chinese medicine — Infrared moxibustion-like instrument	中医药——红外仿灸仪	2018 年 8 月
ISO/TR 23021：2018	Traditional Chinese medicine — Controlled vocabulary on Japanese Kampo crude drugs	中医药——汉方原药材词汇	2018 年 8 月
ISO 21315：2018	Traditional Chinese medicine — *Ganoderma lucidum* fruiting body	中医药——灵芝	2018 年 12 月
ISO/TR 20498 - 5：2019	Traditional Chinese medicine — Computerized tongue image analysis system — Part 5：Method of acquisition and expression of tongue colour and tongue coating colour	中医药——计算机舌诊系统—第五部分：舌质颜色和舌苔颜色采集和表示方法	2019 年 1 月
ISO 21314：2019	Traditional Chinese medicine — *Salvia miltiorrhiza root* and rhizome	中医药——丹参	2019 年 2 月
ISO 21316：2019	Traditional Chinese medicine — *Isatis indigotica* root	中医药——板蓝根	2019 年 2 月
ISO 21370：2019	Traditional Chinese medicine — *Dendrobium officinale* stem	中医药——铁皮石斛	2019 年 2 月
ISO 20498 - 1：2019	Traditional Chinese medicine — Computerized tongue image analysis system — Part 1：General requirements	中医药——计算机舌诊系统—第一部分：通用要求	2019 年 3 月
ISO 21300：2019	Traditional Chinese medicine — Guidelines and specification for Chinese materia medica	中医药——中药材商品规格等级通则	2019 年 3 月
ISO 21317：2019	Traditional Chinese medicine — *Lonicera japonica* flower	中医药——金银花	2019 年 3 月

（续表）

标 准 号	英 文 名 称	中 文 名 称	出版时间
ISO 22212：2019	Traditional Chinese medicine — *Gastrodia elata* tuber	中医药——天麻	2019 年 3 月
ISO/TS 20758：2019	Traditional Chinese medicine — Abdominal physiological parameter detectors	中医药——腹诊仪	2019 年 3 月
ISO 20487：2019	Traditional Chinese medicine — Test method of single-use acupuncture needles for electrical stimulation	中医药——一次性电针针具的检测方法	2019 年 5 月
ISO 21291：2019	Traditional Chinese medicine — Therapeutic fumigation devices	中医药——熏蒸治疗仪	2019 年 5 月
ISO 21366：2019	Traditional Chinese medicine — General requirements for smokeless moxibustion devices	中医药——无烟灸具的通用要求	2019 年 5 月
ISO/TS 22990：2019	Traditional Chinese medicine — Categories of clinical terminological system to support the integration of clinical terms from traditional Chinese medicine and western medicine	中医药——中西医结合临床术语分类系统	2019 年 5 月
ISO/TR 23975：2019	Traditional Chinese medicine — Priority list of single herbal medicines for developing standards	中医药——单味中草药国际标准制定优先级	2019 年 11 月
ISO 22584：2019	Traditional Chinese medicine — *Angelica sinensis* root	中医药——当归	2019 年 12 月
ISO 18615：2020	Traditional Chinese medicine — General requirements of electric radial pulse tonometric device	中医药——脉诊仪通用要求	2020 年 1 月
ISO 22988：2020	Traditional Chinese medicine — *Astragalus mongholicus* root	中医药——蒙古黄芪	2020 年 1 月
ISO 18662 – 2：2020	Traditional Chinese medicine — Vocabulary — Part 2：Processing of Chinese materia medica	中医药——词汇—第二部分：中药炮制	2020 年 3 月
ISO 22894：2020	Traditional Chinese medicine — Pulse waveform format	中医药——脉波格式	2020 年 3 月
ISO/TS 20498 – 3：2020	Traditional Chinese medicine — Computerized tongue image analysis system — Part 3：Colour chart	中医药——计算机舌诊系统—第三部分：色卡	2020 年 3 月
ISO 22236：2020	Traditional Chinese medicine — Thread embedding acupuncture needle for single use	中医药——一次性使用埋线针	2020 年 5 月
ISO 22256：2020	Traditional Chinese medicine — Detection of irradiated natural products by photostimulated luminescence	中医药——辐照中药光释光检测法	2020 年 6 月
ISO 22258：2020	Traditional Chinese medicine — Determination of pesticide residues in natural products by GC	中医药——中药农残检测	2020 年 6 月
ISO 21292：2020	Traditional Chinese medicine — Electric heating moxibustion equipment	中医药——电热灸设备	2020 年 6 月

（续表）

标准号	英 文 名 称	中 文 名 称	出版时间
ISO 21310：2020	Traditional Chinese medicine — Microscopic examination on medicinal herbs	中医药——药用植物显微镜检测	2020 年 6 月
ISO 22217：2020	Traditional Chinese medicine — Storage requirements for raw materials and decoction pieces	中医药——中药材和中药饮片储存要求	2020 年 7 月
ISO 22283：2020	Traditional Chinese medicine — Determination of Aflatoxins in natural products by LC-FLD	中医药—— 中药黄曲霉毒素检测—LC-FLD 法	2020 年 7 月
ISO 23191：2020	Traditional Chinese medicine — Determination of selected Aconitum alkaloids by HPLC	中医药——高效液相色谱法测定附子生物碱的含量	2020 年 7 月
ISO 23193：2020	Traditional Chinese medicine — *Lycium barbarum* and *Lycium chinense* fruit	中医药——枸杞子	2020 年 9 月
ISO 22213：2020	Traditional Chinese medicine — Traditional glass cupping device	中医药——传统玻璃罐具	2020 年 9 月

三、秘书处持续性发展

随着秘书处的发展，上海中医药大学为了更好地承接秘书处工作，增强上海中医药大学在中医药国际标准领域的学术内涵，2015 年 6 月大学整合资源成立了"中医药国际标准化研究所"，该研究所由 ISO/TC 249 秘书处、中医标准化研究中心以及传统医学国际疾病分类研究与服务评价中心等组成。

2018 年 4 月 26 日下午，上海市质量技术监督局黄小路局长带队在上海中医药大学调研"中医药国际标准化研究院建设规划"项目，并为此做了上海市政协提案，建议上海中医药大学在中医药国际标准化领域成立一个兼具科研功能与社会企业服务职能的研究院，并逐渐成为传统医学国际标准化的中心。

2019 年 6 月 2 日，标准编辑技术官员在泰国曼谷第十次全体成员大会期间作了关于如何编写 ISO 国际标准的专题培训。

2019 年 11 月 26—29 日，石燕红在杭州中国计量大学参加国家标准化管理委员会举办的 ISO 秘书周培训。

四、影响力进一步扩大，领导力持续增长

沈远东于 2016 年被任命为 ISO/TC 249 副主席，任期为 2016—2018 年，同时桑珍博士

担任秘书长。

1. 沈远东接任主席 因主席 David 任期即将届满,2018 年 4 月秘书处推荐由副主席沈远东担任候任主席并提交相关材料至 ISO 技术管理局按程序批准。2018 年 6 月上海第九次全体成员大会期间,日内瓦 ISO 技术管理局投票发布了沈远东被批准为 ISO/TC 249 候任主席的通知。2019 年 6 月于泰国举办 ISO/TC 249 第十次全体成员大会上实现了新任主席的顺利交接。大会期间技术委员会及其成员表达了对 David 在任期间为 ISO/TC 249 做出巨大贡献的认可和感谢。

2017 年 11 月 30 日上午,国家标准化管理委员会陈洪俊副主任、国际合作部郭晨光副主任带队调研 ISO/TC 249 秘书处工作,上海市质量技术监督局标准化处、曙光医院领导一并出席。

2018 年 1 月 19—21 日,李静代表秘书处赴北京参加由《健康报社》联合中华医学会、中国医学科学院、国家卫生和计划生育委员会科技发展中心等单位联合主办的"2018 年中国卫生与健康科技创新发展高峰论坛"暨"2017 年度中国、国际十大医学科技新闻发布仪式"并上台领奖。ISO/TC 249 发布的《ISO 18662‐1: 2017 中医药——术语—第一部分: 中药材》成果报道入选 2017 年度中国医学科技十大新闻。

2018 年 3 月 6—12 日,沈远东、李静赴挪威奥斯陆参加现代医疗体系下的针灸国际化发展峰会。

2019 年 10 月 31 日沈远东、李静赴西安参加第二届"一带一路"标准化教育与研究合作论坛,会议期间与 ISO 主席 John Walter 进行了交流会谈。

2. 连续三年入选"中医十大新闻" 2015 年"中医药十大新闻": ISO/TC 249 冠名中医药(国家中医药管理局)。

2016 年度"中医药十大新闻": 中药编码系统 4 项国际标准获 ISO 投票通过,中药产品数字化编码有了国际通行"身份证"(世界中医药学会联合会)。

2017 年度"中医药十大新闻": ISO 2017 年发布 16 个中医药国际标准(世界中医药学会联合会)。

五、ISO 中医药国际标准对中医药海外发展的深远影响

2017 年 7 月 5—6 日,沈远东、黄奕然在天津参加金砖国家卫生部长会暨传统医学高级别会议。

2017 年 8 月 16—19 日,沈远东、徐晓婷受邀前往香港参加香港贸易发展局及现代化中医药国际协会举办的第十六届国际现代化中医药及健康产品会议,沈远东做中医药国际标

准化演讲报告。

2017 年 9 月 20—22 日,沈远东和黄奕然代表秘书处应邀赴西安出席 2017 欧亚经济论坛,沈远东在 2017 欧亚经济论坛·首届"一带一路"中医药发展论坛发表主题演讲。

2017 年 10 月 27 日下午,西班牙代表团团长拉蒙与夫人来秘书处交流访问。

2017 年 11 月 24—25 日,第一届世界传统医学上海论坛在上海召开。为加强传统医学领域的国际学术交流,促进各传统医学之间的互学互鉴与相互合作,ISO/TC 249 秘书处于 2017 年起发起组织了"世界传统医学上海论坛"。来自 9 个国家、4 个国际组织、12 个不同流派和专业的传统与补充医学领域专家介绍和展示世界主要传统医学流派及疗法发展的历史、现状和未来。

2018 年 11 月 6—7 日,沈远东和李静赴杭州参加联络组织 ISO/TC 314(老龄化社会技术委员会)全体成员大会,商讨研究未来在中医药养老领域的合作发展事宜。

2019 年 6 月 23—29 日,李静、黄奕然赴德国柏林参加 ISO/TC 314 举办的大会。此次大会分为工作组会议和全体成员大会。在全体成员大会上作了 ISO/TC 249 工作报告。在工作组会议上参与讨论了《老年劳动力》《失智老人友好型社区框架》两项国际标准草案,并积极探索中医药与失智老人友好型社区的有机结合。此次会议期间,主办方还组织参观了人工智能家居高科技企业和柏林市郊的长者照护之家,学习先进的长者照护管理经验。会议中,与 ISO/TC 314 主席、秘书长、联络组织召集人、中国代表团、日本代表团、德国代表团、瑞典代表团等专家进行了深入交流。

2019 年 11 月 8 日,法国国家标准化机构(AFNOR)标准部主任、ISO 技术管理局成员 Alain Costes 赴上海中医药大学和秘书处参观交流。国家市场监督管理总局标准创新管理司李玉冰副司长和上海市市场监督管理局朱明副局长陪同。

2019 年 10 月 18—19 日,第二届世界传统医学上海论坛在上海召开,论坛邀请了来自中、美、德、日、泰、澳大利亚、马来西亚、斯里兰卡共 8 个国家和 3 个国际组织的专家,他们围绕各国传统医学发展现状以及中医药国际标准化现状进行介绍和研讨。为总结该论坛的各家学术思想,进一步扩大传统医学的影响力,中医药国际标准化研究所牵头各国专家组成了编委会,编撰《世界传统医学的历史、现状与未来》。

六、中医药国际标准化工作的稳步推进

(一)第九次全体成员大会

2018 年 6 月 4—7 日,ISO/TC 249 第九次全体会议在中国上海召开。本次大会由国家

标准化管理委员会、国家中医药管理局主办,中国中医科学院、上海中医药大学承办,上海市质量技术监督局、上海市中医药发展办公室作为支持单位,上海曙光中医药研究发展基金会协办。来自中国、日本、韩国、美国、德国、澳大利亚、泰国、沙特等 14 个成员体,WHO、ISO/TC 215、WFCMS、WFAS 等联络组织共 226 位代表出席了此次大会。本次会议主要成果包括:

1. 关于工作组注册专家数量不均衡的问题　本次年会就此事展开了讨论,与会各国专家对目前成员国之间资源的不平衡状态表示理解。中医药起源于中国,并在东南亚得到了广泛传播和使用,因此中、日、韩三国的注册专家人数占优势有其历史渊源。

2. 关于工作量和标准质量之间的统筹问题　技术委员会内部达成共识,即 ISO/TC 249 发展已进入新阶段,应当更注重标准质量,而非数量。于是,如何提升标准质量,成为本次年会的一个重要议题。大会多次强调每个国家的技术对口单位要对本国提案负起更多责任,应严格按照 ISO/TC 249 内部质控文件对新提案进行质量把关。

美国代表团在本次年会中表示,将自愿承担技术委员会标准编辑委员会的语言质量把关工作。这对今后 ISO/TC 249 出版物的质量保障将起到积极的作用。

3. 关于标准制定工作向教育和培训领域拓展的问题　本次年会上,与会专家就该问题展开了深入讨论,但未形成共识。分歧主要体现在中医药发展水平低的国家对教育和培训标准的迫切需求,与中医药发展水平高的国家排斥教育和培训国际标准的矛盾上。根据本次年会决议,秘书处将启动一项内部投票,以综合评估技术委员会全体成员对这一问题的意见。

(二)第十次全体成员大会

2019 年 6 月 2—6 日,ISO/TC 249 第十次全体成员大会在泰国曼谷召开,本次大会由泰国卫生部泰医和替代医学发展司以及泰国工业标准协会共同承办。来自中国、日本、韩国、美国、加拿大、德国、西班牙、挪威、澳大利亚、泰国、越南、沙特阿拉伯共 12 个成员国以及 WFCMS、WFAS、国际标准化组织/健康信息技术委员会 3 个联络组织共 228 名代表参加了本次大会。本次会议成果包括:

(1)本次大会共收到来自中国、韩国、德国、沙特阿拉伯以及 WFCMS 共 27 项新提案。大会期间提案项目负责人对新提案进行了汇报、答辩和讨论,专家共识度较高的 10 项提案项目将进入立项投票阶段。

(2)会议决定与 ISO/TC 314 建立正式联络组织关系,将积极发挥中医药在老龄化社会中预防和养生作用,为增强委员会的影响力做出了积极尝试。

ISO/TC 249 历届全体成员大会时间、地点见图 9-1。

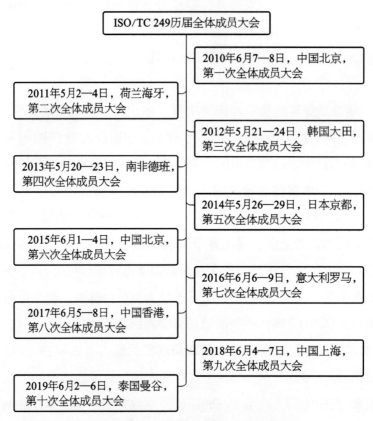

图 9-1 ISO/TC 249 历届全体成员大会

第十章

中医药国际标准化的战略思考与 ISO／TC 249 的未来发展

第一节

关于中医药国际标准化的战略思考

一、中医药国际标准化的战略意义

(一) 中医药国际化发展需要国际标准的支撑

"继承,创新,现代化,国际化"是新时代中医药创新发展的基本任务,而标准化是中医药继承创新的基础,也是中医药实现现代化和国际化的保障。《中医药创新发展规划纲要(2006—2020年)》提出:"现代化与国际化相互促进。国际化是现代化的重要目的之一,现代化是国际化的前提和基础。通过现代化推进中医药国际化进程,以国际化促进中医药现代化发展,二者相辅相成,互为促进,达到沟通中医与西医、传统与现代、东方与西方的目的。"

标准是现代工业社会的产物,也是现代科技的成果。在经济全球化发展的竞争中,国际标准又扮演着维护国际市场竞争秩序,消除贸易技术壁垒,促进技术进步和提升产品质量的重要角色。

国际标准是经济全球化发展的重要技术支撑,而中医药国际标准是中医药标准的重要组成部分,是中医药事业,尤其是中医药现代化和国际化的一项基础性和战略性的工作。中医药国际标准化的实质就是把一门具有国家和民族标志的传统产业融入全球已形成共识的国际标准化的体系之中。使中国传统医学既保持其中华民族原创性的特征,又用全球化的共同语言来诠释和传播。中医药国际化就像一列列车,我们只有先铺设好列车行驶的轨道,中医药国际化的列车才能驶向世界各地。

(二) 中医药国际标准化已上升为一项国家战略

我国政府历来重视中医药事业的发展,"中西医并重"是新时期中国卫生工作重大方针之一。自2016年国务院印发《中医药发展战略规划纲要(2016—2030年)》以来,中医药的发展已上升为我国的国家战略。在中医药事业的国家发展战略中,中医药的海外发展规划明确提出了"加强中医药对外交流合作。深化与各国政府和世界卫生组织、国际标准化组织等的交流与合作,积极参与国际规则、标准的研究与制订,营造有利于中医药海外发展的国际环境。实施中医药海外发展工程,推动中医药技术、药物、标准和服务走出去,促进国际社会广泛接受中医药"的方针。

国务院的中医药发展战略规划还提出了"将中医药国际贸易纳入国家对外贸易发展总体战略,构建政策支持体系,突破海外制约中医药对外贸易发展的法律、政策障碍和技术壁垒,加强中医药知识产权国际保护,扩大中医药服务贸易国际市场准入"。

在国务院发布的《国家标准化体系建设发展规划(2016—2020年)》的文件中,明确提出了"要提升标准国际化水平",要"实现中国标准国际影响力和贡献力,大幅提升我国迈入世界标准强国行列"的目标。国家的标准化发展战略规划还强调要"协调参与国际标准化活动的工作机制,培育发展和推动我国优势,特色技术标准成为国际标准,实施中国标准走出去的战略"。

在国家发展改革委员会和国家中医药管理局联合发布的《中医药"一带一路"发展规划(2016—2020年)》中,明确地提出了"与沿线国家合作建设30个中医药海外中心,颁布20项中医药国际标准,注册100种中药产品,建设50家中医药对外交流合作示范基地"的目标。同时也提出了深化与国际标准化组织等多边合作机制,积极参与国际组织发展战略、运行规则、政策动态和标准规范的研究与制定,营造有利于中医药海外发展的国际环境。

从上述文件中我们可以看到,中医药国际标准化从宏观上列为国家战略,从微观上已经有具体规划,战略方向已经清晰,目标和任务也已经明确。

(三) 中医药国际标准化战略的现实意义与历史意义

随着国家标准化战略的实施和中医药国际化的步伐加快,中医药的国际标准化工作日益受到海内外行业内、政府部门和相关国际组织的高度关注,国际标准的一个重要理念就是需求性,我们认为中医药国际标准化战略的现实意义与历史意义主要是存在以下三方面的需求。

1. 中医药国际标准化是人类防治疾病、维护健康的需要　随着全球的经济和社会发展,世界人口的老龄化和疾病谱的改变,以及新发传染病对人类的威胁,中国传统医药学正在越来越显示出它在防治疾病和维护人类健康方面的价值,也正是这种实际的需求引导了中医药在全球的广泛传播和应用。

中医药学是健康卫生体系中的一个组成部分,而各国的健康卫生体系都是作为一种国家制度。目前在世界上只有少数几个国家将中医药正式纳入其现行的国家卫生制度(部分国家仅承认针灸的合法地位),所以中医药的国际化现阶段面临着这样一个尴尬的境地,即:一方面在世界各地人们对中医药的需求在不断地增长;另一方面,相关国家的卫生法律法规还没有批准中医药作为一种合法的诊疗和保健体系。实际上在世界上的某些地区,中医药是以"非医疗和药物"的身份而存在和被应用的,这大大地影响了中医药在海外的发展,也不能满足相关国家和地区人们的卫生健康需求。

为了改变这样的局面,海内外的很多有识之士和相关组织机构都作出了艰苦的努力,以争取中医药在海外的立法,但多年来取得的成效有限,这是因为卫生健康制度是每一个国家的国家政策,是一种"强制性的法律法规"。所以中医药的海外立法可以说是"任重而道远"。而中医药国际标准化为中医药的国际化发展提供了一个新的途径。中医药国际标准遵循国际标准的原则,以根据市场的需求,兼顾各方的利益,坚持以达成共识为基础,在消除技术壁垒和促进技术进步的同时,为相关国家和人民提供安全有效的中医药产品和服务。

2. 中医药国际标准化是中国参加国际治理体系,构建人类命运共同体的需要　国际标准是国际治理体系中的一个重要组成部分,特别是在国际贸易领域内。在《世界贸易组织/技术性贸易壁垒协定》(World Trade Organization Technical — Barriers to Trade,WTO/TBT协定)和《实施卫生与植物措施协定》(World Trade Organization Technical — Sanitary and Phytosanitary Measures,WTO/SPS协定)都对国际标准作出了明确的规定。国际标准已经成为国际贸易规则的一个核心内容。同时也已成为各国制定相关技术法规、标准和合格评定程序的一个基础。

中医药是中国的一个原创性产业,中医药的国际标准提案大部分来自中国,中医药国际标准的研究发展和制定过程,实际上就是分享中国经验和展示中国方案的过程,同时在"公开,透明,形成共识"的过程中,中国方案又需要调整和优化以适应国际化的需求。国际治理体系是通过构建国际的法律法规来实现的,中医药的国际标准就是中医药国际贸易、中医药国际传播和发展中的国际规则,我们参加制定和推广中医药国际标准就是参与国际治理体系的具体实践。同时,中医药国际标准又是涉及卫生健康领域内的国际标准,它直接与人类的生命和健康相关。发展中医药国际标准是我国体现大国责任和打造人类命运共同体理念的一个国际平台。

3. 中医药国际标准化是促进全球经济和社会发展的需要　中医药的国际化传播是建立在经济和社会全球化发展的基础之上的。但一方面中医药产业由于本身学科特点方面的原因,它的标准化程度相对比较滞后;另一方面,中医药又属于卫生健康领域的国家法律法规,所以中医药的国际化进程还是"步履艰难"。而国际标准又恰恰是通过标准的制定,使相关国家的标准协调统一,从而打破技术贸易壁垒,来促进国际贸易的发展。同时国际标准还具有对国际贸易中产生的摩擦和纠纷起到协调和仲裁的作用。

国际标准还往往代表着全球本领域内先进的科学成果,所以国际标准的制定和推行,又会有利于促进技术进步和产品质量的提高和企业效益的提升。此外,国际标准的制定还为全球行业内的专业人员和利益相关者提供了一个合作交流的平台,对促进行业的发展也会起到十分积极的作用。中医药的国际标准化工作,具有上述国际标准固有的优势和作用。ISO/TC 249 制定的中医药国际标准和产生的积极作用已在逐步显现出来。

二、中医药国际标准化战略的构建

(一) 做好顶层设计是战略规划的关键

构建好中医药国际标准化战略是推进中医药国际标准化的基础,而在中医药国际标准化规划之中,"顶层设计"又是关键之关键。做好中医药国际标准化战略的顶层设计,首先要遵循国务院《国家标准化体系建设发展规划(2016—2020 年)》的总体战略和国家中医药管理局《中医药标准化中长期发展规划纲要(2011—2020 年)》设定的目标和任务。中医药国际标准化战略的设计与构建,还需要具有全球化的思维模式和全面掌握国际标准的制定原则,树立参与国际卫生体制治理体系建设和"造福人类与社会"的国际主义情怀,实现求同存异、互利共赢的目标。

中医药国际标准化战略的框架构建还必须要全面研究中医药国际化战略,紧密联系中医药国际化发展中的问题,并以实际需求为导向。同时,在顶层设计中应该要包含下列几方面的要素:如相关的主要国际组织和国际标准发布的平台和途径、政策与策略、不同国际标准的权威性与影响力、中医药国际标准的研究机构和资源以及国际标准的主攻方向,以及中医药国际标准的分类与发展的优先级等。

(二) 围绕继承和创新、现代化、国际化的发展总目标

"继承、创新、现代化、国际化"是中医药事业新时期发展的基本任务,中医药国际标准化战略的构建,应该深刻领会中医药创新发展的总目标,围绕"四大任务"制定一个全方位的起到高屋建瓴作用的发展纲要。

中医药创新发展的基本原则是继承与创新并重,中医、中药协调发展,现代化与国际化相互促进,多学科结合,在中医药创新发展纲要中,已经把中医药标准的国际化设定为战略目标之一,建立国际认可的中医药标准规范体系,提出构建符合中医药特点的中医药评价和市场准入体系,最终形成国际认可的中医药标准规范体系。

(三) 充分利用现代科学技术成果

标准是对重复性事物和概念所做的统一规定。标准的诞生就是以科学技术和实践经

验的综合成果为基础的。标准的适用范围和标准的层次是自欧洲工业革命以来,随着工业生产规模扩大和科学技术发展而发展的。标准是从企业标准、行业标准再到国家标准,其适用范围由小到大,层次由低到高的一个发展过程。随着国际化的科技文化交流与贸易往来的发展,于是标准又跨越了国界。国际标准是随着人类社会和经济的发展酝酿而生,又随着经济的全球化而越来越显示出它的重要性。行业的标准化与行业科学技术的发展紧密相关,行业和产品的最新科技成果是标准的重要基础。每制定一项标准都必须将科学研究的成果、技术进步的成果同实践中积累的先进经验相互融合并整合入标准的内容之中。

中国传统医学虽然与现代科学技术的发展模式不同,但从中华人民共和国成立以来,我国政府十分重视中医药的发展,并强调传统医学与现代科技的合作。特别是在改革开放以来,在中医药创新发展战略的指引下,中医药加快了与生命科学、生物科学、信息科学、系统科学、复杂科学等领域的合作,已取得的一些成果使中医学的部分理论得以用现代科学的语言进行阐释,揭示了其科学的内涵,促进了理论的规范和创新,为标准化建设奠定了坚实的基础。

现代科技的发展是标准化体系的支撑,现代科技也同样是中医药国际标准化体系的支撑。中医药国际标准化必须建立在中医药事业取得的现代科技成果之上。

(四) 要与制定国际标准的组织发展战略相对接

全球制定与中医药国际标准相关的国际组织主要有 ISO、WHO、WFCMS、WFAS,这4个国际组织制定和发布的中医药国际标准和国际组织标准是在全球最具有权威性和影响力的。如 ISO/TC 249 是专注于制定中医药国际标准的技术委员会,截至2020年9月底,已发布中医药国际标准62项。在《ISO 2016—2020 战略规划》中,提出了6大发展任务和目标,最终是为了实现中医药的 ISO 标准能在全球各个行业得到应用。

而 WHO 是注重于全球传统医学的发展,在加强中医药的质量和安全控制方面也做出了重大的贡献,至今已发布了与中医药相关的20项左右规范和标准。在2019年发布的《WHO 传统医学报告》中明确提出,将依据可靠的信息和数据来发展和制定规范、标准和技术文件,为成员国提供安全、保障质量的、有效的传统和补充医学服务,并实现将他们整合进入现行的卫生体系中,以实现人人享有卫生服务的可持续发展的目标。

WFAS 将制定和发展中医药国际标准作为其宗旨之一和主要任务,至今已发布了国际组织标准29项,是国际组织中在中医药国际标准化领域内最活跃和贡献最大的国际组织。WFCMS 是全球针灸专业的国际组织,制定和发展针灸领域的国际标准是其主要工作内容和任务之一。至今已发布针灸专业的国际标准4项。上述4个国际组织是制定中医药国际标准的主要工作平台,也是发布中医药国际标准的主要渠道。中医药国际标准战略的构建必须与四大国际组织的发展战略相对接。

三、中医药国际标准化战略的实施

中医药国际标准化战略从研究制定到贯彻实施是一个复杂的系统工程,以下几方面的要素是保证标准化战略顺利实施的必要条件。

(一) 中医药国际标准化研究机构的建设

对中医药行业来说国际标准化是一个新生事物。对于国际标准化行业来说,传统医学的国际标准化又是一个新的领域。纵观现行的标准化组织和研究机构,还没有一个专注于研究中医药国际标准化的机构,在整个中医药行业内也没有专门从事于研究和制定中医药国际标准的组织;而中医药国际标准化领域是一个综合性的工作平台,它需要管理与专业相结合的机制与体制,需要标准化与中医药知识相融合的学术背景。建设中医药国际标准化的专门研究机构已是形势发展的需要,也是实施中医药国际标准化战略的组织保证。

(二) 中医药国际标准化人才队伍的打造

中医药国际标准化人才是一个需要具有复合型知识结构的人才队伍,他们需要有中医药的背景、国际标准化的知识、国际组织的工作经验和优良的外语水平,还要具备善于协调和沟通的能力。

中医药国际标准化人才是一支新型的具有复合型知识结构的人才队伍,是实施中医药国际标准化战略的关键,只有首先打造好中医药国际标准化的专家团队才能保障中医药国际标准化战略的实施。

(三) 中医药国际标准的培育和选拔

标准是建立于实践经验、先进技术和科研成果之上的产物。由于行业的特殊性,中医药行业的标准化基础还比较薄弱,尤其是在国际标准化领域的发展才刚刚起步。很多中医药企事业单位有参加中医药国际标准的积极性,但苦于缺乏经验和资源,所以必须要建立中医药国际标准的培育机制,根据中医药国际标准的发展战略和国际市场的需求,选拔一批国际标准的培育项目,并给予资助和指导。中国是中医药的原创国,当然是以国内中医药的现有标准为基础,同时兼顾各成员国的情况,力求国际标准提案的多元化和国际化,并保证中医药国际标准的可持续发展。

(四) 创建中医药国际标准的全球合作机制

目前中医药已经传播至全球 183 个国家和地区,但中医药在各国和各地区被应用和发展的实际情况中,由于从国家法律制度层面对中医药的认同度不同,所以无论是中医药的教研机构,还是中医药产业,或从事中医药事业的人力资源,都存在着巨大的差别。这个特殊的背景势必会造成在中医药国际标准化平台上的不平衡现象。比如在参加技术委员会工作中,专家人数的差异、标准提案数的不平衡等,这一特殊状况不利于中医药国际标准化的发展。所以创新在中医药国际标准化工作中的全球合作机制,包括鼓励多国联合提案的方式,既符合 ISO 和各相关国际组织的原则,又能协调各成员国之间的不平衡状态,更重要的是为中医药国际标准的最终目的——贯彻标准与实际应用打下良好的基础。

(五) 中医药国际标准的推广和应用

制定标准的目的是在被实际应用,所以标准在发布之后的宣传推广和贯标工作显得尤为重要。如果一个好的标准被束之高阁就会毫无用处,并且有的国际组织总部如 ISO 会对所发布的标准作效益评价。ISO 秘书处相关部门对每一发布的标准在 5 年后会作一全面的评估,其中包括贯标应用情况和所产生的经济效益、社会效益等,如评价不合格的标准将被取消。所以在中医药国际标准化的战略中,关于标准的推广和应用,必须要充分地考虑,并要有切实有效的措施,以保障标准的推广和应用。

(六) 中医药国际标准的发展路径与平台

并不是所有的组织和机构都可以制定国际标准。国际标准是有特定的概念和定义的,也只有全球公认的相关国际组织才能制定国际标准。目前全球具有权威的制定中医药国际标准和国际组织标准的就是四大国际组织 ISO、WHO、WFCMS、WFAS,这四大国际组织就是中医药国际标准的发布平台。所谓的国际标准如果没有发布的窗口就不能成为国际标准。

所以中医药的国际标准首先要瞄准相关国际组织的平台,其次是要研究各相关国际组织的发展规划、业务范围、阶段目标和宗旨。我们制定的中医药国际标准化发展战略规划与相关国际标准化组织的发展战略契合度越高,这个战略规划的成功性就越大。

第二节

ISO/TC 249 发展规划的思考

一、ISO 的宗旨和任务是 ISO/TC 249 发展的基点

ISO 的目的和宗旨是在全世界范围内促进标准化工作的开展,以便于国际物资交流和服务,并扩大在知识、科学、技术和经济方面的合作。其主要活动是制定国际标准,协调世界范围的标准化工作,组织各成员国和技术委员会进行情报交流,与其他国际组织进行合作,共同研究有关标准化问题。

ISO/TC 249 是 ISO 组织中的一个技术委员会,ISO 的宗旨和总体战略目标是我们构建发展规划的基本出发点。我们目前设定的宗旨和目标是:ISO/TC 249 旨在致力于通过使用传统医学来保持人们的健康和改善医疗情况,支持产品及其使用的质量、安全性以及有效性,并支持相关产品和服务的贸易交流。本委员会通过制定有关中医药的 ISO 国际标准,支持公共政策的立法程序,并保护顾客和消费者的健康安全。

ISO/TC 249 是 ISO 大家庭中比较特殊的一个技术委员会,它是在 ISO 组织中第一个将传统医学和产业纳入现代国际标准化体系的技术委员会。10 年来,ISO/TC 249 面对种种挑战,坚持 ISO 的宗旨和目标,克服了分歧,达成了共识,探索出了一条传统医学走上国际标准化的道路。

ISO/TC 249 10 年的发展历程还仅仅是中医药进入国际标准化体系的初级阶段。当ISO/TC 249 进入第二个 10 年发展阶段的时期,我们有必要再次深入研究 ISO 现阶段的发展战略,更新和调整 ISO/TC 249 的发展规划,以适应新时期的发展需要。《ISO 2016—2020战略规划》《ISO 2016—2020 发展中国家行动规划》和《ISO 服务标准化战略》应该作为ISO/TC 249 新一轮发展规划的依据。

二、ISO 的理念和原则是 ISO/TC 249 遵循的规范

ISO 是全球最大的国际标准制定者,也是最权威的国际标准化组织。ISO 的理念是通过专业技术委员会向成员体的专家提供一个共同工作和分享知识和经验的平台,制定发展国际标准以支持创新发展,并为全球面临的挑战提供解决方案。同时 ISO 还将更多地关注

和回应有关企业、监管者、消费者和利益相关者的需求。ISO 的导则对技术委员会的工作规范和标准的制定程序都有严格的规定。

ISO 的原则强调,技术委员会的工作必须坚持公平、公开和透明。制定标准必须遵照 3 项基本原则:一是市场相关性,二是自愿性,三是形成共识。ISO 虽然是一个非政府组织,但它的成员体对口单位都是所属国家的标准化委员会,各成员体代表团往往代表的是国家意志,具有很高的权威性。ISO 的理念和原则与一般制定标准的机构有很大的差异。它不仅是技术委员会运作时必须遵守的规范,也是技术委员会制定发展规划时必须参照的指导原则。

三、依靠 ISO/TC 249 的成员体和专家发展高质量的国际标准

中国传统医学是起源于中国的医学科学,现今已经是一门宏大的医药产业。ISO 之所以能成立一个专门的技术委员会,来专注于制定和发展中医药国际标准,说明中医药具有现实的国际市场需求和巨大的未来发展空间。

由于传统医药产业的特殊性,中医药产业在各成员国的发展现状有很大的不同。中医药在各成员国的发达程度和具有的地位和资源也存在很大的差异。但根据 ISO 的原则,各成员国在 ISO 组织中的权利和地位都是平等的,责任和义务也是相同的。所以如何发挥各成员国的作用和调动专家们的积极性也是 ISO/TC 249 发展规划中应该考虑的核心问题。

(一) 借鉴成员国的经验

在 ISO/TC 249 的成员国中间,有部分成员国的中医药产业和相关传统医学产业比较发达,包括从国家的法律、法规、医教研机构到医药产业和国际贸易等,已具有完整的产业链,如中、日、韩等国。特别是中国,因为是中医药的原创国,并且在中国中医与西医具有同等重要地位。中医药也是在全球的传统医药学中最发达、最完整,并在现行的卫生体制中发挥着重要作用的一门医学科学和产业,在中国已经形成了一个比较完整的中医药标准化体系,这将是 TC 249 发展中医药国际标准的重要资源。

日本和韩国的传统医学是起源于中国的古代中医药学。汉方医学和韩国传统医学在日、韩都具有合法的地位,并也在现行的卫生体制中发挥着重要的作用。所以发挥中、日、韩三个成员国在 ISO/TC 249 的引领作用,借鉴他们的发展经验,是 ISO/TC 249 未来可持续发展的一种策略。

（二）分享专家们的智慧

ISO/TC 249 10 年的发展经验告诉我们，来自各个成员体的专家，尽管他们的背景和专业不同，既然他来参加 ISO/TC 249 的工作，就表明了他们都对中医药有兴趣，都愿意为中医药的国际标准化做贡献。

ISO/TC 249 是一个国际化的平台，这里聚集了来自 43 个国家和地区以及 7 个国际联络组织的与中医药相关的专家。而且他们都是官方机构任命的代表。他们在所在国和地区都具有一定的权威性和代表性，这是技术委员会宝贵的财富。在 ISO/TC 249，澳大利亚国家标准委员会贡献了 ISO/TC 249 的第一任主席，组建了非常专业的专家团队。德国专家在标准化技术和中药标准化方面做出了重要的贡献。来自泰国、西班牙、荷兰、挪威、加拿大等国的专家都在不同的专业领域内贡献了他们的智慧力量。专家们在 ISO/TC 249 的平台上，或作为标准化的提案者或作为标准制定的参与者，或对标准的内容提出意见，或对委员会的工作提出建议，分享专家们的智慧，这是 ISO/TC 249 取得进步和成就的重要工作方式，也是 ISO/TC 249 的重要经验。

四、吸引更多的成员国和利益相关者加入 ISO/TC 249 的工作

ISO/TC 249 从成立之初的 20 个成员体，到目前已发展到 45 个成员体。注册专家人数从第一次年会至今已增加了近 10 倍。目前 ISO/TC 249 的注册专家人数已达近 600 人。从 ISO 技术委员会的横向比较来看，ISO/TC 249 的注册专家人数已经非常可观（质量有待提高，数量有待调整）。但从成员的数量来说，离中医药国际化传播的广度和范围尚有较大的差距。ISO 近期发展战略提出要吸引更多的利益相关者和合作伙伴计划，这是富有远见的战略决策。

ISO/TC 249 在构建新的发展战略时，要发展更多的 ISO/TC 249 成员。首先要分析现有成员国的情况，特别是对那些非活跃成员国的情况要进行具体的分析研究，找出问题的所在，并采取针对性的措施，以激活和激发现有成员国参与 ISO/TC 249 工作的积极性，这将会起到事半功倍的效果。

要计划吸引更多的利益相关者加入 ISO/TC 249 的平台，需要加大宣传 ISO/TC 249 的宗旨、目标、可以取得的成就，特别是要让利益相关者知道 ISO 国际标准的价值，了解中医药国际标准将会带来的好处。ISO/TC 249 发布的国际标准给企业发展带来的成功案例，将会起到强大的促进作用。

在发展成员国的计划中,除一般的宣传方式以外,通过各种渠道和机会寻找和发现那些具有中医药国际标准较迫切需求又具备成熟条件的成员国,并引导他们加入 ISO/TC 249 的工作平台。

五、加强 ISO/TC 249 的内涵建设,夯实技术平台

标准是实践经验的积累和科学研究的成果。要保持标准化技术委员会的活力,制定出高质量的中医药国际标准,必须要加强 ISO/TC 249 的内涵建设,为中医药国际标准化创建一个可持续发展的机制。

(一) 加强中医药国际标准的学术研究

标准化是一门科学,既需要专业背景,又要有复合型的知识结构。随着中医药国际标准化形势的发展,中医药国际标准应该形成一门独立的学科,并组织专门的研究机构和专业化的学术团队。

中医药纳入国际标准化体系,这对于两个体系来说都是一种挑战,其中面临的诸多问题需要深入地研究。例如: 在推进中医药国际标准化的过程中,如何遵循和体现中医学自身独特的学术本质和理论特色;如何借鉴现代的科学研究方法,把流行病学、循证医学、卫生统计学等结合于中医药国际标准化的研究之中。又如中医诊断的客观化是中医药学标准化的重要内容,但中医四诊设备的标准化是一个难点,在这方面如果能有重大的突破将是对中医现代化和标准化的重大贡献。这些重点的学术领域和课题,应当要创建专业技术平台,组织专家团队协作攻关。只有中医药标准化学术园地的百花齐放,才能保证中医药国际标准化技术平台的硕果累累。

(二) 做好中医药国际标准化的总体战略框架设计

作为 ISO 的技术委员会,它的发展规划应该建立在整个行业的标准化发展战略之上。根据 ISO 的导则,技术委员会业务规划的设定必须得到委员会成员的协商一致,并报 ISO 总部技术管理局批准。ISO/TC 249 目前的业务发展规划,也只是涉及中医药行业的部分领域和内容。其实每一个技术委员会涉及的业务范围是不同的。有的业务范围只涉及一类产品和技术,如内燃机技术委员会等。而 ISO/TC 249 从其名称上可以发现,它是一个覆盖全行业的标准化技术委员会。当然它制定标准的业务范围,必须在技术委员会内部形成共识。

从上述的关系中我们可以明白,如果没有一个行业的国际标准化战略规划作为基础,

那么在 ISO 中,一个技术委员会的规划一定是非常局限的,也无法形成一个系统的完整的发展规划。中医药国际标准化战略规划是一个大概念,是与中医药国际化相配套的国家战略。ISO 是在中医药国际标准化战略中扮演主要角色的组织机构。所以 ISO/TC 249 的未来发展规划必须要有中医药国际标准化的总体战略规划作为基础,既要考虑到整个行业国际标准化发展的形势和需求,又要遵循 ISO 的宗旨和原则。根据 ISO/TC 249 的背景、现实状况和发展规划,采取整体规划,分步实施的方法,是比较科学和可行的。

(三) 关于中医药国际标准的分类体系与优先级

ISO/TC 249 目前的业务范围是比较局限的,这是由多方面原因造成的。一是由于中医药国际化在全球发展不平衡,造成国际市场的需求度不一致;二是成员中缺乏足够的专家资源,无法全方位参与标准的制定。但作为一个中医药国际标准化的发展规划,必须要构建一个完整的标准化体系,并按照标准化的学科体系发展作为标准的分类,同时应按照 ISO/TC 249 的实际情况,设计好优先级的程序。

中医药的国际标准化体系,应该包括中医基础标准、中医管理标准、中医技术标准、中医药教育培训标准、中医药服务标准、中药质量安全标准、检验检测标准和中医药标准的实施效果评价标准等。而 ISO 技术委员会的业务、范围和业务规划是随着形势的发展而调整的。目前 ISO/TC 249 制定标准主要集中在中药原药材、制成品、医疗器械及信息等方面。从 ISO 的总体发展战略和中医药国际化的实际需求来看,ISO/TC 249 的业务规划必然需要调整。如服务类标准是 ISO 发展战略中的一个十分重要的领域,因为服务类产业经济占到全球 GDP 的 60% 以上,但服务类标准目前在 ISO/TC 249 还是作为低优先级的位置。类似这样的问题应该在制定新一轮的发展规划时加以解决。打造中医药国际标准化体系,就像建一座金字塔,而优先级就是塔尖,整个标准化分类体系就是金字塔坚实的地基。

(四) 建设中医药国际标准化的专家智库、数据库与信息平台

ISO 的发展战略鼓励技术委员会在工作中引用新的工作方式和新技术。中国传统医学的国际标准化是一个全新的领域,由于起步晚,很多基础性工作都比较薄弱,所以加强基础建设,对 ISO/TC 249 的未来发展十分重要。以下 3 个基础平台应优先考虑。

1. 中医药国际标准化专家智库 ISO/TC 249 的专家智库建设应该立足中国,放眼全球。立足中国是因为作为中医药行业,中国有得天独厚的优势;放眼全球,是因为在世界各地已经涌现出了一大批中医药学的专家,并且国际组织需要分享全球专家的智慧和体现全球的共识和利益。智库的构成除了体现全球化之外,专家应该来自各个相关领域和多学

科,包括政府相关部门,法律法规的制定者,中医药领域的投资贸易公司、教育机构、研究机构、医疗机构、专业的从业者、联络组织,以及与中医药的相关其他国际组织。

2. 中医药国际标准化的数据库与信息平台　数据库建设应该包括下列几个方面内容。

(1) 中国国内的全部已发布的中医药国家标准和行业标准,包括中医基础标准、技术标准、管理标准、工作标准。

(2) 各国际组织发布的与中医药相关的国际标准和国际组织标准或规范。

(3) 世界各国发布的中医药或传统医药的标准或相关的法律法规。

(4) 各商务贸易机构、行业协会、海关等发布的有关中医药贸易相关的数据与信息。

(5) 各国药典收录的中药,以及有关中药标准化研究的成果与信息。

数据信息库建成后应保持补充更新并不断扩展。数据库与平台建成之后,不仅为技术委员会的发展提供技术支撑,它还将作为一个开放的平台,为 ISO/TC 249 的全体成员国提供信息服务,以利于中医药的国际化发展。

3. 关于中医药国际标准的质量控制及实施后的效果评价　制定高质量的标准是 ISO 的战略目标之一,而标准的质量控制与标准实施后的评价,两者之间是相辅相成的。在构建技术委员会的发展规划时,必须要考虑如何来保证制定出高质量的标准,而熟悉标准实施后的评价要求反过来又能完善标准制定过程中的质量控制体系。

中国传统医学是一门具有几千年历史发展起来的医药产业,当其进入到 ISO 体系之后,在中医药国际化潮流的推动之下,中医药国际标准化的热忱在全球行业内被引发,中医药国际标准化的新提案逐年增加,发布标准的数量也在 ISO 的所有技术委员会中名列前茅。

首先这是一个非常正面的、积极的现象,为了保证标准制定的质量,在 ISO/TC 249 的快速发展时期,我们在坚持 ISO 标准发展程序的前提下,又根据 ISO/TC 249 的实际情况,制定了一系列质量控制措施,如单位中药材标准提案的优先级目录、标准提案的审核内容参照表等文件。根据 ISO 的规划,在国际标准发布的 5 年之后,将对该标准实施作系统回顾性评估,包括标准被采纳的情况、对成员国相关政策法规的影响,以及对相关产品和服务业的促进作用等方面,对这些信息和数据进行分析,并作出量化的评估。制定中医药国际标准的最终目的在于标准被实际使用,并促进经济和社会的发展。标准实施后的效果评价将作为 ISO/TC 249 业务发展规划中的基本要求和关键性的指导原则。

六、加快中医药国际标准化专家队伍的培养

在 ISO 的战略规划中,强调专家与组织共同成长的理念。专家是 ISO 最重要的资源,

ISO 注重于通过培训研究来提高专家和各技术委员会的能力和水平。特别支持对青年一代专家的培养。ISO/TC 249 经过 10 年的发展,专家队伍的数量已经有了很大的增长,专业水平也有了明显的提高。但离中医药国际标准实际发展的形势需要还存在较大的差距。

从 ISO/TC 249 的实际情况来看,在专家资源方面主要存在两方面的问题:一是中、日、韩三国代表团相对专家资源比较丰富,但真正知识结构比较全面的、有经验的、国际标准化专家还是非常稀缺;二是在 ISO/TC 249 的成员国中,专家资源存在严重的不平衡状态。有的积极成员国家由于缺乏专家资源在 ISO/TC 249 表现不活跃,有的甚至没有专家参加 ISO/TC 249 的全体会议。

鉴于专家资源的实际情况,ISO/TC 249 的新一轮发展规划中,应该加强和加快专家队伍的培养和能力的提升。应从下列几方面着手。

(1)组织 ISO 国际标准化培训项目,邀请 ISO 总部专业培训师为 ISO/TC 249 定制培训课程,包括 ISO 的宗旨、任务、目标、导则、工作程序、技术工具等方面,全面提高 ISO/TC 249 成员国专家的 ISO 理论水平和经验及增强 ISO 的理念。

(2)邀请 ISO/TC 249 内有经验、有成就的专家作国际标准化成功案例的分析。根据 ISO/TC 249 的实践案例,现身说法,以提升专家制定国际标准的实践技能。

(3)在 ISO/TC 249 的成员国和联络组织中,寻找选择有关的国际标准化管理者和专家举办专题讲座,分享成员国在 ISO 方面的经验和体会,以拓宽视野,增强全球化的理念。

(4)技术委员会秘书处要积极地参与各成员国代表团沟通,必要时与成员国的国家标准委员会和对口单位进行交流和沟通,争取能有更多的专家资源参与 ISO/TC 249 的工作。

从中国的国内专家队伍情况来看,除了要加快中医药国际标准化复合型专家队伍的培养之外,重点是要解决从事中医药国际标准化人才的职业规划和考核及晋升机制。只有建立起良好的激励机制,才能吸引优秀的人才汇聚到中医药国际标准化的平台上来。

ISO 技术委员会的工作机制,其实也是"铁打的营盘流水的兵"。一般技术注册专家在其负责的项目结束之后,也就退出了。所以培养一支专业化的中医药国际标准化的专家队伍和创建中医药国际标准化的专业机构还是势在必行的。

七、加强合作,创建中医药国际标准化发展的优势平台

ISO 的发展战略鼓励技术委员会加强与利益相关者的交流与合作。作为中医药国际标准的研究、制定和推广的平台,ISO/TC 249 的利益相关者是比较广泛的,他们包括负责公共卫生和健康的政府机构、国际商务和贸易的管理机构、中医药行业、医疗设备器械制造商和

供应商,以及中药材种植、医疗机构、医疗从业者、协会团体、教育培训机构、科研机构、从事教学和科研的人员等。

ISO/TC 249 的成立和发展已引起了中医药国际化的利益相关者们的高度关注。他们已经以各种不同的形式来参与和了解 ISO/TC 249 的发展。在新一轮的发展时期,我们要拓展思路,探索创新性的方式,加强与利益相关者的沟通与合作,以发展更多高质量的中医药国际标准。

针对中医药国际化发展中的不平衡状况,ISO/TC 249 将进一步鼓励多国合作提案的机制,协调中医药强国与中医药弱国之间的合作,促进国际标准化领域的发达国家与发展中国家之间的联合,把 ISO/TC 249 打造成为成员国专家合作交流、共享经验和形成共识的平台。除了加强 45 个成员体之间的合作以外,在 ISO 的大家庭内,如 ISO/TC 215、ISO/TC 314 都是 ISO/TC 249 的联络组织,这些技术委员会发展的 ISO 标准都会与 ISO/TC 249 有一定的相关性,我们必须高度关注,及时协调发展中的问题,保持合作共赢的良性态势。

WHO、WFCMS 和 WFAS 是除 ISO/TC 249 之外的与中医药国际标准化发展相关性最大的国际组织。这三大组织都是 ISO/TC 249 的 A 级联络组织。在 ISO/TC 249 的前 10 年发展历程中,他们都与 ISO/TC 249 建立了良好的密切合作关系。随着中医药国际标准化事业的发展,作为专业的中医药国际标准化技术委员会,我们应该进一步加强与三大国际组织的交流合作,计划主办"国际组织中医药国际标准化合作论坛",共享发展中医药国际标准的经验,并探索新的合作模式。

此外,像《美国药典》《欧洲药典》委员会等组织,虽然他们是国家和地区的组织机构,但他们在全球的医药界影响力较大。同时对 ISO/TC 249 的发展、药物类的标准有一定的相关性,所以我们已建立了前期的联络。在下一阶段的发展中,ISO/TC 249 也将加强和深化与他们的合作。

ISO 是全球最权威的制定国际标准的组织,ISO/TC 249 应该打造成为一个制定中医药国际标准的中心,并成为集中全球优秀中医药专家资源和相关国际组织合作交流的优势平台。

八、发挥国际标准的效益,促进经济和社会的发展

"标准化是经济社会发展的技术支撑。"在经济全球化的背景下,国际标准已成为全球科技和经济竞争的一个焦点,并成为推动经济增长、社会发展的一个重要抓手。

ISO/TC 249 自成立以来,就围绕促进经济和社会发展为目标,并以"自愿参与、协商一

致、市场需求"三个基本原则,指导中医药国际标准的研究和制定。经过 10 年的发展,实现了中医药国际标准零的突破,取得了令人瞩目的成就。ISO/TC 249 秘书处落户上海以后,促进了上海的中医药标准化发展。2012 年上海成立了中医药标准化技术委员会。2015 年上海中医药大学又成立了中医药国际标准化研究所。中医药国际标准化研究所的建立,又为上海中医药大学创建中医翻译专业打下了基础,并成为中医翻译研究生的培训基地。上海市的中医药发展规划已将打造中医药国际标准化高地作为上海中医药发展的重要目标。目前上海中医药大学已规划以 ISO/TC 249 秘书处为核心,以中医药国际标准化研究所为基础,打造上海中医药国际标准化研究院,以更好地服务于上海科创中心建设和更好地服务于国家战略。

在促进经济发展方面,ISO/TC 249 也已涌现出许多成功的案例。中国苏州华佗医疗器械有限公司作为使用《ISO 17218:2014 一次性使用无菌针灸针》的提案者,在标准发布之后,公司的产品出口贸易量比往年同期增长了 30% 以上。北京东华原医疗设备有限责任公司作为《ISO 18665:2015 中医药——煎药机》的提案人,在标准发布后,国际贸易额上升了15% 以上。浙江寿仙谷药业有限公司自参加 ISO/TC 249 平台的工作以来,以制定国际标准为契机,全面加强企业的产品质量体系,使企业的生产管理和效益上了一个新的台阶。浙江寿仙谷药业有限公司作为灵芝和石斛的 ISO 国际标准提案人和制定者为企业赢得了荣誉,促进了企业在 2017 年顺利上市。ISO/TC 249 秘书处和中医药国际标准化研究所与云南、四川、山东、安徽等地方的科研院校和企业合作,以标准化引领中药企业发展的合作,也收到了积极的效果。

在新一轮 ISO/TC 249 的发展规划中,如何发挥中医药国际标准的效益,以实现促进经济和社会发展的目标,考虑从以下几方面作为重点加以策划。

(1)加大中医药国际标准宣传推广的力度,加强对国际标准与国内标准对接的研究,积极探索 ISO 中医药国际标准的实施途径和方法。

(2)创建中医药国际标准的认证培训机构,或采用与专业的标准化认证机构合作,以促进国际标准的实施。

(3)利用市场化的机制,与国际标准化的咨询机构合作,以提高产品的质量和安全为目标,以促进拓展国际市场为主攻方向,吸引和帮助相关企业参与 ISO/TC 249 的工作平台。

同时 ISO/TC 249 将立足于国际平台,用全球化的战略思维,考虑和策划中医药国际标准的全球推广模式,并探索在 ISO 总部的支持下,与 WTO 等有关机构的合作机会,以推进中医药国际标准在全球贸易中的应用。

参考文献

[1] 李振吉,徐春波,包文虎,等.新时期中医药国际标准化的工作思路与任务[J].世界中医药,2016,11(9):
    1683 – 1688.
[2] 王笑频.强基础,谋共赢,推进中医药国际标准化[N].中国中医药报,2015 – 07 – 02(003).
[3] 中医药标准化中长期发展规划纲要(2011—2020 年)[N].中国中医药报,2012 – 12 – 20(003).
[4] 中医药创新发展规划纲要(2006—2020 年)[N].中国中医药报,2007 – 03 – 22.
[5] 中医药发展战略规划纲要(2016—2030 年)[N].中国中医药报,2016 – 02 – 29(003).
[6] 国务院新闻办公室.中国的中医药[R].2016.

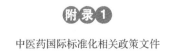
附录 1
中医药国际标准化相关政策文件

中医药创新发展规划纲要(2006—2020)(节选)

二、指导思想、基本原则和战略目标

——建立国际认可的中医药标准规范体系。基本完成中医药标准规范体系的构建,制订一批符合中医药特点的中医药基础标准;建立多语种的中医药名词术语译释规范,中医临床诊疗和技术规范,中医药疗效和安全性评价与再评价标准,中药材、中药饮片、提取物及制剂的质量标准,中药生产和质量管理规范等主要技术标准;构建符合中医药特点的中医药评价和市场准入标准体系,最终形成国际认可的中医药标准规范体系。

三、基本任务

中医药创新发展的基本任务是:"继承,创新,现代化,国际化。"

4. 国际化　加强国际交流与合作,加快中医药国际化进程。中医药国际化的目标是要使中医药理论和实践得到国际社会的公认,使中医药服务和产品逐步进入国际医药和保健主流市场,中医独特的医疗保健康复模式及其价值逐渐被国际社会所理解和接受。中医药国际化发展的主要任务是:建立符合中医药特点的标准规范并争取成为传统医药的国际标准;加强符合国际市场需求的医疗、保健产品研究开发;争取中医药的合法地位,使中医药能够进入西方国家医院、药房和医疗保险系统;建立国际化的中医药研究与技术平台、信息平台和人才队伍;积极推进中医药医疗、教学、科研、生产合作与学术、技术交流;通过联合办医、办学、合办研究机构等,使中医药知识与文化得到有效的传播。

四、优先领域

4. 标准规范研究　以构建符合自身特点的中医药标准规范体系、提高中医药标准水平为目标,在借鉴现代医药和其他国家传统医药经验的基础上,争取使中医药标准规范成为国际传统医药标准规范。

（1）中医药标准体系的构架：建立国际社会能够认可的医疗、教学、科研、产业、市场准入等中医药标准体系框架,重点开展建立中医药基础标准与技术标准的内容、方法、要求和规范研究,中医药名词术语及译释规范化、中医药计量（化）等研究,制定中医药信息分类与代码标准等。

（2）中医技术标准研究：以突出辨证论治特色的中医药临床诊疗技术标准规范研究为重点,研究建立中医疾病和证候分类标准、临床诊断和疗效评价标准、中医诊疗技术操作标准、诊疗仪器研制标准等。

（3）中药技术标准研究：以提高中药产品和产业技术水平为目标,按照中药多组分、非线性、多元化、多环节发挥效应的特点,研究建立中药材种植、品种、质量、种植、采集、加工、饮片炮制、提取等技术标准与技术规范,中药疗效与安全性评价标准、中成药生产工艺与装备标准、质量控制标准、中药标准品（对照品）库等。

6. 国际科技合作　以应用全球科技资源推动中医药进入国际主流市场为目标,以我为主开展国际传统医药科技合作和交流,促进国际社会对中医药的理解和以中医药为代表的传统医药的推广应用。

（1）促进中医药进入国际主流市场：重点开展中医药防治重大疑难疾病的国际联合临床研究,中医药（含针灸）疗效与安全性评价、中药质量控制技术及标准、复方药物的药效物质基础及其药代动力学特征、中医药名词术语译释规范研究,国际传统医药政策的合作研究等,促进国际社会对中医药的理解,争取在中医药进入国际主流市场方面取得突破。

（2）建立中医药国际科技合作网络：建立中医药国际科技合作平台和合作网络,加强与世界不同传统医药和现代医药间的交流与合作。利用全球科技资源,通过中医药合作项目的示范研究,加速中医药学术、临床和产业国际化发展关键问题的解决,促进中医药医疗保健康复模式的国际传播和应用。

（3）制定传统医药国际科学研究计划：以国际科学共识为基础制定传统医药国际科学研究计划,针对传统医药应用和发展的关键问题开展广泛的合作研究,深化对传统医药科学内涵的认识和理解,促进传统医药与现代医药的相互融合及共同发展；逐步建立传统医药的国际标准,提高传统医药产品的研发效率和生产、应用及管理水平；建立推动传统医药发展的国际协调机制,在政府间框架协议指导和国际组织支持下,形成若干个具有权威性的国际传统医药科学研究中心和信息中心,促进信息交流和资源共享。

五、政策措施

1. 加大投入 集成国家相关计划支持中医药创新发展,形成项目联动机制。国家和地方加大中医药科技经费投入,协调用好农业、林业、生态、扶贫、外贸、产业发展等有关项目资金,同时引导企业增加研究开发的投入,积极吸引社会投资和国际合作资金,形成支持中医药创新发展的多元化、多渠道的投入体系。

2. 政策扶持 制定若干鼓励中医药发展的政策法规,推动适合中医药特点的标准规范的建立与完善,加强中医药知识产权和资源的保护与利用;建立成果、信息管理和推广、共享机制;制定积极的人才政策,营造良好的创新环境,吸引跨学科人才和海内外人才,建设一支多学科、跨领域、产学研、海内外结合的人才队伍。

3. 组织协调 加强中医药发展战略和机制研究,协调相关部门和各级政府推动本规划纲要的实施,充分发挥区域资源特色和优势条件,积极支持组建以中医药现代化为目标的区域科技协作共同体,引导企业和社会参与,促进本规划纲要目标的实现。拓展国际合作方式与渠道,通过政府、国际组织、学术团体、行业协会等推进中医药国际化进程。

(http://www.most.gov.cn/tztg/200703/t20070320_42240.htm)

中医药标准化中长期发展规划纲要(2011—2020 年)

为贯彻落实《国务院关于扶持和促进中医药事业发展的若干意见》,促进中医药标准化"十二五"时期及长远的发展,根据《中华人民共和国国民经济和社会发展第十二个五年规划纲要》和《中医药事业发展"十二五"规划》编制本规划纲要,主要阐明中医药标准化工作的战略目标、明确工作重点,是未来十年中医药标准化工作的行动纲领,是建立完善中医药标准体系和中医药标准化支撑体系的基本依据。

一、背景

标准化是经济社会发展的技术支撑,是构成国家核心竞争力的基本要素,是国家综合实力的集中体现。在经济全球化的条件下,标准化已涉及经济社会生活各个领域,深刻影响着经济、政治、社会、文化等领域的发展,成为经济、科技竞争的制高点,成为推动经济增长、社会发展和科技进步的重要途径。

"十一五"时期,中医药标准化工作在党中央、国务院的高度重视和有关部门的大力支持下,全面推进了中医药标准化战略,制定实施了《中医药标准化发展规划(2006—2010年)》,着力推动中医药标准体系和中医药标准化支撑体系建设,有效应对中医药国际标准化严峻形势,较好地调动了全行业各方面力量和资源,中医药标准化工作有了更好、更快、更大的发展。中医药标准体系建设步伐明显加快,在中医基础、技术和管理等领域,制修订中医药国家标准27项、行业或行业组织标准450多项,实现了"十一五"既定目标,初步建立与中医药事业发展和人民群众健康需求相适应的中医药标准体系。中医药标准化支撑体系建设不断加强,标准化专业技术组织和人才队伍建设取得进展,成立了中医、中药、中西医结合、针灸、中药材种子种苗5个全国专业标准化技术委员会,涌现出一批积极承担中医药标准化研究制定的技术机构和单位,凝聚起一支医教研产相互配合、精通业务技术、熟悉标准化知识和方法的复合型中医药标准化专家队伍。中医药标准的应用推广力度加大,中医药标准在实践中的应用水平持续提升,第一批42家中医药标准研究推广基地建设全面展开。中医药标准化管理体制和制度建设得到加强,初步形成了政府主导、行业参与、统筹规划、分工负责的中医药标准化管理体制和运行机制,形成了中医药专家广泛参与,全行业关注、支持和参与标准化的良好氛围。实质性参与中医药国际标准化活动取得了历史性的突破,话语权和影响力不断增强,积极促成国际标准化组织(ISO)中医药标准化技术委员会的成立并承担秘书处工作,推动世界卫生组织(WHO)将中医药等传统医学纳入国际疾病分类代码体系。

同时,中医药标准化工作还存在许多困难和问题。行业内对中医药标准化的意识还不强,认识还不一致,重视还不够;中医药标准化工作基础还很薄弱,整体水平还不高;中医药标准实施推广不够,在实践中主动采用的程度不高;中医药标准化专业人才缺乏,现有人员队伍能力水平亟须提高;中医药标准化技术组织和专业研究机构建设有待加强,标准化管理体制和工作机制还需进一步完善;我国中医药国际标准化工作的能力水平还存在差距,实质性参与国际标准化活动的能力有待加强。

中医药标准化是中医药事业发展的一项基础性、战略性、全局性工作,随着中医药标准化工作的全面推进和不断发展,中医药标准化对中医药事业发展的技术支撑和引领作用不断凸显,越来越成为推动继承创新、促进学术进步的有效途径,成为保持和发扬特色优势的重要载体,成为规范行业管理、加强政府管理工作的重要手段,成为提高服务质量安全水平的基本依据,成为增强综合竞争力、促进中医药国际传播与发展的战略举措。

随着国际上对传统医药价值的重新认识和密切关注,中医药学所蕴涵的丰富文化和潜在经济价值日益显现,中医药国际标准化的竞争愈加激烈,对我形成倒逼态势。面对新的形势,我们必须进一步增强责任感和使命感,站在国家战略的高度,抓住机遇,迎难而上,积极应对,奋发有为,为有效参与国际合作和竞争赢得优势。

二、指导思想和发展目标

(一) 指导思想

以邓小平理论、"三个代表"重要思想和习近平新时代中国特色社会主义思想为指导,深入贯彻落实科学发展观,紧紧围绕保障和改善民生及深化医药卫生体制改革总体目标,着眼于推进中医药继承创新和学术进步,更好地发挥中医药在维护和增进人民群众健康中的作用,以推进中医药标准体系和标准化支撑体系建设为重点,以提高中医药标准质量和中医标准化水平为核心,整合优势资源,系统转化医疗、教育、科研成果,立足国内、面向国际,发挥标准化在中医药发展中的基础性、战略性、全局性作用,引领和支撑中医药事业科学发展。

(二) 基本原则

1. 统筹规划,突出重点 坚持统筹规划,做好中医药标准化发展的顶层设计,全面推进中医药标准体系和标准化支撑体系建设。同时,根据发展需要和条件,选择重点领域和项目,着力推进,解决中医药事业发展中的关键问题。

2. 拓展领域,提升质量 坚持在做好中医诊疗技术标准制修订的基础上向中医药预防保健、教育、科研、中药领域的延伸,实现从基础、技术标准领域向管理标准领域的拓展。加强中医药标准研究制定方法的研究和应用,坚持中医药标准研究制定的程序规范、方法科学、公开透明,提升中医药标准质量和水平。

3. 立足需求,注重实用 坚持以中医药事业发展对标准化的需求为导向,以引领和支撑科学发展,提升中医药医疗、保健、科研、教育、产业质量效益为目标,坚持中医药标准化与中医药发展实际问题和需求的紧密结合。

4. 整合资源,注重协调 坚持中医药标准化与中医药事业发展的协调,充分吸收中医药科研、中医临床研究基地、重点专科专病、重点学科的研究和实践成果,及时转化为标准。将中医药标准研究制定、应用推广、评价反馈和支撑条件建设与中医药医疗、保健、科研、教育、产业、文化发展紧密结合。

5. 强化国内,面向国际 坚持国内中医药标准化工作与国际中医药标准化工作统筹,以国内发展为前提,服务和支撑国际化需求与发展,以增强国际标准化话语权和影响力为目标,把握中医药国际标准化发展的契机和形势,带动国内中医药标准化发展。

6. 政府主导,多方参与 坚持发挥政府部门在中医药标准化工作的组织协调、宏观规划、政策指引、制度建设等方面的主导作用,鼓励中医药行业及社会各界通过各种渠道和方式参与中医药标准化工作,形成全行业全社会广泛参与、共同推进的良好局面。

(三) 发展目标

总体目标:到 2020 年,基本建立适应事业发展需要、结构比较合理的中医药标准体系,中医药标准化支撑体系进一步完善,基本满足中医药标准化工作的需求,中医药标准应用推广和监测评价体系初步建立,中医药标准化人才队伍建设明显加强,中医药标准化管理体制和运行机制更加完善,我国实质性参与中医药国际标准化活动的能力显著提升。

"十二五"时期的具体目标:

(1) 中医药标准体系不断完善。围绕中医药事业发展需求,完成 300 项中医药标准制修订,基本覆盖中医医疗、预防保健、教育、科研、中药等领域。

(2) 中医药标准质量水平明显提高。中医药标准制修订技术方法和过程管理更加科学规范,标准适用性增强,90% 以上的中医药标准标龄低于 5 年,国家标准、行业标准、行业组织标准之间的协调性明显提高。

(3) 中医药标准实施效益明显增强。中医药标准应用情况良好,在基层建设一批中医药标准研究推广基地,中医药标准研究制定、应用推广与评价反馈机制基本形成。

(4) 实质性参与国际标准化活动的能力明显提升。提出 10~15 项中医药国际标准提案,推进 3~5 项中医药国际标准的制定。

(5) 中医药标准化支撑体系保障能力增强。培养一批中医药标准化专家,形成中医药标准化专家队伍。建设一批标准化研究中心,形成中医药标准化研究平台,中医药科学研究、科技成果转化对标准化的支撑作用更加明显,中医药标准化信息网络平台服务功能显现。

(6) 中医药标准化发展环境进一步优化。中医药标准化管理体制和运行机制进一步完善,中医药标准管理制度基本建立,全行业关注、支持和参与标准化的氛围更加浓厚。

三、重点任务

(一) 加强中医药标准化理论和技术研究

积极开展中医药标准化战略及重大问题研究,推进中医药标准化体系、中医药国际标准、中医药标准制修订技术等方面研究,提升理论研究对中医药标准化发展的支持力度。

重点加强中医标准体系研究、国际标准化发展趋势与动态分析、中医药标准制修订技术方法及关键技术、中医药标准新领域前期研究等工作。强化中医药科研成果向标准转化的基本条件和技术方法研究,推进中医药临床、科研与技术标准制修订结合。加强中医药标准应用评价技术方法研究,形成评价指标体系和评价规范。加强中医药国际标准动态分析研究。

(二) 加强中医药标准体系建设

在整体推进的基础上,进一步突出重点,开展基础、技术、管理等领域中医药标准制定,完善中医药标准体系。在扩展领域的基础上,进一步提升中医药标准质量,为中医药事业发展提供技术支撑。

1. 中医药基础标准 中医药基础标准是标准体系建设的基础。围绕中医药标准中的共性问题,开展名词术语、通用方法等基础标准的研究制定,重点加强中医名词术语、多语种翻译、信息等标准制修订。加强中医药名词术语研究成果的转化,制修订中医基础理论、临床诊疗、中药、针灸名词术语标准。开展中医药信息基础标准和应用标准的研究制定,加强与国内外健康信息相关标准化机构的联络及标准之间的协调,制修订中医电子病历及相关信息标准、中医药统计信息标准、中医药文献信息标准等。开展中药饮片、方剂编码规则研究,制定中药饮片、方剂与物流领域编码标准。

专栏 1　中医药基础标准

01　中医药名词术语标准　重点完成中医基础理论术语、中医临床诊疗术语等国家标准的修订,研究制定中药名词术语、针灸名词术语标准和名词术语翻译标准。

02　中医药信息标准　重点完成中医电子病历及相关信息标准、中医病证分类与代码标准、与卫生健康档案和电子病历系统的接口标准、中医药统计信息标准、中医药文献信息标准等制修订。开展中药饮片、方剂与物流领域编码标准研究制定。

---

2. 中医药技术标准 中医药技术标准是标准体系建设的核心。以提高中医药临床诊疗质量与水平、发挥中医药特色优势为目标,进一步完善现有中医诊疗技术标准体系。完成中医常见病证诊疗指南、针灸治疗指南的制修订。探索中西医结合诊疗指南的研究制定。开展中医诊疗指南制修订方法研究,制定针灸治疗指南制修订通则和评估规范,形成中医标准制修订技术规范,进一步提高制修订质量和水平。继续推进中医诊疗技术操作规范的研究制定,基本覆盖针灸、推拿等中医常用诊疗技术,加强针灸器材标准的研究制定。

开展中医护理技术规范的制修订。围绕中医临床疗效评价的关键问题,加强中医疗效评价方法研究和标准制定,重点研究制定重大疾病中医疗效评价标准,修订中医病证诊断疗效标准,为进一步提高中医医疗服务水平提供技术支撑。

专栏2　中医诊疗技术标准
01　中医临床诊疗指南　完成中医内、外、妇、儿等科临床常见病证诊疗指南的制修订,开展中医临床诊疗指南制修订技术方法研究,进一步拓展中医临床诊疗指南的病种范围。
02　中医疗效评价标准　修订中医病证诊断疗效标准,开展中医临床疗效评价标准的示范性研究。
03　中西医结合临床治疗指南　探索和制定临床常见病中西医结合治疗指南。

专栏3　针　灸　标　准
01　针灸技术操作规范　完成针灸技术操作规范制修订,研究制定针灸技术操作标准的制修订方法,完善针灸技术操作标准体系。
02　常见病证针灸治疗指南　制修订常见病证针灸治疗指南,完善针灸治疗标准体系。开展针灸治疗指南制修订方法研究,制修订针灸临床治疗指南通则及评估规范。
03　针灸器材标准　完成针灸针等国家标准的修订,开展针灸器材标准的研究制定。

围绕中医"治未病"工作,加强中医预防保健技术标准研究制定。开展不同证类的亚健康人群中医预防指南的研究制定。开展中医预防保健康复技术操作规范制修订,规范预防保健技术方法。加强药膳技术标准的研究制定,规范引导药膳相关技术方法的使用。选择体现中医药特色优势的康复技术方法,研究制定中医康复技术指南。

专栏4　中医"治未病"标准
01　中医预防保健指南　开展中医预报保健指南的研究,制定不同证类亚健康人群中医保健指南。
02　中医保健技术规范　开展中医保健技术规范化研究,制修订艾灸、膏方、全身推拿等中医养生保健技术操作规范。
03　药膳技术标准　开展药膳食材使用、药膳制作方法的标准化研究,制定一批体现中医药特色优势的药膳技术标准。
04　中医康复技术指南　开展中医康复技术指南的制定,加强中医康复器械设备标准的研究。

进一步加强中药相关技术标准的研究制定。加强中药材种子种苗、采收加工标准的研究，开展中药材种子种苗术语规范、检验规程、质量标准和中药材原种生产技术规程的研究制定。开展道地药材标准研制，重点开展道地药材标准通则和道地药材示范标准的研究制定，建立适合道地药材鉴别的质量评价方法、鉴别方法等标准，推动道地药材标准体系建设。加强中医临床用药标准制定，制定中药处方、中药调剂、处方给付、中药饮片煎煮等规范，制定中成药临床使用再评价规范。

专栏 5　中药标准

01　中药材种子种苗标准　完成中药材种子种苗术语规范、检验规程、质量标准和中药材原种生产技术规程研究制定。

02　道地药材标准　重点开展道地药材标准通则和道地药材示范标准的研究制定，完成道地药材种植基地标准、规范生产标准、产地加工标准等的制定。

03　中医临床用药标准　开展制定中药处方、中药调剂、处方给付、中药饮片煎煮等规范，完成临床常见病中成药临床使用与再评价指南的制定。

---

3. 中医药管理标准　开展医疗保健、教育、科研管理等标准的制修订。加强中医医疗保健服务机构人员和技术管理标准研究制定，重点开展中医医院建设标准、中医预防保健机构标准、中医医院评审标准的制修订，进一步指导中医医疗保健机构的建设与管理。加强中医医院信息化建设和管理标准的研究制定，制修订中医医院信息系统功能规范等标准。加强中医医疗质量安全管理标准的制定，重点开展中医医疗文书、医疗质量安全评价等标准的制修订，逐步形成中医医疗服务质量安全标准体系。开展中医药从业人员管理标准研究制定，加强中医药行业特有工种职业技能标准的制定，为相关职业教育、职业培训和职业技能鉴定提供科学规范的依据。

专栏 6　中医医疗保健服务管理标准

01　中医医疗保健机构建设管理标准　重点开展中医（中西医结合、民族医）医疗机构设置基本标准、中医医院建设标准、中医医院评审标准等制修订。开展中医预防保健服务机构标准的制定。制修订中医医院信息化建设基本规范和中医医院信息系统功能规范等标准。

02　中医医疗质量安全管理标准　重点开展中医医疗质量安全管理、评价标准的研究制定，开展中医、中西医结合病历书写基本规范的制修订。完成中医医疗机构诊疗服务规范的制定。

---

03 中医从业人员管理标准 开展中医类别医师考核规范的研究制定,开展中医、中西医结合临床各科及中药、中医护理等专业技术资格考核规范的研究制定。开展中医药行业特有工种职业技能标准制修订工作。

开展中医药教育管理标准的研究制定,系统研究制定中医药教育管理标准。与有关部门配合,加强中医药院校教育管理标准制修订,支撑推动中医药院校教育综合改革。着力加快中医药毕业后教育和继续教育领域标准的研究制定,不断适应中医药毕业后教育和继续教育发展的现实需求。

专栏7 中医药教育管理标准

01 中医药院校教育管理标准 重点开展高等学校本科、专科教育中医学、中药学等专业设置基本要求的制修订,完成高等学校中医临床教学基地建设基本要求的修订,开展本科教育中医学等专业中医药理论知识与技能基本标准制修订。

02 中医药毕业后教育管理标准 重点开展中医住院医师规范化培训、中医类别全科医生规范化培训标准的制修订。

03 中医药继续教育管理标准 开展中医药继续教育管理标准的研究制定,修订中医药继续教育基地建设标准。

开展中医科研管理标准体系研究,加强中医药科研管理机构建设管理标准、中医药科研人员管理标准和中医药科研项目管理标准的制修订,为推动中医药科学研究健康发展提供技术支撑和保障。

专栏8 中医药科研管理标准

01 中医药科研机构建设管理标准 开展中医药科研机构科研能力评价的量化考核标准、中医药科研机构研究平台建设规范的制定。开展中医药重点研究室建设标准、中医药科研实验室分级标准修订。

02 中医药科研人员管理标准 开展中医药科研人员资质管理及考核标准的研究制定。

03 中医药科研项目管理标准 开展中医药科研管理规范研究制定,初步构建中医药科技项目评估标准。

4. 民族医药标准 加强民族医药标准的研究制定,鼓励民族地区开展民族医药基础标准和技术标准的研究制定。支持基础条件较好的民族医药领域,开展标准体系研究,研制开展民族医药名词术语等基础标准以及相关标准化。扶持基础条件相对薄弱的民族医药领域,开展标准化前期研究和标准的示范性研究。重点加强藏、蒙、维医药名词术语、临床常见病诊疗指南、诊疗技术操作规范及疗效评价标准的研究制定。开展民族药相关标准的研究制定。

专栏9 民族医药标准

01 民族医药名词术语 完成藏、蒙、维医药名词术语标准制定,开展其他少数民族医药名词术语标准研究。

02 民族医临床诊疗指南 开展藏、蒙、维医常见病临床诊疗指南的研究制定。

03 民族医药技术操作规范 完成藏、蒙、维医药特色诊疗技术操作规范制定,开展其他民族医药诊疗技术规范的前期研究。

(三)加强中医药标准化支撑体系建设

健全中医药标准化组织体系,建设高水平中医药标准化人才队伍,建立中医药标准化信息平台,为中医药标准化工作提供支持保障。

1. 加强中医药标准化组织机构建设 完善中医药标准化技术组织体系,成立国家中医药管理局标准化管理协调、专家技术和国际咨询委员会,推进民族医药等领域标准化技术委员会的建设。开展中医药各领域标准化研究中心建设,形成中医药标准化研究平台,提高转化中医药科技成果和关键技术问题的攻关能力。

2. 加强中医药标准化人才队伍建设 实施中医药标准化培训专项,以建设一支实践能力强、复合型、外向型中医药标准化人才队伍为目标,开展中医药标准实施推广培训、中医药标准制修订人员技术方法培训和中医药标准化高级人才的培训,提升中医药标准化人员整体水平。推进中医药标准化学科建设,鼓励高等中医药院校开设标准化课程、设立标准化专业。建设一批中医药标准化培训基地,制定中医药标准化人员培训计划,建立中医药标准化后备人才库,构建中医药标准化人才培养体系。

3. 加快中医药标准化信息平台建设 推动中医药标准制修订网上工作平台和中医药标准化管理信息系统建设。完成中医药各专业标准化技术委员会等专门网站建设,建设中医药标准化资源共享的信息服务平台,满足社会对中医药标准信息服务需求。

(四)加强中医药标准应用推广

加强中医药标准应用推广基地建设,进一步扩大建设单位的范围和规模,严格遴选考核标准,提高中医药标准应用推广基地能力水平,形成中医药标准应用推广的体系。建立中医药标准宣传普及长效机制,开展中医药管理部门、中医医院管理人员的标准化知识轮训。发挥中医药学术组织、行业协会等社会团体的作用,采取多种形式开展面向专业领域技术人员的中医药标准应用推广培训。加强中医药标准的实施和监督,通过标准的宣贯、培训、监督抽查等多种手段的综合运用,推动中医药标准的有效实施。建立中医药标准实施推广监测机制,实现监测信息定期报告、评价和发布。建立中医药标准实施的反馈机制,为标准修订和完善标准体系提供依据。在中医药服务质量评价、中医药科研、教育以及重大项目建设管理中,积极采用中医药标准。

专栏 10　中医药标准化支撑体系建设
01　中医药标准化研究中心建设　建设包括基础与通用标准、中医、中药、针灸等不同领域的 20 个左右中医药标准化研究中心。
02　中医药标准应用推广基地建设　扩大中医药标准应用推广基地建设规模,建设 300 个左右中医药标准应用推广基地,建立中医药标准应用推广和评价反馈机制,加强中医临床各科诊疗指南等技术标准的应用推广和评价。
03　中医药标准化人才队伍建设　重点培养中医药标准化专家 300 名,建立中医药标准化培训基地,培训中医药标准研究制定人员,打造中医药标准化培养平台。
04　中医药标准化信息支撑平台建设　围绕中医药标准化工作,运用现代信息技术,建立中医药标准化信息服务平台,集中医药标准文献共享服务、标准化工作信息管理、中医药标准宣贯推广功能于一体,更好地为中医药标准化工作提供信息技术支撑。

(五)推进中医药国际标准化工作

开展中医药国际标准化发展战略研究。加强中医药国际标准化工作的技术准备,建设中医药国际标准提案项目库,推动中医药质量和安全领域国际标准的制修订,推动针灸针、人参种子种苗、中医药名词术语、中医临床术语分类与代码、中药煎药机等国际标准制定,开展中药领域和中医药服务贸易领域国际标准研究,积极参与国际标准化组织和世界卫生组织的标准化活动,推动世界中医药学会联合会、世界针灸学会联合会的国际组织标准的研究制定,支持中医药标准化领域政府间、国际组织间、民间的合作交流。支持国内中医药医疗、教育、科研机构和企业承担国际标准化技术机构的秘书处工作,鼓励我国中医药专家担任国际标准化技术委员会、分技术委员会主席、工作组召集人和秘书。鼓励通过举办国际论坛等形式,建立国际标准化沟通平台。

加强中医药国际标准化基础条件建设,建立中医药国际标准化专家委员会,加强中医药国际标准化专家队伍建设,建立国际标准化专家人才库,建设中医药国际标准化人才培养基地。强化对参与中医药国际标准化活动的组织和管理,加强对参与国际标准化活动的支持。建立中医药国际标准化研究基地和信息平台。

专栏 11 中医药国际标准化
01 中医药国际标准化发展战略规划 研究中医药国际标准化发展的总体战略、方针和策略,完成中医药国际标准化发展规划制定,明确战略目标和重点任务。
02 ISO 和 WHO 中医药国际标准研究制定 研究提出 ISO 国际标准化项目计划,形成 ISO 新工作项目提案(NWIP)并推动立项和制定。推动将头皮针、耳穴名称与定位等国家标准转化为世界卫生组织标准。
03 中医药国际组织标准研究制定 积极推动中医药基本名词术语国际组织标准制修订,加强中医药基础、技术、管理领域国际组织标准的研究制定。
04 中医药国际标准化人才培养 加强中医药国际标准化活动专家队伍建设,建立国际标准化专家人才库,遴选建设中医药国际标准化人才培养基地。
05 中医药国际标准化研究基地和信息服务平台建设 遴选建设一批中医药国际标准化研究基地,加强中医药国际标准化信息服务平台建设,为中医药国际标准化工作提供支持。

四、保障措施

(一) 加强组织领导

将中医药标准化工作纳入各级"十二五"中医药事业发展规划。发挥国家中医药管理局中医药标准化管理协调委员会的作用,协调推进管理标准制修订工作。协调有关部门,加强对推进中医药国际标准化工作的组织领导,加大对中医药标准化工作的支持力度,为中医药标准化工作营造良好环境。

（二）完善运行机制

建立中医药标准制修订前期预研究机制,优化中医药标准立项协调机制和程序,强化中医药标准制修订过程管理。完善中医药标准发布前网上公示制度。加强中医药标准化工作衔接和协调,建立统一管理、分工负责、决策科学、运行顺畅、保障有力的中医药标准化组织管理体系和运行机制。推动形成中医药标准制修订项目竞争机制。发挥行业学会、协会等社会团体在中医药标准化工作中的作用。

（三）加强政策支持与制度建设

加大对中医药标准制修订前期科学研究的支持力度,出台促进中医药标准应用推广的政策措施。研究制定科学研究支持中医药标准制定的倾斜政策措施,将预期研究结果内的技术标准作为中医临床科研项目立项、评审、结题以及成果报奖的重要考核内容。建立中医药标准化人才激励政策以及中医药标准化技术专家和工作团队奖励机制。健全中医药标准管理制度,研究中医药标准研究推广基地管理制度,提高各类中医药机构主动采用中医药标准的意识、能力和水平。研究制定参与中医药国际标准化活动的组织管理制度。

（四）加强成果利用和资源整合

加大科技成果向中医药标准转化的力度,体现科技创新对中医药标准化的支持和带动作用。进一步加强协调,整合资源,统筹规划中医药标准化的工作方向和任务分工,将中医药标准作为医疗机构中医医疗服务质量安全管理的技术依据,作为中医药教学培训、教材编写遵循的基本依据,作为国家及各级地方政府在中医药重大项目立项、实施建设和评估、验收工作的基本依据和条件。

（五）加大经费投入

完善中医药标准化经费保障机制,在财政预算中逐步加大对中医药标准制修订的投入力度。建立和完善多元化投入机制,引导和鼓励有条件的医疗机构、中药企业等加大标准化活动的投入,争取地方配套资金和专项资金支持。强化中医药标准研究中心、标准应用推广基地建设单位以及中医药标准化技术组织挂靠单位的投入保障。加强中医药标准制修订经费管理,提高经费使用效益。

（六）加强规划实施与评估

加强规划实施监测和评估工作,完善规划实施动态管理机制。根据规划目标和任务,制定年度工作计划。明确规划实施的责任分工,做好规划各项任务的分解和落实。积极争取各方面支持,组织和动员中医药行业和社会各方面力量,共同推动规划实施。对规划实施进行中期评估,根据评估结果进一步调整、优化,提高规划实施的科学性和有效性。

（http://www.satcm.gov.cn/fajiansi/zhengcewenjian/2018-03-24/2529.html）

国家中医药管理局关于加强中医药标准化工作的指导意见(2013-02-18)

各省、自治区、直辖市卫生厅局、中医药管理局,新疆生产建设兵团卫生局:

为进一步推动中医药标准化工作,充分发挥标准化对中医药事业发展的技术支撑和引领作用,更好地维护和增进人民健康,根据《国务院关于扶持和促进中医药事业发展的若干意见》《中华人民共和国国民经济和社会发展第十二个五年规划纲要》和《中医药事业发展"十二五"规划》,就加强中医药标准化工作提出以下意见:

一、充分认识加强中医药标准化工作的重要性和紧迫性

标准化是经济社会发展的技术支撑,是国家综合实力的重要体现,已成为经济、科技竞争的战略制高点,成为现代社会发展的趋势和显著特征。随着经济全球化、科技进步和现代医学的快速发展,人们思想观念、健康理念、生产生活方式以及健康需求都发生了深刻的变化,对中医药的发展提出了更高的要求。在发展环境深刻变化的新形势下,中医药发展也要与时俱进,适应时代发展和社会需求,充分运用标准化这一现代技术制度和方法,不断丰富和发展具有中医药特色的理论和实践。

中医药标准化是中医药事业发展的重要组成部分,是一项基础性、战略性、全局性工作,是在新形势下推动中医药改革发展的必由之路。标准是学科成熟的重要标志,中医药标准化是推动中医药继承创新的主要方式,是提高中医药学术水平的重要途径,是保持和发挥中医药特色优势的有效载体,是规范中医药行业管理的必要手段,是保障中医药质量

安全的基本依据,是中医药成果推广与传播的技术平台,是推进中医药现代化的迫切要求,是促进中医药国际传播的纽带和桥梁。近年来,在党和国家的高度重视和有关部门的关心支持下,中医药标准化工作取得了长足进步,中医药标准制修订步伐明显加快,标准化支撑体系建设得到加强,推广应用力度进一步加大,管理体制和运行机制不断完善,参与国际标准化活动能力不断提升。同时,我们也应清醒地看到,中医药标准化还不能适应事业发展的需求,中医药标准化工作基础薄弱、人才匮乏的现实条件,行业内标准化意识不强、中医药标准应用推广不够、实质性参与国际标准化活动能力不足的现实状况,制约着中医药标准化发展。中医药标准化成为国际竞争的焦点,面临的形势日益严峻,对我形成倒逼态势,我国的传统医学大国地位遭遇挑战。进一步转变中医药发展方式、提高中医药继承创新能力、推动中医药学术发展和技术进步,对中医药标准化提出了新的更高要求。因此,加快中医药标准化建设步伐,提升中医药标准化工作的能力和水平,对保障和促进中医药事业科学发展,具有十分重要的意义。

各级中医药管理部门和中医药机构要充分认识加强中医药标准化工作的重要性和紧迫性,增强使命感和责任感,围绕中医药事业发展的大局,着眼长远,进一步明确思路,采取措施,加大力度,充分利用标准化现代科学技术,促进中医药事业在新时期的新发展。

二、加强中医药标准化工作的总体要求

(一) 指导思想

以邓小平理论、"三个代表"重要思想、科学发展观为指导,紧紧围绕保障和改善民生及深化医药卫生体制改革总体目标,着眼于推进中医药继承创新和学术进步,更好地发挥中医药在维护和增进人民群众健康中的作用,以推进中医药标准体系和标准化支撑体系建设为重点,以提高中医药标准质量和中医标准化水平为核心,整合优势资源,注重转化成果,立足国内、面向国际,发挥标准化在中医药发展中的基础性、战略性、全局性作用,引领和支撑中医药事业科学发展。

(二) 基本原则

统筹规划,突出重点。坚持统筹规划,加强战略研究,做好中医药标准化发展的顶层设计,以规划为指导,全面推进中医药标准化建设。同时,根据发展需要和条件,选择重点领域和项目,着力推进,解决中医药事业发展中的关键问题。

拓展领域,提升质量。坚持在做好目前中医药标准化工作的基础上,以建立健全中医

药标准体系为目标,进一步拓展领域,从中医诊疗领域向中医药预防保健、教育、科研、中药领域延伸,从基础、技术标准向管理标准拓展。同时,进一步提升标准制修订质量和水平,坚持中医药标准研究制定的程序规范、方法科学、公开透明,加强中医药标准研究制定技术方法的研究和应用。

立足需求,注重应用。坚持以中医药事业发展对标准化的需求为导向,以引领和支撑科学发展,提升中医药医疗、保健、科研、教育、产业质量效益为目标,开展标准的制修订。同时,坚持中医药标准化与中医药发展实际问题和需求的紧密结合,注重加强标准的推广和应用。

整合资源,注重协调。坚持强化中医药标准化工作的资源整合,充分吸收中医药科研、中医临床研究基地、重点专科专病、重点学科的研究和实践成果,及时转化为标准。同时,注重中医药标准化与中医药事业发展的协调,将中医药标准化建设融入中医药医疗、保健、科研、教育、产业、文化发展建设中,建立有效机制,加强部门协调,广泛充分参与,促进中医药标准化工作高效有序。

强化国内,面向国际。坚持国内中医药标准化工作与国际中医药标准需求协调统筹。以国内发展为基础,强化国内标准的制修订和人才队伍建设。同时,服务和支撑国际化需求与发展,扩大中医药交流与合作的工作基础和影响力,及时将国内标准转化为国际标准,逐步实现中医药标准国际化。发挥国际标准化带动引领和倒逼机制作用。

政府主导,多方参与。坚持发挥政府部门在中医药标准化工作的组织协调、宏观规划、政策指引、制度建设等方面的主导作用。同时,鼓励中医药行业及社会各界通过各种渠道和方式参与中医药标准化工作,形成全行业全社会广泛参与、共同推进的良好局面。

(三)总体目标

实施《中医药标准化中长期发展规划纲要(2011—2020 年)》,到 2020 年,基本建立适应事业发展需要、结构比较合理、充分体现特色优势的中医药标准体系,中医药标准化支撑体系进一步完善,基本满足中医药标准化工作的需求,中医药标准应用推广和监测评价体系初步建立,中医药标准化人才队伍建设明显加强,中医药标准化管理体制和运行机制更加完善,我国实质性参与中医药国际标准化活动的能力显著提升,对中医药发展的贡献率明显提高。

三、加快标准化基础工作建设,提高中医药标准化工作的水平

(1)健全完善中医药标准体系。扩展中医药标准制修订领域和范围,实现标准数量、

质量、结构、效益均衡发展,充实和完善中医药标准体系。加强中医药标准制修订的宏观管理和总体规划,以中医药事业发展需求为导向,加强中医药基础、技术、管理和工作标准的制修订。中医药基础标准由名词术语标准向中医药信息、中医药标准化共性技术方法标准等领域延伸,夯实中医药标准体系建设的基础。中医药技术标准由中医内、妇、儿等临床科系常见病诊疗指南和针灸技术操作规范向其他科系诊疗指南、技术操作以及疗效评价标准、中医养生保健技术标准、中药相关技术标准等领域拓展,进一步体现中医药特色优势。中医药管理标准在目前医疗、教育、科研管理标准的基础上,进一步向预防保健机构人员管理、中医医疗质量安全管理等领域覆盖,切实制定一批具有中医药特色、反映中医药特点的管理标准,适应中医药事业发展的新需求。加快中医药标准制修订步伐,推进重点领域中医药标准的研究制定。进一步完善中医药名词术语标准,加快中医电子病历相关标准、中医医院信息化建设管理标准的研究制定。修订完善中医内、妇、儿等临床科系常见病诊疗指南和针灸技术操作规范,加强中西医结合诊疗指南等技术标准的研究制定,同步推进中医疗效评价标准、中医保健技术操作规范、药膳技术标准、道地药材标准的研究制定。继续完善医疗、教育、科研管理标准,加强中医预防保健机构和人员、中医医疗服务质量安全管理等标准的研究制定。进一步加强民族医药标准的研究制定。

(2)提高中医药标准制修订质量。加强中医药标准制修订程序管理。落实中医药标准制定管理的有关要求,实施对立项、起草、征求意见、审查等制修订各阶段的动态管理,严格审查,促进制修订过程更加公开透明。加强国家中医药管理局各业务部门对中医药标准制修订工作的业务指导,强化各中医药专业标准化技术委员会的和国家中医药管理局中医药标准化专家技术委员会的两级技术审查审核职责。科学严谨、求真务实推进中医药标准制修订工作,不断提升中医药标准水平。引进吸收标准化和现代医学科学的先进方法,形成比较系统的符合中医药特点的通用技术方法,不断提高中医药标准制修订工作的规范性和科学性。

(3)夯实中医药标准化工作基础。各级中医药管理部门和中医药医疗、保健、教育、科研机构及企业等单位,要结合实际,积极开展中医药标准化工作,要将标准化工作作为促进学术进步、提升业务能力、提高管理水平的重要措施,在自身经验积累和实践成果的基础上研究制定适应需求的标准规范。在标准规范中要将中医药国家标准和行业标准的各项要求落到实处,更要在相关技术内容和指标上力争高于中医药国家标准和行业标准的要求。夯实完善中医药标准化工作基础,进一步发挥中医药行业学术机构制修订标准的作用和积极性,加强工作标准的研究制定,形成较为完善的工作标准体系,发挥中医药标准的整体效益,为中医药国家标准和行业标准的进一步优化完善提供实践基础。

四、加强支撑体系建设，改善中医药标准化工作的基础条件

（1）加强中医药标准化基础研究。开展中医药标准化发展战略研究，积极应对国际形势的挑战和国内发展需求，把握标准化发展趋势和动态，研究提出相关政策措施。推进中医药标准化理论研究，围绕中医药标准化中的知识产权等问题，以理论研究成果进一步指导实践。加强中医药标准化技术方法研究，开展中医药标准制修订、应用评价以及中医药成果向标准转化等技术方法研究，形成较为系统、可操作性强、体现中医药特点的技术方法体系。加强中医药标准制修订的前期研究，提出中医药成果向标准转化的基本要求，加强新工作领域标准制定示范性研究，支持标准制定条件还不成熟的领域开展探索性研究。

（2）加强中医药标准化研究机构建设。建立专门的中医药标准化研究机构，提升中医药标准化研究的核心能力。依托现有中医药机构，根据不同领域和学科，建设一批中医药标准研究、转化、推广中心，形成国家级中医药标准化研究团队。加强中医临床研究基地、重点专科专病、重点学科、重点研究室的标准研究和制修订能力建设，形成中医药标准研究应用推广的基础平台。加强中医药标准化研究的协作交流，提升中医药标准化研究的整体水平。加快筹建成立中医药信息、民族医药标准化技术委员会。支持各地成立地方中医药标准化研究机构。

（3）加快中医药标准化人才队伍建设。积极探索中医药标准化人才培养途径，把中医药标准化人才队伍建设纳入全国中医药人才队伍体系建设规划，制定实施中医药标准化人才培养计划和项目。推进中医药标准化学科建设，鼓励高等中医药院校开设标准化课程，设立标准化专业。培养一批实践能力强、复合型、外向型的高级中医药标准化人才，建立中医药标准化专家库。加强中医药标准制修订人员的培训，探索开展中医药标准制修订人员资质水平考核制度。鼓励面向基层开展多种形式的中医药标准化知识普及培训。

（4）提高中医药标准化工作的信息化水平。建立完善中医药标准化信息服务平台，开展中医药标准数据库建设，加强国内外中医药相关标准的信息收集、分析和发布，形成中医药标准化信息服务的主渠道。实现与国家技术标准资源服务平台的链接，解决中医药标准信息资源分散、信息不畅等问题。建设中医药标准化工作管理系统，提高中医药标准制修订、应用评价、实施推广等信息化管理水平。

五、加强实施推广及评价，发挥中医药标准化的综合效益

（1）完善中医药标准应用推广机制。标准制定的目的在于应用。各级中医药管理部

门要将中医药标准的应用推广作为重要工作职责,在中医药医疗、保健、科研、教育、文化建设等工作中积极推动中医药标准应用和实施,形成中医药标准应用推广的工作机制和激励机制。要在机构管理、医疗服务评价、教材编写、科研管理、学术著作发表及重大项目建设管理中将中医药标准作为基本依据。各级各类中医药机构和中医药人员要积极实施和应用中医药国家标准、行业标准及地方标准。中医药相关学术组织、标准化技术委员会和中医药标准研究推广基地要加大中医药标准的宣传贯彻力度,提高中医药机构和中医药人员应用中医药标准的意识、能力和水平。开展中医药标准应用推广培训,作为中医药继续教育的重要内容,严格培训的质量管理和效果考评。

(2)加强中医药标准研究推广基地建设。总结省级中医医院的基地建设经验,合理布局建设中医药标准研究推广基地。进一步向基层延伸,在地、县遴选建设一批不同层次中医药标准研究推广基地,充分发挥示范和辐射带动作用,开展好中医药标准应用评价和实施推广,积极参与标准的制修订,推动建立标准研究制定、应用推广、评价反馈相结合的工作机制。中医药管理部门要加强对基地建设工作的组织领导,对基地建设单位在标准化工作机构、人才队伍、信息平台、协作网络建设等方面给予支持和保障。

(3)建立中医药标准应用推广及评价体系。建立标准实施情况跟踪评估机制,围绕提高中医药标准适用性和有效性,开展中医药标准应用评价,探索中医药标准推广动态监测机制,完善标准推广信息反馈渠道,建立中医药标准应用推广及评价信息平台。以中医药标准研究推广基地为龙头,带动形成中医药标准应用推广及评价体系。

六、加强分类指导,同步推进民族医药标准化

鼓励民族地区开展民族医药基础标准和技术标准的研究制定。加强分类指导,支持基础条件较好的民族医药领域,加强标准体系研究,开展民族医药名词术语、临床常见病诊疗指南、诊疗技术操作规范及疗效评价标准的研究制定。扶持基础条件相对薄弱的民族医药领域,开展标准化前期研究和标准的示范性研究。重视对民族医药标准化工作的具体指导,加大对民族医药标准研究推广基地建设的投入,开展好民族医药标准应用评价和实施推广,支持民族医药标准化人才队伍建设,提高民族医药人员标准化知识水平,改善民族医药标准化工作的基础条件。

七、把握国际形势,推进中医药标准国际化

(1)加强中医药国际标准化战略研究。加强中医药国际标准需求及发展趋势研究,开

展中医药标准国际化策略研究,为制定参与中医药国际标准化政策措施提供支持。开展中医药相关国际标准的跟踪研究,加强国内标准和国际标准制修订工作衔接。

(2)推动实质性参与中医药国际标准制定工作。加大与国际标准化组织、世界卫生组织的工作联系,积极参与国际标准的研究制定,推动将中医药标准转化为国际标准。有计划有重点地研究提出高质量的中医药国际标准提案,建立应对国际需求的国际标准项目库。深化与有关国家在中医药等传统医药标准化领域的合作与交流,积极营造良好环境。充分发挥我国作为国际标准化组织常任理事国以及承担其中医药技术委员会秘书处工作的优势,积极参与中医药国际标准化发展战略、规则、计划的制订。支持秘书处设在我国的世界中医药学会联合会、世界针灸学会联合会联合制定发布国际组织标准。健全工作机制,规范工作程序,强化中医药标准化国际咨询委员会、各中医药标准化技术委员会参与国际标准制定的职责定位。加强国内技术对口单位的能力建设,为有关中医药机构和专家参与国际标准制定提供服务和支持。加大支持力度,引导和带动中医药医疗、教育、科研机构及相关企业参与国际标准制定。

(3)统筹中医药国内标准化工作与国际标准化工作。国内中医药标准化工作是国际标准化的基础,中医药国际标准提案和研究制定,要以转化中医药国家标准、行业标准为基础,从国内工作基础扎实、具有一定实践和研究积累的领域做起,进一步将技术资源和优势转化为国际标准化的竞争实力,实现中医药标准国际化。中医药国际标准化工作,要与国内中医药标准化重点领域紧密结合,实现以内促外。发挥国际标准化引领的积极作用,敏锐把握国际发展动态趋势,带动前沿领域、新兴领域和薄弱领域的研究,有针对性地加强国内基础工作,做到国内国际同步,互为支撑、协调推进。

八、完善体制机制,加强中医药各项工作与标准化建设的统筹协调

(1)完善中医药标准化管理体制。进一步明确中医药标准化工作的职责分工。国家中医药管理局要抓好国家标准的归口管理和组织制定工作,加强行业标准的制修订工作,做好综合协调和服务。国家中医药管理局各业务部门要在各自的职能范围内参与中医药标准制修订工作,负责相关领域中医药标准的应用推广等工作。地方中医药管理部门要贯彻实施好国家、行业标准,根据实际需求和区域特点组织制定地方标准。全国性各中医药学会、协会等行业组织要发挥专家技术优势,在一些技术难度较大、有待于形成共识的领域开展行业组织标准的制定发布。国家中医药管理局中医药标准化管理协调、专家技术和国际咨询委员会要强化宏观统筹和技术指导职责,中医药标准化工作办公室要发挥协调和服

务作用。各中医药标准化技术委员会要履行好技术管理职责,健全组织机构,严格标准制修订技术审查。

(2)建立中医药标准工作协调推进机制。各级中医药管理部门和中医药机构要将标准化融入中医药各项工作之中,在政策制定、工作推动、项目实施、监督评估等方面将标准化建设作为重要内容,实现标准化与中医药医疗、保健、科研、教育、产业、文化"六位一体"协调发展,相互促进,良性互动,整体推进,形成推进中医药标准化建设的强大合力。要将推进标准化作为转变政府职能和依法行政、依法管理的基本依据,不断提高中医药的管理和服务水平。要积极参与中医药标准的制修订,主动提出标准制修订需求,把形成标准作为工作目标,不断总结实践经验,将工作成果转化成标准。要积极推进中医药标准应用推广,建立中医药标准应用推广的工作机制,将标准作为加强中医药工作的管理考核内容,切实推动中医药标准得到广泛应用。要将中医药标准化人员培训作为中医药人才队伍体系建设的重要任务,把标准化作为人才培养考核的重要内容。要将中医药标准化相关研究作为中医药科研的重点领域,加大对中医药标准前期基础性研究的支持力度,重大科技计划和项目要以形成标准为目标,优先支持中医药标准化研究。加强中医药科研资源对标准化的条件支撑,遴选优质资源支持中医药标准研究推广基地、研究中心等标准化研究平台建设。

(3)加强资源整合,推动中医药成果向标准转化。各级中医药管理部门和中医药机构要将标准化与保障中医药服务质量安全、提高中医药服务水平、保持和发挥中医药特色优势紧密结合,将中医医疗保健服务的实践积累、经验总结和临床研究成果融入标准。加强中医辨证论治的规律性总结和诊疗技术方法的规范化梳理,强化特色优势领域的标准化研究,在诊疗方案、临床路径基础上转化形成诊疗技术标准。加大中医医疗机构管理和建设成果经验向标准转化的力度,在中医医疗机构设施建设同时,提升中医医疗机构管理和内涵建设的标准化水平。加强中医药科研成果转化,系统梳理科研进展及成果,建立科研成果向标准转化的机制。将中医临床研究基地、重点专科专病、重点学科、重点研究室的最新成果转化为标准,进一步体现中医药学术和科研的最新进展。

九、加大保障支持力度,推动中医药标准化快速发展

(1)加强组织领导。各级中医药管理部门和中医药机构要进一步提高对中医药标准化工作的认识,将标准化工作摆上重要议事日程,切实加强对中医药标准化工作的统筹协调和组织领导,将标准化建设纳入当地中医药发展规划和年度工作计划予以重点布置和安

排。健全地方中医药管理部门和中医药机构的标准化工作组织机构,安排专人负责,落实工作责任。加大支持力度,为中医药标准制修订等标准化工作项目承担单位以及标准起草人等提供必要条件和基本保障。建立标准化工作检查督导制度,对承担的标准化工作任务定期进行督促检查,把标准化工作落到实处。

(2)加大政策支持。研究制定支持中医药标准制修订的倾斜政策,出台促进中医药标准应用推广的具体措施。各级中医药管理部门要将中医药标准相关研究作为中医药科研重点领域予以支持,将中医药标准制修订项目作为科研项目,将中医药标准制修订、应用评价和相关研究作为科研活动,将中医药标准作为科研成果,享受同等待遇。各级中医药管理部门要建立中医药标准化工作激励机制,将标准化工作与技术岗位晋升、技术职称评定合理挂钩,鼓励专业技术人员参与标准制修订工作,对做出突出成绩的单位和个人给予奖励。要将中医药标准化培训与继续教育项目、学分授予等结合起来,调动中医药人员参加中医药标准化培训的积极性。

(3)加大经费投入。各级中医药管理部门和中医药机构要加大中医药标准化工作的经费支持力度,形成持续稳定的经费保障机制,建立与中医药标准制修订项目挂钩的长效投入机制。在业务经费中设立标准化工作专项,在中医药科技专项中捆绑标准化项目。同时拓宽经费渠道,鼓励社会各界自筹经费参与中医药标准制修订,建立健全以政府投入为主、社会投入为补充的多元投入机制,引导和鼓励有条件的医疗机构、企业等加大投入,切实保障中医药标准化工作的开展。强化标准化经费管理,提高经费使用效益。

国家中医药管理局

2012 年 12 月 30 日

(http://www.satcm.gov.cn/fajiansi/gongzuodongtai/2018－03－24/2261.html)

国家标准化体系建设发展规划
(2016—2020)(节选)

标准是经济活动和社会发展的技术支撑,是国家治理体系和治理能力现代化的基础性制度。改革开放特别是进入 21 世纪以来,我国标准化事业快速发展,标准体系初步形成,应用范围不断扩大,水平持续提升,国际影响力显著增强,全社会标准化意识普遍提高。但是,与经济社会发展需求相比,我国标准化工作还存在较大差距。为贯彻落实《中共中央关于制定国民经济和社会发展第十三个五年规划的建议》和《国务院关于印发深化标准化工作改革方案的通知》（国发〔2015〕13 号）精神，推动实施标准化战略，加快完善标准化体系，提升我国标准化水平，制定本规划。

一、总体要求

（一）指导思想

认真落实党的十八大和十八届二中、三中、四中、五中全会精神，按照"四个全面"战略布局和党中央、国务院决策部署，落实深化标准化工作改革要求，推动实施标准化战略，建立完善标准化体制机制，优化标准体系，强化标准实施与监督，夯实标准化技术基础，增强标准化服务能力，提升标准国际化水平，加快标准化在经济社会各领域的普及应用和深度融合，充分发挥"标准化+"效应，为我国经济社会创新发展、协调发展、绿色发展、开放发展、共享发展提供技术支撑。

（二）基本原则

需求引领，系统布局。围绕经济、政治、文化、社会和生态文明建设重大部署，合理规划标准化体系布局，科学确定发展重点领域，满足产业结构调整、社会治理创新、生态环境保护、文化繁荣发展、保障改善民生和国际经贸合作的需要。

深化改革，创新驱动。全面落实标准化改革要求，完善标准化法制、体制和机制。强化以科技创新为动力，推进科技研发、标准研制和产业发展一体化，提升标准技术水平。以管理创新为抓手，加大标准实施、监督和服务力度，提高标准化效益。

协同推进，共同治理。坚持"放、管、治"相结合，发挥市场对标准化资源配置的决定性作用，激发市场主体活力；更好发挥政府作用，调动各地区、各部门积极性，加强顶层设计和统筹管理；强化社会监督作用，形成标准化共治新格局。

包容开放，协调一致。坚持各类各层级标准协调发展，提高标准制定、实施与监督的系统性和协调性；加强标准与法律法规、政策措施的衔接配套，发挥标准对法律法规的技术支撑和必要补充作用。坚持与国际接轨，统筹引进来与走出去，提高我国标准与国际标准一致性程度。

（三）发展目标

到 2020 年，基本建成支撑国家治理体系和治理能力现代化的具有中国特色的标准化体系。标准化战略全面实施,标准有效性、先进性和适用性显著增强。标准化体制机制更加健全,标准服务发展更加高效,基本形成市场规范有标可循、公共利益有标可保、创新驱动有标引领、转型升级有标支撑的新局面。"中国标准"国际影响力和贡献力大幅提升,我国迈入世界标准强国行列。

(1)标准体系更加健全。政府主导制定的标准与市场自主制定的标准协同发展、协调配套,强制性标准守底线、推荐性标准保基本、企业标准强质量的作用充分发挥,在技术发展快、市场创新活跃的领域培育和发展一批具有国际影响力的团体标准。标准平均制定周期缩短至 24 个月以内,科技成果标准转化率持续提高。在农产品消费品安全、节能减排、智能制造和装备升级、新材料等重点领域制修订标准 9 000 项,基本满足经济建设、社会治理、生态文明、文化发展以及政府管理的需求。

(2)标准化效益充分显现。农业标准化生产覆盖区域稳步扩大,农业标准化生产普及率超过 30%。主要高耗能行业和终端用能产品实现节能标准全覆盖,主要工业产品的标准达到国际标准水平。服务业标准化试点示范项目新增 500 个以上,社会管理和公共服务标准化程度显著提高。新发布的强制性国家标准开展质量及效益评估的比例达到 50% 以上。

(3)标准国际化水平大幅提升。参与国际标准化活动能力进一步增强,承担国际标准化技术机构数量持续增长,参与和主导制定国际标准数量达到年度国际标准制修订总数的 50%,着力培养国际标准化专业人才,与"一带一路"沿线国家和主要贸易伙伴国家的标准互认工作扎实推进,主要消费品领域与国际标准一致性程度达到 95% 以上。

(4)标准化基础不断夯实。标准化技术组织布局更加合理,管理更加规范。按照深化中央财政科技计划管理改革的要求,推进国家技术标准创新基地建设。依托现有检验检测机构,设立国家级标准验证检验检测点 50 个以上,发展壮大一批专业水平高、市场竞争力强的标准化科研机构。标准化专业人才基本满足发展需要。充分利用现有网络平台,建成全国标准信息网络平台,实现标准化信息互联互通。培育发展标准化服务业,标准化服务能力进一步提升。

二、主要任务

(一)优化标准体系

深化标准化工作改革。把政府单一供给的现行标准体系,转变为由政府主导制定的标准和市场自主制定的标准共同构成的新型标准体系。整合精简强制性标准,范围严格限定在保障人身健康和生命财产安全、国家安全、生态环境安全以及满足社会经济管理基本要求的范围之内。优化完善推荐性标准,逐步缩减现有推荐性标准的数量和规模,合理界定各层级、各领域推荐性标准的制定范围。培育发展团体标准,鼓励具备相应能力的学会、协会、商会、联合会等社会组织和产业技术联盟协调相关市场主体共同制定满足市场和创新需要的标准,供市场自愿选用,增加标准的有效供给。建立企业产品和服务标准自我声明公开和监督制度,逐步取消政府对企业产品标准的备案管理,落实企业标准化主体责任。

完善标准制定程序。广泛听取各方意见,提高标准制定工作的公开性和透明度,保证标准技术指标的科学性和公正性。优化标准审批流程,落实标准复审要求,缩短标准制定周期,加快标准更新速度。完善标准化指导性技术文件和标准样品等管理制度。加强标准验证能力建设,培育一批标准验证检验检测机构,提高标准技术指标的先进性、准确性和可靠性。

落实创新驱动战略。加强标准与科技互动,将重要标准的研制列入国家科技计划支持范围,将标准作为相关科研项目的重要考核指标和专业技术资格评审的依据,应用科技报告制度促进科技成果向标准转化。加强专利与标准相结合,促进标准合理采用新技术。提高军民标准通用化水平,积极推动在国防和军队建设中采用民用标准,并将先进适用的军用标准转化为民用标准,制定军民通用标准。

发挥市场主体作用。鼓励企业和社会组织制定严于国家标准、行业标准的企业标准和团体标准,将拥有自主知识产权的关键技术纳入企业标准或团体标准,促进技术创新、标准研制和产业化协调发展。

(二)推动标准实施

完善标准实施推进机制。发布重要标准,要同步出台标准实施方案和释义,组织好标准宣传推广工作。规范标准解释权限管理,健全标准解释机制。推进并规范标准化试点示范,提高试点示范项目的质量和效益。建立完善标准化统计制度,将能反映产业发展水平的企业标准化统计指标列入法定的企业年度统计报表。

强化政府在标准实施中的作用。各地区、各部门在制定政策措施时要积极引用标准,应用标准开展宏观调控、产业推进、行业管理、市场准入和质量监管。运用行业准入、生产许可、合格评定/认证认可、行政执法、监督抽查等手段,促进标准实施,并通过认证认可、检验检测结果的采信和应用,定性或定量评价标准实施效果。运用标准化手段规范自身管理,提高公共服务效能。

充分发挥企业在标准实施中的作用。企业要建立促进技术进步和适应市场竞争需要的企业标准化工作机制。根据技术进步和生产经营目标的需要,建立健全以技术标准为主体、包括管理标准和工作标准的企业标准体系,并适应用户、市场需求,保持企业所用标准的先进性和适用性。企业应严格执行标准,把标准作为生产经营、提供服务和控制质量的依据和手段,提高产品服务质量和生产经营效益,创建知名品牌。充分发挥其他各类市场主体在标准实施中的作用。行业组织、科研机构和学术团体以及相关标准化专业组织要积极利用自身有利条件,推动标准实施。

(三) 强化标准监督

建立标准分类监督机制。健全以行政管理和行政执法为主要形式的强制性标准监督机制,强化依据标准监管,保证强制性标准得到严格执行。建立完善标准符合性检测、监督抽查、认证等推荐性标准监督机制,强化推荐性标准制定主体的实施责任。建立以团体自律和政府必要规范为主要形式的团体标准监督机制,发挥市场对团体标准的优胜劣汰作用。建立企业产品和服务标准自我声明公开的监督机制,保障公开内容真实有效,符合强制性标准要求。

建立标准实施的监督和评估制度。国务院标准化行政主管部门会同行业主管部门组织开展重要标准实施情况监督检查,开展标准实施效果评价。各地区、各部门组织开展重要行业、地方标准实施情况监督检查和评估。完善标准实施信息反馈渠道,强化对反馈信息的分类处理。

加强标准实施的社会监督。进一步畅通标准化投诉举报渠道,充分发挥新闻媒体、社会组织和消费者对标准实施情况的监督作用。加强标准化社会教育,强化标准意识,调动社会公众积极性,共同监督标准实施。

(四) 提升标准化服务能力

建立完善标准化服务体系。拓展标准研发服务,开展标准技术内容和编制方法咨询,为企业制定标准提供国内外相关标准分析研究、关键技术指标试验验证等专业化服务,提高其标准的质量和水平。提供标准实施咨询服务,为企业实施标准提供定制化技术解决方案,指导企业正确、有效执行标准。完善全国专业标准化技术委员会与相关国际标准化技术委员会的对接机制,畅通企业参与国际标准化工作渠道,帮助企业实质性参与国际标准化活动,提升企业国际影响力和竞争力。帮助出口型企业了解贸易对象国技术标准体系,促进产品和服务出口。加强中小微企业标准化能力建设服务,协助企业建立标准化组织架构和制度体系、制定标准化发展策略、建设企业标准体系、培养标准化人才,更好促进中小微企业发展。

加快培育标准化服务机构。支持各级各类标准化科研机构、标准化技术委员会及归口单位、标准出版发行机构等加强标准化服务能力建设。鼓励社会资金参与标准化服务机构发展。引导有能力的社会组织参与标准化服务。

(五) 加强国际标准化工作

积极主动参与国际标准化工作。充分发挥我国担任国际标准化组织常任理事国、技术管理机构常任成员等作用,全面谋划和参与国际标准化战略、政策和规则的制定修改,提升我国对国际标准化活动的贡献度和影响力。鼓励、支持我国专家和机构担任国际标准化技术机构职务和承担秘书处工作。建立以企业为主体、相关方协同参与国际标准化活动的工作机制,培育、发展和推动我国优势、特色技术标准成为国际标准,服务我国企业和产业走出去。吸纳各方力量,加强标准外文版翻译出版工作。加大国际标准跟踪、评估力度,加快转化适合我国国情的国际标准。加强口岸贸易便利化标准研制。服务高标准自贸区建设,运用标准化手段推动贸易和投资自由化便利化。

深化标准化国际合作。积极发挥标准化对"一带一路"倡议的服务支撑作用,促进沿线国家在政策沟通、设施联通、贸易畅通等方面的互联互通。深化与欧盟国家、美国、俄罗斯等在经贸、科技合作框架内的标准化合作机制。推进太平洋地区、东盟、东北亚等区域标准化合作,服务亚太经济一体化。探索建立金砖国家标准化合作新机制。加大与非洲、拉美等地区标准化合作力度。

(六) 夯实标准化工作基础

加强标准化人才培养。推进标准化学科建设,支持更多高校、研究机构开设标准化课程和开展学历教育,设立标准化专业学位,推动标准化普及教育。加大国际标准化高端人才队伍建设力度,加强标准化专业人才、管理人才培养和企业标准化人员培训,满足不同层次、不同领域的标准化人才需求。

加强标准化技术委员会管理。优化标准化技术委员会体系结构,加强跨领域、综合性联合工作组建设。增强标准化技术委员会委员构成的广泛性、代表性,广泛吸纳行业、地方和产业联盟代表,鼓励消费者参与,促进军、民标准化技术委员会之间相互吸纳对方委员。利用信息化手段规范标准化技术委员会运行,严格委员投票表决制度。建立完善标准化技术委员会考核评价和奖惩退出机制。

加强标准化科研机构建设。支持各类标准化科研机构开展标准化理论、方法、规划、政策研究,提升标准化科研水平。支持符合条件的标准化科研机构承担科技计划和标准化科研项目。加快标准化科研机构改革,激发科研人员创新活力,提升服务产业和企业能力,鼓励标准化科研人员与企业技术人员相互交流。加强标准化、计量、认证认可、检验检测协同发展,逐步夯实国家质量技术基础,支撑产业发展、行业管理和社会治理。加强各级标准馆建设。

加强标准化信息化建设。充分利用各类标准化信息资源,建立全国标准信息网络平台,实现跨部门、跨行业、跨区域标准化信息交换与资源共享,加强民用标准化信息平台与军用标准化信息平台之间的共享合作、互联互通,全面提升标准化信息服务能力。

(http://www.gov.cn/zhengce/content/2015-12/30/content_10523.htm)

中医药发展战略规划纲要(2016—2030年)(节选)

三、重点任务

(七) 积极推动中医药海外发展

1. 加强中医药对外交流合作　深化与各国政府和世界卫生组织、国际标准化组织等的交流与合作,积极参与国际规则、标准的研究与制订,营造有利于中医药海外发展的国际环境。实施中医药海外发展工程,推动中医药技术、药物、标准和服务走出去,促进国际社会广泛接受中医药。本着政府支持、民间运作、服务当地、互利共赢的原则,探索建设一批中医药海外中心。支持中医药机构全面参与全球中医药各领域合作与竞争,发挥中医药社会组织的作用。在国家援外医疗中进一步增加中医药服务内容。推进多层次的中医药国际教育交流合作,吸引更多的海外留学生来华接受学历教育、非学历教育、短期培训和临床实习,把中医药打造成中外人文交流、民心相通的亮丽名片。

2. 扩大中医药国际贸易　将中医药国际贸易纳入国家对外贸易发展总体战略,构建政策支持体系,突破海外制约中医药对外贸易发展的法律、政策障碍和技术壁垒,加强中医药知识产权国际保护,扩大中医药服务贸易国际市场准入。支持中医药机构参与“一带一路”建设,扩大中医药对外投资和贸易。为中医药服务贸易发展提供全方位公共资源保障。鼓励中医药机构到海外开办中医医院、连锁诊所和中医养生保健机构。扶持中药材海外资源开拓,加强海外中药材生产流通质量管理。鼓励中医药企业走出去,加快打造全产业链服务的跨国公司和知名国际品牌。积极发展入境中医健康旅游,承接中医医疗服务外包,加强中医药服务贸易对外整体宣传和推介。

四、保障措施

2. 完善中医药标准体系　为保障中医药服务质量安全,实施中医药标准化工程,重点开展中医临床诊疗指南、技术操作规范和疗效评价标准的制定、推广与应用。系统开展中医治未病标准、药膳制作标准和中医药保健品标准等研究制定。健全完善中药质量标准体系,加强中药质量管理,重点强化中药炮制、中药鉴定、中药制剂、中药配方颗粒以及道地药材的标准制定与质量管理。加快中药数字化标准及中药材标本建设。加快国内标准向国际标准转化。加强中医药监督体系建设,建立中医药监督信息数据平台。推进中医药认证管理,发挥社会力量的监督作用。

（http://www.gov.cn/zhengce/content/2016-02/26/content_5046678.htm）

中共中央　国务院印发《"健康中国 2030"规划纲要》
（2016-10-25）（节选）

第二十六章　加强国际交流合作

实施中国全球卫生战略,全方位积极推进人口健康领域的国际合作。以双边合作机制为基础,创新合作模式,加强人文交流,促进我国和"一带一路"沿线国家卫生合作。加强南南合作,落实中非公共卫生合作计划,继续向发展中国家派遣医疗队员,重点加强包括妇幼保健在内的医疗援助,重点支持疾病预防控制体系建设。加强中医药国际交流与合作。充分利用国家高层战略对话机制,将卫生纳入大国外交议程。积极参与全球卫生治理,在相关国际标准、规范、指南等的研究、谈判与制定中发挥影响,提升健康领域国际影响力和制度性话语权。

（http://www.gov.cn/zhengce/2016-10/25/content_5124174.htm）

《中华人民共和国中医药法》(2016 – 12 – 26)

第一章　总则

第一条　为了继承和弘扬中医药,保障和促进中医药事业发展,保护人民健康,制定本法。

第二条　本法所称中医药,是包括汉族和少数民族医药在内的我国各民族医药的统称,是反映中华民族对生命、健康和疾病的认识,具有悠久历史传统和独特理论及技术方法的医药学体系。

第三条　中医药事业是我国医药卫生事业的重要组成部分。国家大力发展中医药事业,实行中西医并重的方针,建立符合中医药特点的管理制度,充分发挥中医药在我国医药卫生事业中的作用。

发展中医药事业应当遵循中医药发展规律,坚持继承和创新相结合,保持和发挥中医药特色和优势,运用现代科学技术,促进中医药理论和实践的发展。

国家鼓励中医西医相互学习,相互补充,协调发展,发挥各自优势,促进中西医结合。

第四条　县级以上人民政府应当将中医药事业纳入国民经济和社会发展规划,建立健全中医药管理体系,统筹推进中医药事业发展。

第五条　国务院中医药主管部门负责全国的中医药管理工作。国务院其他有关部门在各自职责范围内负责与中医药管理有关的工作。

县级以上地方人民政府中医药主管部门负责本行政区域的中医药管理工作。县级以上地方人民政府其他有关部门在各自职责范围内负责与中医药管理有关的工作。

第六条　国家加强中医药服务体系建设,合理规划和配置中医药服务资源,为公民获得中医药服务提供保障。

国家支持社会力量投资中医药事业,支持组织和个人捐赠、资助中医药事业。

第七条　国家发展中医药教育,建立适应中医药事业发展需要、规模适宜、结构合理、形式多样的中医药教育体系,培养中医药人才。

第八条　国家支持中医药科学研究和技术开发,鼓励中医药科学技术创新,推广应用中医药科学技术成果,保护中医药知识产权,提高中医药科学技术水平。

第九条　国家支持中医药对外交流与合作,促进中医药的国际传播和应用。

第十条　对在中医药事业中做出突出贡献的组织和个人,按照国家有关规定给予表彰、奖励。

第二章　中医药服务

第十一条　县级以上人民政府应当将中医医疗机构建设纳入医疗机构设置规划,举办规模适宜的中医医疗机构,扶持有中医药特色和优势的医疗机构发展。

合并、撤销政府举办的中医医疗机构或者改变其中医医疗性质,应当征求上一级人民政府中医药主管部门的意见。

第十二条　政府举办的综合医院、妇幼保健机构和有条件的专科医院、社区卫生服务中心、乡镇卫生院,应当设置中医药科室。

县级以上人民政府应当采取措施,增强社区卫生服务站和村卫生室提供中医药服务的能力。

第十三条　国家支持社会力量举办中医医疗机构。

社会力量举办的中医医疗机构在准入、执业、基本医疗保险、科研教学、医务人员职称评定等方面享有与政府举办的中医医疗机构同等的权利。

第十四条　举办中医医疗机构应当按照国家有关医疗机构管理的规定办理审批手续,并遵守医疗机构管理的有关规定。

举办中医诊所的,将诊所的名称、地址、诊疗范围、人员配备情况等报所在地县级人民政府中医药主管部门备案后即可开展执业活动。中医诊所应当将本诊所的诊疗范围、中医医师的姓名及其执业范围在诊所的明显位置公示,不得超出备案范围开展医疗活动。具体办法由国务院中医药主管部门拟订,报国务院卫生行政部门审核、发布。

第十五条　从事中医医疗活动的人员应当依照《中华人民共和国执业医师法》的规定,通过中医医师资格考试取得中医医师资格,并进行执业注册。中医医师资格考试的内容应当体现中医药特点。

以师承方式学习中医或者经多年实践,医术确有专长的人员,由至少两名中医医师推荐,经省、自治区、直辖市人民政府中医药主管部门组织实践技能和效果考核合格后,即可取得中医医师资格;按照考核内容进行执业注册后,即可在注册的执业范围内,以个人开业的方式或者在医疗机构内从事中医医疗活动。国务院中医药主管部门应当根据中医药技术方法的安全风险拟订本款规定人员的分类考核办法,报国务院卫生行政部门审核、发布。

第十六条　中医医疗机构配备医务人员应当以中医药专业技术人员为主,主要提供中医药服务;经考试取得医师资格的中医医师按照国家有关规定,经培训、考核合格后,可以在执业活动中采用与其专业相关的现代科学技术方法。在医疗活动中采用现代科学技术方法的,应当有利于保持和发挥中医药特色和优势。

社区卫生服务中心、乡镇卫生院、社区卫生服务站以及有条件的村卫生室应当合理配备中医药专业技术人员,并运用和推广适宜的中医药技术方法。

第十七条　开展中医药服务,应当以中医药理论为指导,运用中医药技术方法,并符合国务院中医药主管部门制定的中医药服务基本要求。

第十八条　县级以上人民政府应当发展中医药预防、保健服务,并按照国家有关规定将其纳入基本公共卫生服务项目统筹实施。

县级以上人民政府应当发挥中医药在突发公共卫生事件应急工作中的作用,加强中医药应急物资、设备、设施、技术与人才资源储备。

医疗卫生机构应当在疾病预防与控制中积极运用中医药理论和技术方法。

第十九条　医疗机构发布中医医疗广告,应当经所在地省、自治区、直辖市人民政府中医药主管部门审查批准;未经审查批准,不得发布。发布的中医医疗广告内容应当与经审查批准的内容相符合,并符合《中华人民共和国广告法》的有关规定。

第二十条　县级以上人民政府中医药主管部门应当加强对中医药服务的监督检查,并将下列事项作为监督检查的重点:

(一)中医医疗机构、中医医师是否超出规定的范围开展医疗活动。

(二)开展中医药服务是否符合国务院中医药主管部门制定的中医药服务基本要求。

(三)中医医疗广告发布行为是否符合本法的规定。

中医药主管部门依法开展监督检查,有关单位和个人应当予以配合,不得拒绝或者阻挠。

第三章　中药保护与发展

第二十一条　国家制定中药材种植养殖、采集、贮存和初加工的技术规范、标准,加强对中药材生产流通全过程的质量监督管理,保障中药材质量安全。

第二十二条　国家鼓励发展中药材规范化种植养殖,严格管理农药、肥料等农业投入品的使用,禁止在中药材种植过程中使用剧毒、高毒农药,支持中药材良种繁育,提高中药材质量。

第二十三条　国家建立道地中药材评价体系,支持道地中药材品种选育,扶持道地中药材生产基地建设,加强道地中药材生产基地生态环境保护,鼓励采取地理标志产品保护等措施保护道地中药材。

前款所称道地中药材,是指经过中医临床长期应用优选出来的,产在特定地域,与其他地区所产同种中药材相比,品质和疗效更好,且质量稳定,具有较高知名度的中药材。

第二十四条 国务院药品监督管理部门应当组织并加强对中药材质量的监测,定期向社会公布监测结果。国务院有关部门应当协助做好中药材质量监测有关工作。

采集、贮存中药材以及对中药材进行初加工,应当符合国家有关技术规范、标准和管理规定。

国家鼓励发展中药材现代流通体系,提高中药材包装、仓储等技术水平,建立中药材流通追溯体系。药品生产企业购进中药材应当建立进货查验记录制度。中药材经营者应当建立进货查验和购销记录制度,并标明中药材产地。

第二十五条 国家保护药用野生动植物资源,对药用野生动植物资源实行动态监测和定期普查,建立药用野生动植物资源种质基因库,鼓励发展人工种植养殖,支持依法开展珍贵、濒危药用野生动植物的保护、繁育及其相关研究。

第二十六条 在村医疗机构执业的中医医师、具备中药材知识和识别能力的乡村医生,按照国家有关规定可以自种、自采地产中药材并在其执业活动中使用。

第二十七条 国家保护中药饮片传统炮制技术和工艺,支持应用传统工艺炮制中药饮片,鼓励运用现代科学技术开展中药饮片炮制技术研究。

第二十八条 对市场上没有供应的中药饮片,医疗机构可以根据本医疗机构医师处方的需要,在本医疗机构内炮制、使用。医疗机构应当遵守中药饮片炮制的有关规定,对其炮制的中药饮片的质量负责,保证药品安全。医疗机构炮制中药饮片,应当向所在地设区的市级人民政府药品监督管理部门备案。

根据临床用药需要,医疗机构可以凭本医疗机构医师的处方对中药饮片进行再加工。

第二十九条 国家鼓励和支持中药新药的研制和生产。

国家保护传统中药加工技术和工艺,支持传统剂型中成药的生产,鼓励运用现代科学技术研究开发传统中成药。

第三十条 生产符合国家规定条件的来源于古代经典名方的中药复方制剂,在申请药品批准文号时,可以仅提供非临床安全性研究资料。具体管理办法由国务院药品监督管理部门会同中医药主管部门制定。

前款所称古代经典名方,是指至今仍广泛应用、疗效确切、具有明显特色与优势的古代中医典籍所记载的方剂。具体目录由国务院中医药主管部门会同药品监督管理部门制定。

第三十一条　国家鼓励医疗机构根据本医疗机构临床用药需要配制和使用中药制剂，支持应用传统工艺配制中药制剂，支持以中药制剂为基础研制中药新药。

医疗机构配制中药制剂，应当依照《中华人民共和国药品管理法》的规定取得医疗机构制剂许可证，或者委托取得药品生产许可证的药品生产企业、取得医疗机构制剂许可证的其他医疗机构配制中药制剂。委托配制中药制剂，应当向委托方所在地省、自治区、直辖市人民政府药品监督管理部门备案。

医疗机构对其配制的中药制剂的质量负责；委托配制中药制剂的，委托方和受托方对所配制的中药制剂的质量分别承担相应责任。

第三十二条　医疗机构配制的中药制剂品种，应当依法取得制剂批准文号。但是，仅应用传统工艺配制的中药制剂品种，向医疗机构所在地省、自治区、直辖市人民政府药品监督管理部门备案后即可配制，不需要取得制剂批准文号。

医疗机构应当加强对备案的中药制剂品种的不良反应监测，并按照国家有关规定进行报告。药品监督管理部门应当加强对备案的中药制剂品种配制、使用的监督检查。

第四章　中医药人才培养

第三十三条　中医药教育应当遵循中医药人才成长规律，以中医药内容为主，体现中医药文化特色，注重中医药经典理论和中医药临床实践、现代教育方式和传统教育方式相结合。

第三十四条　国家完善中医药学校教育体系，支持专门实施中医药教育的高等学校、中等职业学校和其他教育机构的发展。

中医药学校教育的培养目标、修业年限、教学形式、教学内容、教学评价及学术水平评价标准等，应当体现中医药学科特色，符合中医药学科发展规律。

第三十五条　国家发展中医药师承教育，支持有丰富临床经验和技术专长的中医医师、中药专业技术人员在执业、业务活动中带徒授业，传授中医药理论和技术方法，培养中医药专业技术人员。

第三十六条　国家加强对中医医师和城乡基层中医药专业技术人员的培养和培训。

国家发展中西医结合教育，培养高层次的中西医结合人才。

第三十七条　县级以上地方人民政府中医药主管部门应当组织开展中医药继续教育，加强对医务人员，特别是城乡基层医务人员中医药基本知识和技能的培训。

中医药专业技术人员应当按照规定参加继续教育，所在机构应当为其接受继续教育创造条件。

第五章　中医药科学研究

第三十八条　国家鼓励科研机构、高等学校、医疗机构和药品生产企业等,运用现代科学技术和传统中医药研究方法,开展中医药科学研究,加强中西医结合研究,促进中医药理论和技术方法的继承和创新。

第三十九条　国家采取措施支持对中医药古籍文献、著名中医药专家的学术思想和诊疗经验以及民间中医药技术方法的整理、研究和利用。

国家鼓励组织和个人捐献有科学研究和临床应用价值的中医药文献、秘方、验方、诊疗方法和技术。

第四十条　国家建立和完善符合中医药特点的科学技术创新体系、评价体系和管理体制,推动中医药科学技术进步与创新。

第四十一条　国家采取措施,加强对中医药基础理论和辨证论治方法,常见病、多发病、慢性病和重大疑难疾病、重大传染病的中医药防治,以及其他对中医药理论和实践发展有重大促进作用的项目的科学研究。

第六章　中医药传承与文化传播

第四十二条　对具有重要学术价值的中医药理论和技术方法,省级以上人民政府中医药主管部门应当组织遴选本行政区域内的中医药学术传承项目和传承人,并为传承活动提供必要的条件。传承人应当开展传承活动,培养后继人才,收集整理并妥善保存相关的学术资料。属于非物质文化遗产代表性项目的,依照《中华人民共和国非物质文化遗产法》的有关规定开展传承活动。

第四十三条　国家建立中医药传统知识保护数据库、保护名录和保护制度。

中医药传统知识持有人对其持有的中医药传统知识享有传承使用的权利,对他人获取、利用其持有的中医药传统知识享有知情同意和利益分享等权利。

国家对经依法认定属于国家秘密的传统中药处方组成和生产工艺实行特殊保护。

第四十四条　国家发展中医养生保健服务,支持社会力量举办规范的中医养生保健机构。中医养生保健服务规范、标准由国务院中医药主管部门制定。

第四十五条　县级以上人民政府应当加强中医药文化宣传,普及中医药知识,鼓励组织和个人创作中医药文化和科普作品。

第四十六条　开展中医药文化宣传和知识普及活动,应当遵守国家有关规定。任何组织或者个人不得对中医药作虚假、夸大宣传,不得冒用中医药名义牟取不正当利益。

广播、电视、报刊、互联网等媒体开展中医药知识宣传,应当聘请中医药专业技术人员进行。

第七章　保障措施

第四十七条　县级以上人民政府应当为中医药事业发展提供政策支持和条件保障,将中医药事业发展经费纳入本级财政预算。

县级以上人民政府及其有关部门制定基本医疗保险支付政策、药物政策等医药卫生政策,应当有中医药主管部门参加,注重发挥中医药的优势,支持提供和利用中医药服务。

第四十八条　县级以上人民政府及其有关部门应当按照法定价格管理权限,合理确定中医医疗服务的收费项目和标准,体现中医医疗服务成本和专业技术价值。

第四十九条　县级以上地方人民政府有关部门应当按照国家规定,将符合条件的中医医疗机构纳入基本医疗保险定点医疗机构范围,将符合条件的中医诊疗项目、中药饮片、中成药和医疗机构中药制剂纳入基本医疗保险基金支付范围。

第五十条　国家加强中医药标准体系建设,根据中医药特点对需要统一的技术要求制定标准并及时修订。

中医药国家标准、行业标准由国务院有关部门依据职责制定或者修订,并在其网站上公布,供公众免费查阅。

国家推动建立中医药国际标准体系。

第五十一条　开展法律、行政法规规定的与中医药有关的评审、评估、鉴定活动,应当成立中医药评审、评估、鉴定的专门组织,或者有中医药专家参加。

第五十二条　国家采取措施,加大对少数民族医药传承创新、应用发展和人才培养的扶持力度,加强少数民族医疗机构和医师队伍建设,促进和规范少数民族医药事业发展。

第八章　法律责任

第五十三条　县级以上人民政府中医药主管部门及其他有关部门未履行本法规定的

职责的,由本级人民政府或者上级人民政府有关部门责令改正;情节严重的,对直接负责的主管人员和其他直接责任人员,依法给予处分。

第五十四条　违反本法规定,中医诊所超出备案范围开展医疗活动的,由所在地县级人民政府中医药主管部门责令改正,没收违法所得,并处一万元以上三万元以下罚款;情节严重的,责令停止执业活动。

中医诊所被责令停止执业活动的,其直接负责的主管人员自处罚决定作出之日起五年内不得在医疗机构内从事管理工作。医疗机构聘用上述不得从事管理工作的人员从事管理工作的,由原发证部门吊销执业许可证或者由原备案部门责令停止执业活动。

第五十五条　违反本法规定,经考核取得医师资格的中医医师超出注册的执业范围从事医疗活动的,由县级以上人民政府中医药主管部门责令暂停六个月以上一年以下执业活动,并处一万元以上三万元以下罚款;情节严重的,吊销执业证书。

第五十六条　违反本法规定,举办中医诊所、炮制中药饮片、委托配制中药制剂应当备案而未备案,或者备案时提供虚假材料的,由中医药主管部门和药品监督管理部门按照各自职责分工责令改正,没收违法所得,并处三万元以下罚款,向社会公告相关信息;拒不改正的,责令停止执业活动或者责令停止炮制中药饮片、委托配制中药制剂活动,其直接责任人员五年内不得从事中医药相关活动。

医疗机构应用传统工艺配制中药制剂未依照本法规定备案,或者未按照备案材料载明的要求配制中药制剂的,按生产假药给予处罚。

第五十七条　违反本法规定,发布的中医医疗广告内容与经审查批准的内容不相符的,由原审查部门撤销该广告的审查批准文件,一年内不受理该医疗机构的广告审查申请。

违反本法规定,发布中医医疗广告有前款规定以外违法行为的,依照《中华人民共和国广告法》的规定给予处罚。

第五十八条　违反本法规定,在中药材种植过程中使用剧毒、高毒农药的,依照有关法律、法规规定给予处罚;情节严重的,可以由公安机关对其直接负责的主管人员和其他直接责任人员处五日以上十五日以下拘留。

第五十九条　违反本法规定,造成人身、财产损害的,依法承担民事责任;构成犯罪的,依法追究刑事责任。

第九章　附则

第六十条　中医药的管理,本法未作规定的,适用《中华人民共和国执业医师法》《中华人民共和国药品管理法》等相关法律、行政法规的规定。

军队的中医药管理,由军队卫生主管部门依照本法和军队有关规定组织实施。

第六十一条 民族自治地方可以根据《中华人民共和国民族区域自治法》和本法的有关规定,结合实际,制定促进和规范本地方少数民族医药事业发展的办法。

第六十二条 盲人按照国家有关规定取得盲人医疗按摩人员资格的,可以以个人开业的方式或者在医疗机构内提供医疗按摩服务。

第六十三条 本法自 2017 年 7 月 1 日起施行。

(http://www.npc.gov.cn/zgrdw/npc/xinwen/2016-12/25/content_2004972.htm)

《中国的中医药》白皮书(2016-12-06)(节选)

三、中医药的传承与发展

中医药标准化工作取得积极进展。制定实施《中医药标准化中长期发展规划纲要(2011—2020 年)》,中医药标准体系初步形成,标准数量达 649 项,年平均增长率 29%。中医、针灸、中药、中西医结合、中药材种子种苗 5 个全国标准化技术委员会及广东、上海、甘肃等地方中医药标准化技术委员会相继成立。42 家中医药标准研究推广基地建设稳步推进,常见病中医诊疗指南和针灸治疗指南临床应用良好。民族医药标准化工作不断推进,常见病诊疗指南的研制有序开展,14 项维医诊疗指南和疗效评价标准率先发布,首个地方藏医药标准化技术委员会在西藏自治区成立,民族医药机构和人员的标准化工作能力不断提高。

四、中医药国际交流与合作

推动中医药全球发展。中医药已传播到 183 个国家和地区。据世界卫生组织统计,目前 103 个会员国认可使用针灸,其中 29 个设立了传统医学的法律法规,18 个将针灸纳入医疗保险体系。中药逐步进入国际医药体系,已在俄罗斯、古巴、越南、新加坡和阿联酋等国以药品形式注册。有 30 多个国家和地区开办了数百所中医药院校,培养本土化中医药人才。总部设在中国的世界针灸学会联合会有 53 个国家和地区的 194 个会员团体,世界中医药学会联合会有 67 个国家和地区的 251 个会员团体。中医药已成为中国与东盟、欧盟、非洲、中东欧等地区和组织卫生经贸合作的重要内容,成为中国与世界各国开展人文交流、促进东西方文明交流互鉴的重要内容,成为中国与各国共同维护世界和平、增进人类福祉、建设人类命运共同体的重要载体。

支持国际传统医药发展。中国政府致力于推动国际传统医药发展,与世界卫生组织保持密切合作,为全球传统医学发展做出贡献。中国总结和贡献发展中医药的实践经验,为世界卫生组织于 2008 年在中国北京成功举办首届传统医学大会并形成《北京宣言》发挥了重要作用。在中国政府的倡议下,第 62 届、67 届世界卫生大会两次通过《传统医学决议》,并敦促成员国实施《世卫组织传统医学战略(2014—2023 年)》。目前,中国政府与相关国家和国际组织签订中医药合作协议 86 个,中国政府已经支持在海外建立了 10 个中医药中心。

促进国际中医药规范管理。为促进中医药在全球范围内的规范发展,保障安全、有效、合理应用,中国推动在国际标准化组织(ISO)成立中医药技术委员会(ISO/TC 249),秘书处设在中国上海,目前已发布一批中医药国际标准。在中国推动下,世界卫生组织将以中医药为主体的传统医学纳入新版国际疾病分类(ICD-11)。积极推动传统药监督管理国际交流与合作,保障传统药安全有效。

(http://www.scio.gov.cn/ztk/dtzt/34102/35624/35627/Document/1534732/1534732.htm)

中医药"一带一路"发展规划(2016—2020 年)

为贯彻落实《推动共建丝绸之路经济带和 21 世纪海上丝绸之路的愿景与行动》,加强与"一带一路"沿线国家在中医药(含民族医药)领域的交流与合作,开创中医药全方位对外开放新格局,制定本规划。

一、基本形势

自古以来,中医药就是古丝绸之路沿线国家交流合作的重要内容,伴随早期的商贸活动在沿线国家落地生根,以不同形态成为沿线民众共享共建的卫生资源。近年来,随着健康观念和医学模式的转变,中医药在防治常见病、多发病、慢性病及重大疾病中的疗效和作用日益得到国际社会的认可和接受。目前,中医药已传播到 183 个国家和地区,中国已同外国政府、地区主管机构和国际组织签署了 86 个中医药合作协议。屠呦呦研究员因发现青蒿素获得 2015 年诺贝尔生理学或医学奖,表明中医药为人类健康做出卓越贡献。中医针灸列入联合国教科文组织"人类非物质文化遗产代表作名录",《本草纲目》和《黄帝内经》列入"世界记忆名录"。国际标准化组织(ISO)成立中医药技术委员会(ISO/TC 249),并陆续制定颁布 10 余项中医药国际标准。以中医药为代表的传统医学首次纳入世界卫生组织国际疾病分类代码(ICD‐11),中医药作为国际医学体系的重要组成部分,正为促进人类健康发挥积极作用。

与此同时,我们也清醒地认识到,中医药"一带一路"发展还面临着诸多困难和挑战。由于文化背景和理论体系的差异,沿线卫生管理模式大部分建立在现代医学体系上,中医药面临政策和技术等方面的壁垒。传统医药在大多数国家处于补充和替代地位,发展环境不容乐观。国内中医药事业发展质量和效益尚显薄弱,"走出去"的基础有待加强。同时,现有外向型合作机制还不能很好地适应形势发展需要,具有国际竞争力的外向型团队尚未形成,中医药参与"一带一路"建设的任务依然十分艰巨。

推动中医药"一带一路"建设,对服务国家战略具有重要意义。中医药凝聚着中华民族传统文化的精华,是中华文明与沿线国家人文交流的重要内容,有助于促进与沿线国家民心相通。中医药是中国特色医药卫生事业的重要组成部分,可以为沿线国家解决医疗可持续发展提供借鉴参考,满足沿线各国建设民生的普遍关切。随着中医药融入国际医学体系的步伐逐渐加快,中医药健康服务业发展存在巨大潜力,能够为促进经济结构转型、拉动经济增长贡献力量。积极参与"一带一路"建设,有利于促进中医药传承创新,促进中医药原创思维与现代科技融合发展,为维护人类健康做出新的贡献。

二、总体要求

(一) 指导思想

认真落实党的十八大和十八届二中、三中、四中、五中、六中全会精神,深入贯彻习近平总书记系列重要讲话精神,按照"一带一路"愿景与行动倡议总体部署,秉持亲诚惠容,坚持共商、共建、共享理念,遵循中医药发展规律,充分利用国内国际两种资源、两个市场、两类规则,立足沿线各国不同发展现状,丰富对外合作内涵,提高对外合作水平,统筹推进中医药医疗、保健、教育、科研、文化和产业的对外交流与合作,实现中医药与沿线各国传统医学和现代医学的融合发展,为"一带一路"倡议服务,为维护人类健康服务。

(二)基本原则

依托优势,服务大局。充分发挥中医药作为卫生资源、经济资源、科技资源、文化资源和生态资源等五大资源优势,服从和服务于国家全方位对外开放新格局的整体部署,推动中医药与沿线各国深度融合。

政府引领,市场运作。充分利用政府间现有多边、双边机制,搭建稳固合作平台。发挥各类机构在对外合作中的主体作用,充分遵循市场规律,加强供给侧和需求侧协同发展,扩大有效和中高端供给。

因地制宜,分类施策。立足沿线各国不同发展现状,针对当地民众医疗保健需求,有区别地选择合作领域、模式和项目,制定和实施符合实际的合作路线和措施。

上下联动,内外统筹。统筹国际和区域发展布局,有效引导地方依据自身特色与沿线国家开展交流合作,形成错位发展、分工协作、步调一致、共同推进的工作局面。

(三)发展目标

到 2020 年,中医药"一带一路"全方位合作新格局基本形成,国内政策支撑体系和国际协调机制逐步完善,以周边国家和重点国家为基础,与沿线国家合作建设 30 个中医药海外中心,颁布 20 项中医药国际标准,注册 100 种中药产品,建设 50 家中医药对外交流合作示范基地。中医药医疗与养生保健的价值被沿线民众广泛认可,更多沿线国家承认中医药的法律地位,中医药与沿线合作实现更大范围、更高水平、更深层次的大开放、大交流、大融合。

三、主要任务

(一)政策沟通,完善政府间交流合作机制

充分利用现有政府间合作机制,加强传统医学政策法规、人员资质、产品注册、市场准入、质量监管等方面的交流沟通和经验分享,为有条件的中医药机构"走出去"搭建平台,为中医药对外合作提供政策支持。深化与世界卫生组织、国际标准化组织、上海合作组织、中东欧、欧盟、东盟等多边合作机制,积极参与国际组织发展战略、运行规则、政策动态和标准规范的研究与制定,营造有利于中医药海外发展的国际环境。

专栏1　政府间合作机制建设
双边合作机制项目
落实中医药双边合作协议,构建政府间磋商和协调机制,加强政策沟通,协调解决重大问题,为中医药沿"一带一路"走出去营造良好政策环境。
国际组织平台项目
充分发挥世界卫生组织、国际标准化组织等多边组织作用,利用国际植物药法规与监管合作组织(IRCH)、中国—中东欧、中国—东盟、西太区草药协调论坛等多边机制,积极参与国际传统医学发展战略和标准规范研究与制定工作。

(二)资源互通,与沿线国家共享中医药服务

回应国际需求,做好区域布局,支持各类优秀中医药机构与沿线国家合作建设中医药中心,结合不同国家的常见病、多发病、慢性病以及重大疑难疾病,面向沿线民众提供中医医疗和养生保健服务,推动中医药理论、服务、文化融入沿线国家卫生体系。以医带药,针对不同国家的药品规管制度,推动成熟的中药产品以药品、保健品、功能食品等多种方式在沿线国家进行注册,形成知名品牌,扩大中药产品在国际市场所占份额。

专栏2　中医药国际医疗服务体系建设
中医药海外中心项目
支持与沿线国家政府开展合作,本着政府支持、民间运作、服务当地、互利共赢的原则,沿中蒙俄、中国—中亚—西亚、中国—中南半岛、新亚欧大陆桥、中巴、孟中印缅等国际经济合作走廊,在中亚、西亚、南亚、东南亚、中东欧、欧洲、大洋洲、非洲等区域建设30个中医药海外中心。
中医药国际医疗基地项目
依托各类中医药机构,在国内建设一批中医药国际医疗合作基地,提升外向型合作水平,吸引沿线民众来华接受中医药医疗保健服务。支持有实力的中医医疗机构获得国际知名保险机构的认证,提高国内中医医疗机构的服务品质,推动纳入国际医疗保险体系。
中药产品海外注册项目
搭建中药海外注册的公共服务平台,支持100种成熟的中药产品以药品、保健品、功能食品等多种方式在沿线国家进行注册,进入沿线国家医疗卫生体系,不断完善销售渠道,形成知名品牌,扩大国际市场份额。

（三）民心相通，加强与沿线国家人文交流

开展中医药公共外交，以中医药为载体传播中华传统文化，用国际化语言讲述中国故事，促进中医药文化在沿线国家传播与推广，将中医药打造成中国在国际舞台的一张亮丽名片。优化中医药对外教育结构、提高教育质量，鼓励中医药高等院校、社会团体等机构与沿线著名大学合作，将中医药学科建设纳入沿线高等教育体系。面向沿线国家开展中医药学历教育、短期培训和进修，提高沿线中医药从业人员的素质和水平。

专栏3　中医药国际教育及文化传播体系建设
与沿线国家合作办学项目 　　与沿线知名大学合作办学，将中医药纳入沿线国家高等教育体系，扩大中医药在沿线国家的学历教育和继续教育规模，提升教学质量。在条件成熟的沿线国家开设更多的中医孔子学院。
中医药国际教育基地项目 　　遴选一批具备条件的中医药高等院校，面向沿线国家开展中医药学历教育、短期培训以及临床实习。加强海外中医医师规范化培训，提高服务能力和诊疗水平。支持中医药院校开展非学历远程教育。
中医药国际文化传播项目 　　积极利用驻外使领馆、中医药海外中心、孔子学院和海外中国文化中心等多种平台，举办大型中医药文化展览、义诊、健康讲座和科普宣传活动，制作中医药国际宣传材料，促进沿线民众对中医药理论和医疗保健服务作用的了解与认同。

（四）科技联通，推动中医药传承创新

支持中医医疗机构、科研院所、高等院校和中药企业与沿线一流机构开展科技合作，建立协同创新机制和合作平台，运用现代科学技术和中医药传统研究方法，开展多领域、跨学科联合攻关，加强中医药领域国际科技合作，并转化为产品、技术和服务。遵照国际标准制定规则，充分借助世界卫生组织和国际标准化组织等平台，研究制定符合中医药特点的疾病诊断、治疗方法、疗效评价、质量控制等国际标准和规范，在沿线国家推广应用。优化中医药知识产权公共服务，加强中药资源和中医药知识产权保护。

专栏 4　中医药国际科技体系建设
高层次中医药国际科技合作项目 　　支持中医药科研机构和高等院校与沿线国家共建联合实验室或研究中心,利用国际先进的现代科学技术和方法,进行科研大协作,开展中医药基础理论、临床和中药产品等重点领域研究。针对沿线国家常见病、多发病、重大疾病,开展中医药循证医学研究,为中医药进入沿线国家主流医药市场发挥支撑引领作用。
中医药国际标准化项目 　　以世界卫生组织国际疾病分类代码传统医学章节(ICTM)项目和国际标准化组织中医药技术委员会(ISO/TC 249)平台为重点,围绕中医、中药材、中药产品、中医药医疗器械设备、中医药名词术语与信息学等领域颁布 20 项国际标准,并开展采标、认证、推广等合作。

(五)贸易畅通,发展中医药健康服务业

充分利用"互联网+"等新兴业态,加强供给侧改革,建立以沿线市场需求为导向的中医药贸易促进体系和国际营销体系。拓展中医药服务贸易市场,发挥中医药医疗保健、教育培训等传统服务贸易领域的规模优势,支持在海内外设立中医药服务贸易机构,巩固传统市场,挖掘服务出口潜力,提高新兴国家市场占比。支持有实力的中药企业通过新设、并购、租赁、联合投资等方式在沿线国家建立子公司或分公司,构建跨国营销网络,建设中医药物流配送中心和经济联盟。利用多边、双边自由贸易区谈判,推动中医药产品和服务贸易发展。

专栏 5　中医药国际贸易体系建设
中医药服务贸易项目 　　建立以跨境支付、境外消费、商业存在和自然人移动四种模式协调发展的中医药服务贸易体系,扶持一批市场优势明显、具有发展前景的中医药服务贸易示范项目,建设一批特色突出、能够发挥引领辐射作用的中医药服务贸易骨干机构,创建若干个综合实力强、国际影响力突出的中医药服务贸易重点区域。
中医药健康旅游项目 　　整合中医药医疗机构、养生保健机构、生产企业等资源,建设以中医药文化传播和体验为主题,融中医医疗、养生、康复、养老、文化传播、商务会展、中药材科考与旅游于一体的 10 个中医药健康旅游示范区、100个示范基地和 1 000 个示范项目。
中医药参与中外自贸区谈判项目 　　积极参与中外自贸区谈判,推动将中医药纳入中外自贸协定内容,扩大沿线国家对中医药的市场开放,降低对中医药服务和产品的准入壁垒。

四、保障措施

（一）完善政策机制

建立多部门协调机制，推动将"一带一路"中医药建设纳入国家外交、卫生、科技、文化、贸易等发展战略中，制定扶持政策，实施优惠措施，为中医药与"一带一路"沿线国家合作提供强有力的政策保障。推动将中医药合作纳入与沿线国家多、双边合作机制，加强与沿线国家在传统医药、中医药相关法律法规、政策措施等领域信息交流，加大政府间磋商力度，推动沿线国家放宽对中医药服务及产品的准入限制。

（二）加大金融财税支持

充分发挥丝路基金作用，对中医药"一带一路"建设项目给予支持。鼓励国家政策性银行在业务范围内为符合条件的中医药服务出口项目提供信贷支持。鼓励社会资本积极参与中医药"一带一路"建设，以多种形式成立中医药"一带一路"基金。支持保险公司对中医药"一带一路"建设项目和服务出口项目提供保险服务，鼓励保险资金参与中医药"一带一路"建设项目。建设以各类中医药机构为主体、以项目为基础、各类基金为引导、社会各界广泛参与的多元化投融资模式。符合条件的经认定为高新技术企业的中医药骨干企业可按税收法律法规规定，减按15%的税率征收企业所得税。对企业从事中药材的种植、牧畜、家禽的饲养以及濒危野生动植物养殖（种植）等项目所得，可按税收法律法规规定减免企业所得税。

（三）强化人才队伍建设

通过多种途径和渠道，培养一批中医药基本功扎实、熟练使用外国语言、熟悉国际规则的复合型人才。加强海外高层次人才的引进，聘请有国际交流与合作经验及影响力的专家、知名人士作为中医药对外交流与合作顾问，推动建设中医药对外交流合作专家智库。有针对性地选派优秀人才到国际组织任职锻炼，建设国际人才梯队，逐步打造一支高素质的国际人才队伍。

（四）加强组织实施

发挥推进"一带一路"建设工作领导小组和国家中医药工作部际联席会议制度作用，制定任务分工方案，协调解决重大问题，加强对政策落实的指导、督促和检查。地方各级政府要将中医药"一带一路"工作纳入经济社会发展规划,加强组织领导,健全统筹协调机制和工作机制,制定具体实施方案,鼓励相关机构开展中医药"一带一路"合作,实现各地方分工协作、错位协调发展态势。

(http://www.satcm.gov.cn/bangongshi/gongzuodongtai/2018－03－24/1330.html)

中华人民共和国标准化法(2017 年修订)

第一章　总则

第一条　为了加强标准化工作,提升产品和服务质量,促进科学技术进步,保障人身健康和生命财产安全,维护国家安全、生态环境安全,提高经济社会发展水平,制定本法。

第二条　本法所称标准(含标准样品),是指农业、工业、服务业以及社会事业等领域需要统一的技术要求。

标准包括国家标准、行业标准、地方标准和团体标准、企业标准。国家标准分为强制性标准、推荐性标准,行业标准、地方标准是推荐性标准。

强制性标准必须执行。国家鼓励采用推荐性标准。

第三条　标准化工作的任务是制定标准、组织实施标准以及对标准的制定、实施进行监督。

县级以上人民政府应当将标准化工作纳入本级国民经济和社会发展规划,将标准化工作经费纳入本级预算。

第四条　制定标准应当在科学技术研究成果和社会实践经验的基础上,深入调查论证,广泛征求意见,保证标准的科学性、规范性、时效性,提高标准质量。

第五条　国务院标准化行政主管部门统一管理全国标准化工作。国务院有关行政主管部门分工管理本部门、本行业的标准化工作。

县级以上地方人民政府标准化行政主管部门统一管理本行政区域内的标准化工作。县级以上地方人民政府有关行政主管部门分工管理本行政区域内本部门、本行业的标准化工作。

第六条　国务院建立标准化协调机制,统筹推进标准化重大改革,研究标准化重大政策,对跨部门跨领域、存在重大争议标准的制定和实施进行协调。

设区的市级以上地方人民政府可以根据工作需要建立标准化协调机制,统筹协调本行政区域内标准化工作重大事项。

第七条　国家鼓励企业、社会团体和教育、科研机构等开展或者参与标准化工作。

第八条　国家积极推动参与国际标准化活动,开展标准化对外合作与交流,参与制定国际标准,结合国情采用国际标准,推进中国标准与国外标准之间的转化运用。

国家鼓励企业、社会团体和教育、科研机构等参与国际标准化活动。

第九条　对在标准化工作中做出显著成绩的单位和个人,按照国家有关规定给予表彰和奖励。

第二章　标准的制定

第十条　对保障人身健康和生命财产安全、国家安全、生态环境安全以及满足经济社会管理基本需要的技术要求,应当制定强制性国家标准。

国务院有关行政主管部门依据职责负责强制性国家标准的项目提出、组织起草、征求意见和技术审查。国务院标准化行政主管部门负责强制性国家标准的立项、编号和对外通报。国务院标准化行政主管部门应当对拟制定的强制性国家标准是否符合前款规定进行立项审查,对符合前款规定的予以立项。

省、自治区、直辖市人民政府标准化行政主管部门可以向国务院标准化行政主管部门提出强制性国家标准的立项建议,由国务院标准化行政主管部门会同国务院有关行政主管部门决定。社会团体、企业事业组织以及公民可以向国务院标准化行政主管部门提出强制性国家标准的立项建议,国务院标准化行政主管部门认为需要立项的,会同国务院有关行政主管部门决定。

强制性国家标准由国务院批准发布或者授权批准发布。

法律、行政法规和国务院决定对强制性标准的制定另有规定的,从其规定。

第十一条　对满足基础通用、与强制性国家标准配套、对各有关行业起引领作用等需要的技术要求,可以制定推荐性国家标准。

推荐性国家标准由国务院标准化行政主管部门制定。

第十二条　对没有推荐性国家标准、需要在全国某个行业范围内统一的技术要求,可以制定行业标准。

行业标准由国务院有关行政主管部门制定,报国务院标准化行政主管部门备案。

第十三条　为满足地方自然条件、风俗习惯等特殊技术要求,可以制定地方标准。

地方标准由省、自治区、直辖市人民政府标准化行政主管部门制定;设区的市级人民政府标准化行政主管部门根据本行政区域的特殊需要,经所在地省、自治区、直辖市人民政府标准化行政主管部门批准,可以制定本行政区域的地方标准。地方标准由省、自治区、直辖市人民政府标准化行政主管部门报国务院标准化行政主管部门备案,由国务院标准化行政主管部门通报国务院有关行政主管部门。

第十四条　对保障人身健康和生命财产安全、国家安全、生态环境安全以及经济社会发展所急需的标准项目,制定标准的行政主管部门应当优先立项并及时完成。

第十五条　制定强制性标准、推荐性标准,应当在立项时对有关行政主管部门、企业、社会团体、消费者和教育、科研机构等方面的实际需求进行调查,对制定标准的必要性、可行性进行论证评估;在制定过程中,应当按照便捷有效的原则采取多种方式征求意见,组织对标准相关事项进行调查分析、实验、论证,并做到有关标准之间的协调配套。

第十六条　制定推荐性标准,应当组织由相关方组成的标准化技术委员会,承担标准的起草、技术审查工作。制定强制性标准,可以委托相关标准化技术委员会承担标准的起草、技术审查工作。未组成标准化技术委员会的,应当成立专家组承担相关标准的起草、技术审查工作。标准化技术委员会和专家组的组成应当具有广泛代表性。

第十七条　强制性标准文本应当免费向社会公开。国家推动免费向社会公开推荐性标准文本。

第十八条　国家鼓励学会、协会、商会、联合会、产业技术联盟等社会团体协调相关市场主体共同制定满足市场和创新需要的团体标准,由本团体成员约定采用或者按照本团体的规定供社会自愿采用。

制定团体标准,应当遵循开放、透明、公平的原则,保证各参与主体获取相关信息,反映各参与主体的共同需求,并应当组织对标准相关事项进行调查分析、实验、论证。

国务院标准化行政主管部门会同国务院有关行政主管部门对团体标准的制定进行规范、引导和监督。

第十九条　企业可以根据需要自行制定企业标准,或者与其他企业联合制定企业标准。

第二十条　国家支持在重要行业、战略性新兴产业、关键共性技术等领域利用自主创新技术制定团体标准、企业标准。

第二十一条　推荐性国家标准、行业标准、地方标准、团体标准、企业标准的技术要求不得低于强制性国家标准的相关技术要求。

国家鼓励社会团体、企业制定高于推荐性标准相关技术要求的团体标准、企业标准。

第二十二条　制定标准应当有利于科学合理利用资源,推广科学技术成果,增强产品的安全性、通用性、可替换性,提高经济效益、社会效益、生态效益,做到技术上先进、经济上合理。

禁止利用标准实施妨碍商品、服务自由流通等排除、限制市场竞争的行为。

第二十三条　国家推进标准化军民融合和资源共享,提升军民标准通用化水平,积极推动在国防和军队建设中采用先进适用的民用标准,并将先进适用的军用标准转化为民用标准。

第二十四条　标准应当按照编号规则进行编号。标准的编号规则由国务院标准化行政主管部门制定并公布。

第三章　标准的实施

第二十五条　不符合强制性标准的产品、服务,不得生产、销售、进口或者提供。

第二十六条　出口产品、服务的技术要求,按照合同的约定执行。

第二十七条　国家实行团体标准、企业标准自我声明公开和监督制度。企业应当公开其执行的强制性标准、推荐性标准、团体标准或者企业标准的编号和名称;企业执行自行制定的企业标准的,还应当公开产品、服务的功能指标和产品的性能指标。国家鼓励团体标准、企业标准通过标准信息公共服务平台向社会公开。

企业应当按照标准组织生产经营活动,其生产的产品、提供的服务应当符合企业公开标准的技术要求。

第二十八条　企业研制新产品、改进产品,进行技术改造,应当符合本法规定的标准化要求。

第二十九条　国家建立强制性标准实施情况统计分析报告制度。

国务院标准化行政主管部门和国务院有关行政主管部门、设区的市级以上地方人民政府标准化行政主管部门应当建立标准实施信息反馈和评估机制,根据反馈和评估情况对其制定的标准进行复审。标准的复审周期一般不超过五年。经过复审,对不适应经济社会发展需要和技术进步的应当及时修订或者废止。

第三十条　国务院标准化行政主管部门根据标准实施信息反馈、评估、复审情况,对有关标准之间重复交叉或者不衔接配套的,应当会同国务院有关行政主管部门作出处理或者通过国务院标准化协调机制处理。

第三十一条　县级以上人民政府应当支持开展标准化试点示范和宣传工作,传播标准化理念,推广标准化经验,推动全社会运用标准化方式组织生产、经营、管理和服务,发挥标准对促进转型升级、引领创新驱动的支撑作用。

第四章 监督管理

第三十二条 县级以上人民政府标准化行政主管部门、有关行政主管部门依据法定职责,对标准的制定进行指导和监督,对标准的实施进行监督检查。

第三十三条 国务院有关行政主管部门在标准制定、实施过程中出现争议的,由国务院标准化行政主管部门组织协商;协商不成的,由国务院标准化协调机制解决。

第三十四条 国务院有关行政主管部门、设区的市级以上地方人民政府标准化行政主管部门未依照本法规定对标准进行编号、复审或者备案的,国务院标准化行政主管部门应当要求其说明情况,并限期改正。

第三十五条 任何单位或者个人有权向标准化行政主管部门、有关行政主管部门举报、投诉违反本法规定的行为。

标准化行政主管部门、有关行政主管部门应当向社会公开受理举报、投诉的电话、信箱或者电子邮件地址,并安排人员受理举报、投诉。对实名举报人或者投诉人,受理举报、投诉的行政主管部门应当告知处理结果,为举报人保密,并按照国家有关规定对举报人给予奖励。

第五章 法律责任

第三十六条 生产、销售、进口产品或者提供服务不符合强制性标准,或者企业生产的产品、提供的服务不符合其公开标准的技术要求的,依法承担民事责任。

第三十七条 生产、销售、进口产品或者提供服务不符合强制性标准的,依照《中华人民共和国产品质量法》《中华人民共和国进出口商品检验法》《中华人民共和国消费者权益保护法》等法律、行政法规的规定查处,记入信用记录,并依照有关法律、行政法规的规定予以公示;构成犯罪的,依法追究刑事责任。

第三十八条 企业未依照本法规定公开其执行的标准的,由标准化行政主管部门责令限期改正;逾期不改正的,在标准信息公共服务平台上公示。

第三十九条 国务院有关行政主管部门、设区的市级以上地方人民政府标准化行政主管部门制定的标准不符合本法第二十一条第一款、第二十二条第一款规定的,应当及时改正;拒不改正的,由国务院标准化行政主管部门公告废止相关标准;对负有责任的领导人员和直接责任人员依法给予处分。

社会团体、企业制定的标准不符合本法第二十一条第一款、第二十二条第一款规定的,由标准化行政主管部门责令限期改正;逾期不改正的,由省级以上人民政府标准化行政主管部门废止相关标准,并在标准信息公共服务平台上公示。

违反本法第二十二条第二款规定,利用标准实施排除、限制市场竞争行为的,依照《中华人民共和国反垄断法》等法律、行政法规的规定处理。

第四十条 国务院有关行政主管部门、设区的市级以上地方人民政府标准化行政主管部门未依照本法规定对标准进行编号或者备案,又未依照本法第三十四条的规定改正的,由国务院标准化行政主管部门撤销相关标准编号或者公告废止未备案标准;对负有责任的领导人员和直接责任人员依法给予处分。

国务院有关行政主管部门、设区的市级以上地方人民政府标准化行政主管部门未依照本法规定对其制定的标准进行复审,又未依照本法第三十四条的规定改正的,对负有责任的领导人员和直接责任人员依法给予处分。

第四十一条 国务院标准化行政主管部门未依照本法第十条第二款规定对制定强制性国家标准的项目予以立项,制定的标准不符合本法第二十一条第一款、第二十二条第一款规定,或者未依照本法规定对标准进行编号、复审或者予以备案的,应当及时改正;对负有责任的领导人员和直接责任人员可以依法给予处分。

第四十二条 社会团体、企业未依照本法规定对团体标准或者企业标准进行编号的,由标准化行政主管部门责令限期改正;逾期不改正的,由省级以上人民政府标准化行政主管部门撤销相关标准编号,并在标准信息公共服务平台上公示。

第四十三条 标准化工作的监督、管理人员滥用职权、玩忽职守、徇私舞弊的,依法给予处分;构成犯罪的,依法追究刑事责任。

第六章 附则

第四十四条 军用标准的制定、实施和监督办法,由国务院、中央军事委员会另行制定。

第四十五条 本法自 2018 年 1 月 1 日起施行。

(http://www.npc.gov.cn/zgrdw/npc/xinwen/2017-11/04/content_2031446.htm)

中共中央　国务院关于促进中医药传承创新发展的意见(2019－10－26)(节选)

五、促进中医药传承与开放创新发展

(十六)推动中医药开放发展。将中医药纳入构建人类命运共同体和"一带一路"国际合作重要内容,实施中医药国际合作专项。推动中医中药国际标准制定,积极参与国际传统医学相关规则制定。推动中医药文化海外传播。大力发展中医药服务贸易。鼓励社会力量建设一批高质量中医药海外中心、国际合作基地和服务出口基地。研究推动现有中药交易平台稳步开展国际交易。打造粤港澳大湾区中医药高地。加强与台湾地区中医药交流合作,促进两岸中医药融合发展。

(http://www.gov.cn/zhengce/2019－10/26/content_5445336.htm)

上海市中医药事业发展"十三五"规划(节选)

(二)主要任务

5. 推动中医药国际化,促进中医药海外发展

(1)加强与国际组织间的交流与合作。继续支持 ISO/TC 249 秘书处和传统医学疾病分类标准研究与评价中心建设,围绕中医药标准化、WHO 传统医学发展战略目标,开展中医药标准的研究,以及中医临床评价和安全性评价的指标体系、评价方法的研究,把握中医药国际标准制定的主导权。在此基础上,逐步形成上海在传统医学国际疾病分类标准和国内行业中医药疾病分类标准研究、推广、监测和评估的核心地位。与世界卫生组织合作,在国内开展相关的评价,为世界卫生组织在各成员国开展关于传统医学服务和安全性评价提供方法学依据。

(2)推进中医药国际交流与合作。积极参与国家"一带一路"建设,鼓励发展多种形式的中医对外教育、医疗、文化传播和研究的合作,推进海外中医中心的建设。支持和加强"中国—捷克中医中心"建设,提高中医药落实国家"一带一路"战略任务中的贡献度。

（3）推进中医药服务贸易发展。进一步完善具有国际服务能力的中医医疗体系,鼓励社会资本提供多样化服务模式,开展国际服务示范点建设,为境外消费者提供优质中医医疗保健服务,吸引境外来华消费。推进多层次的中医药国际教育合作,吸引更多海外留学生来华。整合中医药科研优势资源,为境外机构提供科研外包服务。发挥中医药优势,支持中医药走出去开展跨境服务,依托"海上中医"平台,培育一批有跨国竞争力的市场主体和具有较高附加值的中医药服务贸易项目和服务品牌。制定和推广一批中医药服务贸易相关标准,建立一支中医药服务贸易人才队伍,建立中医药服务贸易信息收集和统计网络,建成本市中医药服务贸易统计体系。

7. 推进中医药法制化等建设,提高中医药治理能力

（1）完善中医药政策法规和标准。配合《中华人民共和国中医药法》的实施,开展《上海市发展中医条例》修订工作。依托 ISO/TC 249 秘书处独特优势,进一步开展中医药标准的研究、制订和推广应用,为中医药国际标准的研究创造条件。推进曙光医院国家级中医诊疗服务标准化示范试点建设。

（http://www.shanghai.gov.cn/nw2/nw2314/nw39309/nw39385/nw40603/u26aw52164.html）

附录 2

首个 ISO/TC 249 国际标准《一次性使用无菌针灸针》制作程序

自 2011 年 7 月 22 日立项以来,《一次性使用无菌针灸针》ISO 国际标准于 2014 年 2 月 3 日正式出版,历时 31 个月,比标准预计出版时间提前了 5 个多月。

一、立项情况介绍

2011 年初,由中国项目提案人,曹炀承担项目负责人向 ISO/TC 249 率先提交了《针灸针》的标准提案,经秘书处谨慎审阅后,于 2011 年 2 月 23 日正式上传 ISO 网站,决定进行为期 3 个月的新项目立项投票程序,这是该项目进入国际标准化专家视野的第一步,也是至关重要的一步。

TC 249 建立初期,在委员会正式名称尚未解决及委员会组织结构未明朗的情况下,部分专家对正式开展技术工作项目提案的做法很不理解,甚至上报中央秘书处,希望先解决名称的问题,并立即终止对针灸针及人参种子种苗两个项目的投票。秘书处一方面迅速与中央秘书处技术管理官员进行沟通,一方面与各国专家进行深入交流,在技术官员的指导下,投票程序维持不改,仅延长投票时间,至 7 月 8 日结束,最终化解了这次危机。

7 月 8 日,针灸针项目顺利立项,共有 18 个成员国进行了投票,其中 15 个国家赞成(澳大利亚、加拿大、中国、德国、加纳、日本、韩国、荷兰、挪威、南非、西班牙、泰国、突尼斯、美国、越南),3 个国家弃权/不感兴趣(法国、印度、以色列),13 个国家积极指派专家参与项目(澳大利亚、加拿大、中国、德国、加纳、日本、韩国、荷兰、挪威、南非、泰国、突尼斯、美国),显示出极高的全球关注度与支持率。7 月 22 日,秘书处作出决定,进行《针灸针》在 ISO 的正式立项程序,该项目的代码确定为 ISO/NP 17218。

二、工作草案拟定

2011 年 5 月的荷兰年会上,TC 249 明确成立 5 个工作组,各自分管中医药不同领域的标准化工作,针灸针项目归属于 WG 3 管理。根据这次年会上作出的决议,项目组成员进行了文本修改,其中最重大的修改为删除了未灭菌的针灸针部分,项目名称也确立为《一次性使用无菌针灸针》,日本与挪威专家于一周内给出了积极反馈。

根据立项时提出的问题,项目组积极跟踪,对包括美国、泰国、韩国等专家提出的共 98 条意见进行反复论证与修改,最终形成 ISO/WD 17218 Sterile acupuncture needles for single use(《一次性使用无菌针灸针》)第一工作草案。

此后,针灸针项目在 WG 3 第一次会议后又修改文本,同时进行了 4 轮征求意见,四易其稿,并于 2012 年 5 月在 WG 3 第二次会议再次讨论:

2011 年 12 月 5 日	WD - V1	日期:2011 年 10 月 20 日
2011 年 12 月 21 日	WD - V2	日期:2011 年 12 月 21 日
2012 年 1 月 12 日	WD - V3	日期:2012 年 1 月 9 日
2012 年 2 月 24 日	WD - V4	日期:2012 年 2 月 24 日

其间项目组还对多个技术内容和指标进行了反复的实验论证,日本专家始终对某项指标的要求持保留意见,使得项目处于暂时休整状态,解决方案最终确立为项目负责人提供样品,由中、日、韩三方各自进行回国实验,数据统一由组内专家论证。

2012 年 5 月 TC 249 第三次年会在韩国大田举行,WG 3 同时召开了第二次工作组会议,根据会议决议,项目组再次进行调整与修改,专家内部意见趋于高度统一,针灸针最终工作草案形成。秘书处邀请编辑委员会两位成员对该项目进行文字完善,于 2012 年 7 月 17 日完成,这标志了《一次性使用无菌针灸针》第一委员会草案的诞生。2012 年 7 月 24 日秘书处对该项目进行了网上注册,启动了该项目的 CD 投票程序。

三、委员会草案审查

2012 年 10 月 27 日,CD 投票顺利通过,共有 18 个成员国参与投票,15 个国家支持,3 个国家弃权,依然保持极高的支持率。投票中秘书处收到 48 条修改意见,项目组随之展开工作,进行了三轮的反复修改咨询过程,时间分别为:2012 年 11 月 9 日,2012 年 12 月 12 日及 2012 年 12 月 31 日。

秘书处对最终委员会草案进行了多处文字调整,参照 ISO 标准的 STD 模板对整个文本和图片进行了技术处理,促使该草案顺利通过中央秘书处的审查。

四、咨询阶段

2013 年 1 月 16 日,该项目注册为 ISO/DIS 17218,正式进入咨询阶段。根据 ISO 导则的指导,该国际标准草案需进行为期二个月的翻译等待期。在等待期间,秘书处与中央秘书处编辑委员会对该标准草案中出现的图表进行了多次商讨和确定,共 6 次对文本进行调整。

2013 年 3 月 18 日,秘书处启动了 ISO 全体成员国参与的 DIS 投票,这是针灸针项目走出 TC 249,在 ISO 所有成员中进行投票,投票于 6 月 20 日结束,共有 16 个国家参与并投赞成票,0 票反对,通过率为 100%。根据这次投票共 23 条修改意见,项目组与秘书处反复研究,于 2013 年 9 月 24 日正式注册最终国际标准草案阶段。

五、国际标准草案形成

秘书处一边与主席及时沟通、汇报针灸针项目的进展,一边根据中央秘书处的建议与项目负责人联系,进行了为期 1 个月的文本调整与修改。2013 年 10 月 24 日,启动了为期 2 个月的批准阶段投票程序。这也是该项目最后一个阶段的投票,是顺利出版国际标准的最后一个制胜点。

在西方欢度圣诞节的前一日,美国专家给秘书处发来邮件,因操作人员的失误,他们的国际标准委员会并未把意见表附在前一次投票平台上,导致美国的意见并未反映在最终国际标准草案中。而这一日也是 FDIS 投票结束的前一日,如果错过了这次投票意见反馈,美国或许还要等 5 年后标准复审时才能提出。秘书处根据工作程序,对此予以充分谅解,并与项目负责团队联系,在 24 小时内合理采纳部分文字编辑意见,对 43 条意见进行仔细梳理,最终形成意见稿提交中央秘书处。

2013 年 12 月 26 日,FDIS 投票表决再度获得 100% 通过,也标志着 ISO/FDIS 17218《一次性使用无菌针灸针》国际标准项目进入出版阶段。

六、国际标准正式出版

2014 年 2 月 3 日,ISO 17218：2014《一次性使用无菌针灸针》正式出版发布。标准主要对一次性使用无菌针灸针的材质、直径及长度、硬度与弹性、针尖穿刺力、产品包装、标签及储存运输等方面提出了标准化要求,是国际市场需求的体现,为针灸领域的国际标准化工作迈出重要一步。该标准将有助于提高针灸针的质量控制与安全性,促进针灸疗法在全球范围内更加科学、安全、有效地使用,并促进中医药国际贸易和中医药国际化。该国际标准的问世,凝结了各国专家智慧,是各成员国广泛共识、协调统一、辛勤努力的成果,具有十分重大的意义。

注:从 2011 年 7 月正式立项到 2013 年 10 月 FDIS 投票稿结束(WD－CD－DIS－FDIS)共收到 259 条意见和建议,先后形成 15 稿。不含前期的预项目准备和最终出版阶段的修改。

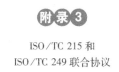
附录 3
ISO/TC 215 和 ISO/TC 249 联合协议

关于 ISO/TC 215 和 ISO/TC 249 在传统中医药信息领域内建立联合工作组的合作协议草案(草案)

1 Background

背景

The scope of ISO TC 215 is standardization in the field of information for health, and Health Information and Communications Technology (ICT) to promote interoperability between independent systems, to enable compatibility and consistency for health information and data, as well as to reduce duplication of effort and redundancies. ISO/TC 249 was established in 2009 with its initial scope being the standardization of Traditional Chinese Medicine. TC 249 decided to focus on quality and safety of natural materials and medical devices used in TCM, as well as informatics of TCM, e.g. nomenclature, classification as the foundation of work.

ISO TC 215 的工作范围是健康信息领域中的标准化及健康信息和通信技术(ICT)领域的标准化,旨在实现该领域中的不同的独立系统间的兼容性和互操作性,保障健康信息和数据的兼容性与一致性,并减少重复性工作。

ISO/TC 249 成立于 2009 年,致力于传统中医药的标准化工作。TC 249 注重天然药物和中医药医疗器械的质量与安全以及中医药信息学,例如:术语、分类等基础工作。

Taking account of our common interests and the objective of harmonization and the realization of the overlap in the area of informatics, setting up a joint working group (JWG, hereafter) is considered as an appropriate process to develop new standards in areas of mutual interest to avoid redundancies and to fully use the expertise of TC 215 in health information structure and of TC 249 in domain content.

基于双方对信息领域工作的共同兴趣,避免工作重复交叉,十分有必要建立联合工作组(后面简称 JWG)避免重复性工作并能充分利用 TC 215 在健康信息框架方面的专家资源和 TC 249 和中医药主要内容方面的专家资源来制定共同感兴趣的新标准。

In order to achieve this goal, TC 215 and TC 249 agree to establish a JWG to undertake specific projects in which both TC 215 and TC 249 have mutual interest.

为实现这一目标,TC 215 和 TC 249 同意建立一个联合工作组,承担在 TC 215 和 TC 249 之间有着共同利益的项目。

2 Scope

The approved scope of TC 215 is: Standardization in the field of information for health, and Health Information and Communications Technology (ICT) to promote interoperability between independent systems, to enable compatibility and consistency for health information and data, as well as to reduce duplication of effort and redundancies.

工作范围

TC 215 的工作范畴是:健康信息领域的标准化及健康信息和通信技术(ICT)领域的标准化,旨在实现该领域中的不同的独立系统间的兼容性和互操作性,保障健康信息和数据的兼容性与一致性,并减少重复性工作。

The domain of ICT for health includes but is not limited to:

包括通信技术(ICT)领域,但不限于:

- Healthcare delivery;

- 医疗卫生

- Disease prevention and wellness promotion;

- 疾病预防和健康推广

- Public health and surveillance;

- 公共卫生和监视

- Clinical research related to health service.

- 临床研究相关的医疗服务

[TC 215 Scope is approved by ISO and available at

经 ISO 批准允许 TC 215 的工作范围网址: http://www.iso.org/iso/iso_technical_committee?commid=54960]

The current scope of TC 249 primarily focuses on standardization in the fields of quality and safety of raw materials and manufactured products, medical devices as well as informatics, of which are relevant to Traditional Chinese Medicine.

TC 249 当前的主要工作范围是与传统中医药相关的原料、产品、医疗器械的质量和安全领域的标准化以及信息标准化。

A project to be undertaken by the JWG shall have at least one component within the scope of TC 215 and at least one component within the scope of TC 249 within the same project.

由 JWG 承担的项目应至少同时具备 TC 215 和 TC 249 工作范围内的一个相同部分。

This agreement aims to set up a milestone on cooperation and collaboration between ISO/TC 215 and ISO/TC 249, from which very promising and fruitful outcomes can be expected with positive contributions to human health and commerce and trade.

该协议旨在 ISO/TC 215 和 ISO/TC 249 之间建立一个基于合作与沟通的里程碑,可能对人类健康和商业贸易做出卓有成效的成果与积极的贡献。

3 Membership

成员资格

3.1 The JWG shall have two Co-convenors, one from TC 249 and one from TC 215. The role of co-convenors is to ensure proper processes are being followed, and to help facilitate resolution of process and procedural issues that may arise during the work on the projects, and to report to both parent committees on the progress of work.

联合工作组应有 2 位联合召集人,一位来自 TC 249,另一位来自 TC 215。联合召集人的职责是确保项目执行,并帮助推动决议的执行和解决项目工作中可能引起的程序问题,并向两个母委员会汇报工作进程。

3.2 The membership of JWG shall be open to all interested experts from both parent committees with the parent committees can decide upon the total number of experts and also upon the maximum number of experts appointed by each P-member if this is considered necessary.

两个母委员会中对该项目感兴趣的所有专家都可以注册成为联合工作组的专家。如确有必要,母委员会可以限制专家总人数以及每个 P 成员可以提名的最大专家数。

3.3 Each joint project will have its own Project Expert Group, which must be comprised of members of both TC 249 and TC 215. The Proposing Committee must apply the standard minimum number of experts as per ISO rules (minimum of 5, each from a different country), and the other TC shall nominate experts, as appropriate, for the project. Each joint project shall report to the co-convenors of the JWG.

每一个联合工作项目有自己项目专家组,专家由 TC 249 和 TC 215 共同提名组成。提出提案的委员会专家数必须符合按 ISO 规则(最少 5 个,分别来自不同的国家),另一个委员会也应提名适当人数的专家。每一个联合项目应当向联合工作组的联合召集人报告。

3.4 Both TC 215 and TC 249 shall supply expert resources for each project in accordance with actual needs of the project. Both secretariats shall provide necessary assistance and coordination as far as possible.

TC 215 和 TC 249 应该根据实际项目需要为每个项目提供专家资源。两个秘书处应尽可能地提供必要的协助和协调。

3.5 Both TCs shall encourage liaison participation in the JWG and ensure adequate consultation with relevant organizations (e.g., the World Health Organization).

两个 TC 应当鼓励联络组织参与到联合工作组中,确保与相关组织的协商咨询(比如,世界卫生组织)。

4 JWG Procedures

联合工作组工作程序

4.1 Any New Work Item Proposal (NWIP) brought forward within either ISO/TC 215/WG 3/TM – TF or ISO/TC 249/WG 5 should be submitted to JWG co-convenors for assessment if it may become a joint project. The period of assessment shall not be longer than one (1) month.

任何一个在 ISO/TC 215/WG 3/TM – TF 或者 ISO/TC 249/WG 5 中提出的可能会成为合作项目的新工作项目建议应当递交给联合工作组的联合召集人做评估。评估期间不得超过一个月。

4.2 If the proposal is determined to be a JWG project, it shall be assigned to JWG. The proposing committee will have administrative lead for the project. Any project that has been decided to be wholly contained within a single committee will be returned to the proposing committee for work following the normal committee processes for new projects.

如果这项提案被确定是一个联合工作组项目,它应被分配到联合工作组。提出提案的委员会将对该项目负有行政管理的职责。任何已经决定只涉及一个委员会工作内容的项目将被退回到该提案委员会,遵循该委员会正常新项目的工作流程推进项目的进展。

4.3 The proposing committee shall develop an NWIP for circulation within each TC. The

NWIP ballot should clearly state that the item is intended as a joint work item. P members of both committees should be asked to support assignment of the NWIP to the JWG. Both TCs shall nominate experts during the NWIP balloting process. The JWG project shall become an active work item if it meets the criteria for approval of a NWIP within both committees, and if assignment to the JWG is supported by a majority of the P members of each committee.

提出提案的委员会应当把新项目提案分发到两个委员会。NWIP 投票应明确指出该项目将作为一个合作项目。两个委员会中的 P 成员将被征询是否支持该项目成为联合工作组项目。在 NWIP 投票过程中两个委员会可以提名专家。如果该项目同时在两个委员会中分别符合立项通过的条件,即简单多数同意,该 JWG 项目将成为一个被激活的工作项目开展工作。

4.3.1 Preparatory stage

准备阶段

During the preparatory stage, a JWG functions like any other WG in ISO, the objective being to reach consensus between the experts on the content of a final working draft.

在准备阶段,一个 JWG 功能就像在 ISO 中的其他 WG,目标是在专家之间达成有关最终工作草案内容的共识。

4.3.2 Committee stage

委员会阶段

During the committee stage, the committee draft developed by the JWG shall be circulated for review and comment by the members of all parent committees. The objective is to ensure that a final CD is supported by consensus in accordance with 2.5.6 of Part 1 of the ISO/IEC Directives in all the parent committees before an enquiry draft is issued.

在委员会阶段,由 JWG 起草的委员会草案应在全体委员会的成员间传阅进行审查与评估。这样做的目的是按照 ISO/IEC 导则第一部分的 2.5.6 要求在所有委员会内问询草案发行之前达成共识,确保最终 CD 草案能获得通过。

4.3.3 Enquiry stage

询问阶段

At the enquiry stage a Draft International Standard is issued for voting by all ISO member bodies. The cover page will identify the committee responsible for the draft standard (the committee having administrative lead) and a special note will be added asking member bodies also to consult the national interests of the other parent committees of the JWG. Each member body is allowed only one vote. The approval criteria are that the DIS must be approved by 2/3 of the P-members voting of the committee having administrative lead and not more than 1/4 of all votes cast may be negative.

在询问阶段,一份国际标准草案由所有 ISO 成员参与投票。封面将确定由委员会负责起草标准(指管理领导的委员会),将增加特殊标注要求成员体也查阅其他委员会 JWG 的国家利益。每一成员体只允许投一票。批准标准是 DIS 必须经有管理领导的委员会的 2/3 P 成员投票赞成,并且反对票不超过 1/4。

4.3.4　Approval stage

批准阶段

If the enquiry draft received 100% approval, it may proceed directly to the publication stage. Otherwise, the final text will be issued as a FDIS.

如果问询草案获得 100% 选票批准,则可以直接进入出版阶段。否则,最终文本将作为一个 FDIS 发行。

The text of the enquiry draft, amended to take into account comments received during the enquiry, and the report of voting, are to be sent to ISO/CS.

在问询阶段采纳意见作出修改的问询草案的文本和投票的报告需被送到 ISO/CS。

ISO/CS will carry out its usual editing work and will issue a FDIS for voting by all ISO member bodies. The cover page will identify the committee responsible for the draft standard (the committee having administrative lead) and a special note will be added asking member bodies also to consult the national interests of the other parent committees of the JWG. Each member body is allowed only one vote. The approval criteria are that the FDIS must be approved by 2/3 of the P-members voting of the committee having administrative lead and not more than 1/4 of all votes cast may be negative.

ISO/CS 将执行其通常的编辑工作为所有 ISO 成员投票将发布一项 FDIS。封面将确定由委员会负责起草标准(指管理领导的委员会),将增加特殊标注要求成员体也查阅其他母委员会 JWG 的国家利益。每一成员体只允许投一票。批准标准是 DIS 必须经有管理领导的委员会的 2/3 P 成员投票同意,并且反对票不超过 1/4。

If the FDIS is approved, ISO/CS takes into account any editorial corrections requested by the secretariat or notified by the member bodies and publishes the ISO International Standard. If it is not approved, it is referred back to the concerned committees for further consideration.

如果 FDIS 被批准后,ISO/CS 将考虑秘书处或成员体提出的任何编辑性修改意见,并出版成为 ISO 国际标准。如果不予批准,它将被退回到相关委员会进行重新考虑。

The foreword of the International Standard will identify all the committees responsible for its development.

国际标准的前言将明确所有的委员会负责其发展。

4.3.5 Maintenance

标准维护

The procedures for the maintenance of standards developed jointly by ISO technical committees are normally agreed between the committees concerned. Any revision or amendment work will normally be conducted in the JWG which developed the original standard or in a re-constituted JWG.

由 ISO 技术委员会联合开发的标准的维护程序通常需在相关委员会之间同意。任何修改或修订工作通常会在原标准制定的 JWG 或重组的 JWG 内进行。

4.4 Any NP within the scope of JWG approved to be active work item or proposed by either TC before the establishment of JWG shall be assigned to JWG.

任何一方 TC 内,任何属于 JWG 工作范畴内的、在 JWG 成立以前已立项的或即将提案的项目将被分配至 JWG。

4.5 Approved work items already on the work program of either TC or NWIP currently under consideration within either TC that are within the scope of the JWG shall be proposed for assignment to the JWG. Assignment the JWG requires agreement from the P members of each TC.

TC 中已批准的工作项目或者正在 TC 中考虑的 NWIP,只要符合 JWG 工作范围内的都将被分配到 JWG 中开展项目。JWG 的分配要求必须征得每个 TC 的 P 成员同意。

4.6 Should the JWG be unable to reach consensus to progress a joint work item, the matter shall be referred to the respective TCs for resolution. If, after consideration within and consultation between the parent TCs, a consensus can not be reached to progress a joint work item, then it may be agreed:

JWG 中无法达成共识的工作项目将退回提交提案的委员会各自处理。如果,该委员会之间考虑和协商后,仍不能达成共识的联合工作项目,那么可能会被同意:

a) to progress the work item within one TC (with preference given to the originating TC);

在一个 TC 内作为工作项目发展(优先考虑在提案的 TC);

b) to cancel the work item;

取消工作项目;

c）to refer the matter to the ISO/TMB for resolution.

将问题提交给 ISO/TMB 寻求解决。

It should be noted that any P member has the right to appeal a committee decision to the ISO/TMB.

应该指出的是任何 P 成员有权向 ISO/TMB 针对委员会做出的决定提起申诉。

附录 4
中药材国内、国际标准

附表 1　已备案的中药材地方标准

序号	标准号	标准名称	省区市	状态	批准日期	实施日期	备案号	备案日期
1	DB42/T 1525—2019	中药材白及生产技术规程	湖北省	现行	2019 年 12 月 2 日	2020 年 3 月 2 日	69917—2020	2020 年 1 月 19 日
2	DB14/T 1559—2018	中药材丹参栽培技术规程	山西省	现行	2018 年 1 月 10 日	2018 年 3 月 10 日	68903—2019	2019 年 12 月 31 日
3	DB45/T 1732—2018	中药材钩藤扦插苗生产技术规程	广西壮族自治区	现行	2018 年 4 月 16 日	2018 年 5 月 20 日	68680—2019	2019 年 12 月 30 日
4	DB45/T 1727—2018	中药材绞股蓝生产技术规程	广西壮族自治区	现行	2018 年 4 月 16 日	2018 年 5 月 20 日	68675—2019	2019 年 12 月 30 日
5	DB14/T 1832—2019	中药材种植职业农民生产技能要求与评价	山西省	现行	2019 年 6 月 10 日	2019 年 6 月 10 日	68434—2019	2019 年 12 月 24 日
6	DB45/T 1853—2018	中药材田七马尾松林下种植技术规程	广西壮族自治区	现行	2018 年 10 月 20 日	2018 年 11 月 20 日	68227—2019	2019 年 12 月 20 日
7	DB42/T 1326—2018	中药材半夏生产技术规程	湖北省	现行	2018 年 1 月 24 日	2018 年 3 月 15 日	67760—2019	2019 年 12 月 6 日
8	DB61/T 1142.86—2018	中药材天丹二号	陕西省	现行	2018 年 4 月 10 日	2018 年 5 月 10 日	66594—2019	2019 年 11 月 28 日
9	DB61/T 1142.85—2018	中药材天丹一号	陕西省	现行	2018 年 4 月 10 日	2018 年 5 月 10 日	66593—2019	2019 年 11 月 28 日
10	DB13/T 2885—2018	中药材种子质量标准 蒲公英	河北省	现行	2018 年 12 月 13 日	2018 年 12 月 31 日	66250—2019	2019 年 11 月 20 日
11	DB13/T 2886—2018	中药材种子质量标准 掌叶半夏	河北省	现行	2018 年 12 月 13 日	2018 年 12 月 31 日	66249—2019	2019 年 11 月 20 日
12	DB13/T 2887—2018	中药材种苗质量标准 猪苓	河北省	现行	2018 年 12 月 13 日	2018 年 12 月 31 日	66248—2019	2019 年 11 月 20 日

（续表）

序号	标准号	标准名称	省区市	状态	批准日期	实施日期	备案号	备案日期
13	DB34/T 3157—2018	中药材种子 前胡	安徽省	现行	2018 年 8 月 8 日	2018 年 9 月 8 日	65791—2019	2019 年 11 月 14 日
14	DB34/T 559—2019	中药材种子 白芷	安徽省	现行	2019 年 7 月 1 日	2019 年 9 月 1 日	65107—2019	2019 年 11 月 1 日
15	DB34/T 555—2019	中药材种子 白术	安徽省	现行	2019 年 7 月 1 日	2019 年 9 月 1 日	65106—2019	2019 年 11 月 1 日
16	DB34/T 3348—2019	中药材商品规格等级 亳白芍	安徽省	现行	2019 年 7 月 1 日	2019 年 9 月 1 日	65105—2019	2019 年 11 月 1 日
17	DB34/T 3032—2017	中药材加工技术规程 知母	安徽省	现行	2017 年 12 月 30 日	2018 年 1 月 30 日	65056—2019	2019 年 10 月 30 日
18	DB34/T 3031—2017	中药材加工技术规程 何首乌	安徽省	现行	2017 年 12 月 30 日	2018 年 1 月 30 日	65009—2019	2019 年 10 月 30 日
19	DB34/T 3030—2017	中药材加工技术规程 丹参	安徽省	现行	2017 年 12 月 30 日	2018 年 1 月 30 日	65008—2019	2019 年 10 月 30 日
20	DB34/T 3029—2017	中药材加工技术规程 亳白芍	安徽省	现行	2017 年 12 月 30 日	2018 年 1 月 30 日	65007—2019	2019 年 10 月 30 日
21	DB37/T 3663—2019	中药材追溯 西洋参	山东省	现行	2019 年 8 月 30 日	2019 年 9 月 30 日	64397—2019	2019 年 10 月 25 日
22	DB34/T 3275—2018	中药材栽培技术规程 艾草	安徽省	现行	2018 年 12 月 29 日	2019 年 1 月 29 日	62931—2019	2019 年 10 月 14 日
23	DB34/T 3274—2018	中药材加工技术规程 玫瑰花	安徽省	现行	2018 年 12 月 29 日	2019 年 1 月 29 日	62930—2019	2019 年 10 月 14 日
24	DB42/T 1370—2018	中药材马蹄大黄生产技术规程	湖北省	现行	2018 年 7 月 20 日	2018 年 9 月 20 日	60282—2018	2018 年 9 月 26 日
25	DB42/T 1369—2018	中药材独活种苗生产技术规程	湖北省	现行	2018 年 7 月 20 日	2018 年 9 月 20 日	60281—2018	2018 年 9 月 26 日
26	DB13/T 2707—2018	中药材种子质量标准 土木香	河北省	现行	2018 年 4 月 9 日	2018 年 5 月 9 日	60101—2018	2018 年 9 月 3 日
27	DB13/T 2706—2018	中药材种子质量标准 大蓟	河北省	现行	2018 年 4 月 9 日	2018 年 5 月 9 日	60100—2018	2018 年 9 月 3 日
28	DB13/T 2705—2018	中药材种子质量标准 北豆根	河北省	现行	2018 年 4 月 9 日	2018 年 5 月 9 日	60099—2018	2018 年 9 月 3 日
29	DB13/T 2704—2018	中药材种子质量标准 薄荷	河北省	现行	2018 年 4 月 9 日	2018 年 5 月 9 日	60098—2018	2018 年 9 月 3 日
30	DB13/T 2692—2018	中药材种子种苗质量标准 北苍术	河北省	现行	2018 年 3 月 13 日	2018 年 4 月 13 日	58986—2018	2018 年 4 月 18 日

（续表）

序号	标准号	标准名称	省区市	状态	批准日期	实施日期	备案号	备案日期
31	DB13/T 2594—2017	中药材种子质量标准 祁沙参	河北省	现行	2017 年 11 月 22 日	2017 年 12 月 22 日	57882—2018	2018 年 1 月 16 日
32	DB21/T 2715.2—2016	辽东中药材栽培技术规程 第二部分：有机中药材大黄生产技术规程	辽宁省	现行	2016 年 11 月 18 日	2017 年 1 月 18 日	58366—2018	2017 年 12 月 8 日
33	DB21/T 2715.1—2016	辽东中药材栽培技术规程 第一部分：有机中药材辽藁本生产技术规程	辽宁省	现行	2017 年 11 月 18 日	2017 年 1 月 18 日	58365—2018	2017 年 12 月 8 日
34	DB62/T 2820—2017	中药材种苗 黄芩	甘肃省	现行	2017 年 11 月 9 日	2017 年 12 月 15 日	57716—2017	2017 年 12 月 6 日
35	DB62/T 2819—2017	中药材种苗 黄芪	甘肃省	现行	2017 年 11 月 9 日	2017 年 12 月 15 日	57715—2017	2017 年 12 月 6 日
36	DB62/T 2818—2017	中药材种苗 金银花	甘肃省	现行	2017 年 11 月 9 日	2017 年 12 月 15 日	57714—2017	2017 年 12 月 6 日
37	DB62/T 2817—2017	中药材种苗 甘草	甘肃省	现行	2017 年 11 月 9 日	2017 年 12 月 15 日	57713—2017	2017 年 12 月 6 日
38	DB62/T 2816—2017	中药材种苗 党参	甘肃省	现行	2017 年 11 月 9 日	2017 年 12 月 15 日	57712—2017	2017 年 12 月 6 日
39	DB62/T 2815—2017	中药材种子 柴胡	甘肃省	现行	2017 年 11 月 9 日	2017 年 12 月 15 日	57711—2017	2017 年 12 月 6 日
40	DB42/T 1269—2017	中药材板桥党参种子生产技术规程	湖北省	现行	2017 年 5 月 16 日	2017 年 9 月 1 日	55230—2017	2017 年 8 月 11 日
41	DB62/T 1530—2017	中药材挖掘机 作业质量	甘肃省	现行	2017 年 4 月 24 日	2017 年 5 月 30 日	54626—2017	2017 年 6 月 13 日
42	DB13/T 2413—2016	中药材种子质量 祁薏苡	河北省	现行	2016 年 9 月 30 日	2016 年 12 月 1 日	52509—2017	2017 年 1 月 19 日
43	DB42/T 1179—2016	中药材前胡种子质量分级	湖北省	现行	2016 年 6 月 1 日	2016 年 9 月 16 日	51979—2017	2016 年 12 月 13 日
44	DB62/T 2698—2016	中药材种子 素花党参	甘肃省	现行	2016 年 8 月 23 日	2016 年 9 月 30 日	51173—2017	2016 年 10 月 12 日
45	DB62/T 2699—2016	中药材种子 掌叶大黄	甘肃省	现行	2016 年 8 月 23 日	2016 年 9 月 30 日	51174—2017	2016 年 10 月 12 日
46	DB46/T 391—2016	中药材种苗 胆木扦插苗	海南省	现行	2016 年 8 月 29 日	2016 年 11 月 29 日	51154—2016	2016 年 9 月 9 日

（续表）

序号	标准号	标准名称	省区市	状态	批准日期	实施日期	备案号	备案日期
47	DB46/T 389—2016	中药材种子 益智	海南省	现行	2016年8月29日	2016年11月29日	51152—2016	2016年9月9日
48	DB46/T 385—2016	中药材种子 广金钱草	海南省	现行	2016年8月29日	2016年11月29日	51148—2016	2016年9月9日
49	DB46/T 382—2016	中药材种子 高良姜	海南省	现行	2016年8月29日	2016年11月29日	51145—2016	2016年9月9日
50	DB46/T 395—2016	中药材种子 胖大海	海南省	现行	2016年8月29日	2016年11月29日	51158—2016	2016年9月9日
51	DB46/T 394—2016	中药材种子 肉豆蔻	海南省	现行	2016年8月29日	2016年11月29日	51157—2016	2016年9月9日
52	DB13/T 2225—2015	中药材种苗质量标准 西陵知母	河北省	现行	2015年11月6日	2016年1月1日	50414—2016	2016年5月6日
53	DB13/T 2224—2015	中药材种苗质量标准 祁菊	河北省	现行	2015年11月6日	2016年1月1日	50413—2016	2016年5月6日
54	DB42/T 1149—2016	中药材独活种子生产技术规程	湖北省	现行	2016年1月20日	2016年3月20日	49408—2016	2016年4月21日
55	DB46/T 356—2016	中药材种子 裸花紫珠	海南省	现行	2016年1月19日	2016年4月1日	48873—2016	2016年2月16日
56	DB42/T 1077—2015	中药材茅苍术种子种苗质量检验规程	湖北省	现行	2015年6月23日	2015年10月1日	48742—2016	2015年12月17日
57	DB13/T 2118—2014	中药材种子质量标准 王不留行	河北省	现行	2014年12月24日	2015年1月15日	48032—2016	2015年6月28日
58	DB42/T 1060—2015	中药材茯苓清洁种植技术规程	湖北省	现行	2015年2月2日	2015年7月1日	46333—2015	2015年6月16日
59	DB45/T 1168—2015	中药材肿节风栽培技术规程	广西壮族自治区	现行	2015年5月10日	2015年6月10日	47210—2015	2015年5月20日
60	DB45/T 1181—2015	中药材阳春砂仁栽培技术规程	广西壮族自治区	现行	2015年5月10日	2015年6月10日	47209—2015	2015年5月20日
61	DB45/T 1175—2015	植物类中药材中总硒的测定 原子荧光光谱法	广西壮族自治区	现行	2015年5月10日	2015年6月10日	47208—2015	2015年5月20日
62	DB45/T 1174—2015	植物类中药材中总汞的测定 原子荧光光谱法	广西壮族自治区	现行	2015年5月10日	2015年6月10日	47207—2015	2015年5月20日

（续表）

序号	标准号	标准名称	省区市	状态	批准日期	实施日期	备案号	备案日期
63	DB42/T 1048—2105	中药材 续断	湖北省	现行	2015 年 2 月 2 日	2015 年 5 月 10 日	45347—2015	2015 年 3 月 26 日
64	DB62/T 2548—2014	中药材种子 当归	甘肃省	现行	2014 年 12 月 23 日	2015 年 1 月 20 日	47007—2015	2015 年 2 月 13 日
65	DB62/T 2549—2014	中药材种苗 当归	甘肃省	现行	2014 年 12 月 23 日	2015 年 1 月 20 日	47008—2015	2015 年 2 月 13 日
66	DB42/T 1018—2014	中药材蕲春夏枯草栽培技术规程	湖北省	现行	2014 年 9 月 3 日	2014 年 11 月 1 日	44131—2015	2014 年 12 月 17 日
67	DB42/T 1006—2014	中药材茯苓生产技术规程	湖北省	现行	2014 年 7 月 8 日	2014 年 10 月 28 日	44117—2015	2014 年 12 月 16 日
68	DB34/T 2124—2014	种植类中药材采集信息要求	安徽省	现行	2014 年 6 月 24 日	2014 年 7 月 24 日	43959—2014	2014 年 12 月 1 日
69	DB44/T 1301—2014	生猪无抗养殖 中药材防病技术规范	广东省	现行	2014 年 1 月 28 日	2014 年 5 月 1 日	44502—2015	2014 年 11 月 26 日
70	DB37/T 2602.1—2014	中药材生产技术规程 第一部分：苦参	山东省	现行	2014 年 9 月 5 日	2014 年 10 月 5 日	43659—2014	2014 年 9 月 28 日
71	DB37/T 2602.3—2014	中药材生产技术规程 第三部分：天麻	山东省	现行	2014 年 9 月 5 日	2014 年 10 月 5 日	43660—2014	2014 年 9 月 28 日
72	DB37/T 2602.5—2014	中药材生产技术规程 第五部分：玉竹	山东省	现行	2014 年 9 月 5 日	2014 年 10 月 5 日	43661—2014	2014 年 9 月 28 日
73	DB22/T 2090—2014	无公害中药材高山红景天种植技术规程	吉林省	现行	2014 年 6 月 30 日	2014 年 8 月 1 日	43149—2014	2014 年 8 月 6 日
74	DB45/T 1034—2014	中药材绞股蓝组培苗生产技术规程	广西壮族自治区	现行	2014 年 6 月 10 日	2014 年 7 月 10 日	42897—2014	2014 年 7 月 15 日
75	DB45/T 1040—2014	无公害中药材薏苡生产技术规程	广西壮族自治区	现行	2014 年 6 月 10 日	2014 年 7 月 10 日	42894—2014	2014 年 7 月 15 日
76	DB42/T 467—2014	中药材巴东独活生产技术规程	湖北省	现行	2014 年 1 月 6 日	2014 年 4 月 6 日	41254—2014	2014 年 2 月 11 日
77	DB42/T 468—2014	中药材巴东玄参生产技术规程	湖北省	现行	2014 年 1 月 6 日	2014 年 4 月 6 日	41255—2014	2014 年 2 月 11 日
78	DB42/T 945—2014	中药材掌叶大黄 种子生产技术规程	湖北省	现行	2014 年 1 月 7 日	2014 年 4 月 7 日	41257—2014	2014 年 2 月 11 日

（续表）

序号	标准号	标准名称	省区市	状态	批准日期	实施日期	备案号	备案日期
79	DB42/T 944—2014	中药材黄连初加工技术规程	湖北省	现行	2014 年 1 月 7 日	2014 年 4 月 7 日	41256—2014	2014 年 2 月 11 日
80	DB42/T 925—2013	中药材蕲艾栽培技术规程	湖北省	现行	2013 年 11 月 20 日	2014 年 5 月 1 日	41235—2014	2014 年 2 月 11 日
81	DB45/T 866—2012	植物类中药材中铝的测定 电感耦合等离子体质谱（ICP－MS）法	广西壮族自治区	现行	2012 年 12 月 10 日	2012 年 12 月 30 日	36431—2013	2013 年 1 月 30 日
82	DB45/T 875—2012	无公害中药材凉粉草栽培技术规程	广西壮族自治区	现行	2012 年 12 月 10 日	2012 年 12 月 30 日	36440—2013	2013 年 1 月 30 日
83	DB45/T 867—2012	植物类中药材中总砷的测定 原子荧光光谱法	广西壮族自治区	现行	2012 年 12 月 10 日	2012 年 12 月 30 日	36432—2013	2013 年 1 月 30 日
84	DB42/T 752—2011	中药材玄参主要病虫无害化治理技术规程	湖北省	现行	2011 年 12 月 8 日	2012 年 2 月 8 日	32984—2012	2012 年 1 月 31 日
85	DB52/T 730—2011	贵州地产中药材有害生物无害化治理技术规程 半夏	贵州省	现行	2011 年 11 月 10 日	2011 年 12 月 10 日	32848—2012	2012 年 1 月 17 日
86	DB13/T 1320.9—2010	中药材种子质量标准 第九部分 白芷	河北省	现行	2010 年 11 月 15 日	2010 年 11 月 25 日	32322—2012	2011 年 12 月 20 日
87	DB13/T 1320.10—2010	中药材种子质量标准 第十部分 防风	河北省	现行	2010 年 11 月 15 日	2010 年 11 月 25 日	32323—2012	2011 年 12 月 20 日
88	DB13/T 1320.7—2010	中药材种子质量标准 第七部分 射干	河北省	现行	2010 年 11 月 15 日	2010 年 11 月 25 日	32320—2012	2011 年 12 月 20 日
89	DB13/T 1320.1—2010	中药材种子质量标准 第一部分 紫苏	河北省	现行	2010 年 11 月 15 日	2010 年 11 月 25 日	32314—2012	2011 年 12 月 20 日
90	DB13/T 1320.6—2010	中药材种子质量标准 第六部分 黄芪	河北省	现行	2010 年 11 月 15 日	2010 年 11 月 25 日	32319—2012	2011 年 12 月 20 日
91	DB13/T 1320.5—2010	中药材种子质量标准 第五部分 瞿麦	河北省	现行	2010 年 11 月 15 日	2010 年 11 月 25 日	32318—2012	2011 年 12 月 20 日
92	DB13/T 1320.8—2010	中药材种子质量标准 第八部分 牛膝	河北省	现行	2010 年 11 月 15 日	2010 年 11 月 25 日	32321—2012	2011 年 12 月 20 日
93	DB13/T 1320.2—2010	中药材种子质量标准 第二部分 菘蓝	河北省	现行	2010 年 11 月 15 日	2010 年 11 月 25 日	32315—2012	2011 年 12 月 20 日
94	DB13/T 1320.4—2010	中药材种子质量标准 第四部分 荆芥	河北省	现行	2010 年 11 月 15 日	2010 年 11 月 25 日	32317—2012	2011 年 12 月 20 日

（续表）

序号	标准号	标准名称	省区市	状态	批准日期	实施日期	备案号	备案日期
95	DB13/T 1320.3—2010	中药材种子质量标准 第三部分 桔梗	河北省	现行	2010 年 11 月 15 日	2010 年 11 月 25 日	32316—2012	2011 年 12 月 20 日
96	DB42/T 683—2011	中药材续断种子生产技术规程	湖北省	现行	2011 年 1 月 4 日	2011 年 3 月 15 日	30814—2011	2011 年 6 月 30 日
97	DB42/T 684—2011	中药材玄参子芽生产技术规程	湖北省	现行	2011 年 1 月 4 日	2011 年 3 月 15 日	30815—2011	2011 年 6 月 30 日
98	DB62/T 2000—2010	中药材种子 甘草	甘肃省	现行	2010 年 12 月 3 日	2011 年 1 月 1 日	29644—2011	2011 年 2 月 9 日
99	DB62/T 2001—2010	中药材种子 党参	甘肃省	现行	2010 年 12 月 3 日	2011 年 1 月 1 日	29645—2011	2011 年 2 月 9 日
100	DB62/T 2002—2010	中药材种子 黄芪	甘肃省	现行	2010 年 12 月 3 日	2011 年 1 月 1 日	29646—2011	2011 年 2 月 9 日
101	DB62/T 2003—2010	中药材种子 黄芩	甘肃省	现行	2010 年 12 月 3 日	2011 年 1 月 1 日	29647—2011	2011 年 2 月 9 日
102	DB45/T 719—2010	植物类中药材铬、镍、锑、锡含量的测定 电感耦合等离子体发射光谱（ICP - AES）法	广西壮族自治区	现行	2010 年 12 月 30 日	2011 年 1 月 30 日	29490—2011	2011 年 1 月 10 日
103	DB45/T 705—2010	无公害中药材三叶香茶菜生产技术规程	广西壮族自治区	现行	2010 年 12 月 30 日	2011 年 1 月 30 日	29476—2011	2011 年 1 月 10 日
104	DB45/T 715—2010	无公害中药材广金钱草生产技术规程	广西壮族自治区	现行	2010 年 12 月 30 日	2011 年 1 月 30 日	29486—2011	2011 年 1 月 10 日
105	DB51/T 1149—2010	无公害中药材造林技术规程 黄柏	四川省	现行	2010 年 8 月 18 日	2010 年 10 月 1 日	28681—2010	2010 年 8 月 30 日
106	DB51/T 1154—2010	无公害中药材杜仲生产技术规程	四川省	现行	2010 年 8 月 18 日	2010 年 10 月 1 日	28686—2010	2010 年 8 月 30 日
107	DB42/T 627—2010	中药材黄连种苗	湖北省	现行	2010 年 4 月 8 日	2010 年 5 月 8 日	28487—2010	2010 年 8 月 6 日
108	DB42/T 626—2010	中药材黄连种子	湖北省	现行	2010 年 4 月 8 日	2010 年 5 月 8 日	28486—2010	2010 年 8 月 6 日
109	DB45/T 632—2009	有机中药材蔓性千斤拔生产技术规程	广西壮族自治区	现行	2009 年 12 月 30 日	2010 年 2 月 1 日	26869—2010	2010 年 1 月 14 日
110	DB42/T 570—2009	中药材茯苓菌种生产技术规程	湖北省	现行	2009 年 10 月 26 日	2010 年 1 月 1 日	26389—2009	2009 年 11 月 17 日

序号	标准号	标准名称	省区市	状态	批准日期	实施日期	备案号	备案日期
111	DB42/T 571—2009	中药材木瓜种苗繁育技术规程	湖北省	现行	2009 年 11 月 3 日	2010 年 1 月 1 日	26390—2009	2009 年 11 月 17 日
112	DB62/T 1827—2009	无公害中药材牛蒡子生产技术规程	甘肃省	现行	2009 年 8 月 7 日	2009 年 8 月 20 日	25893—2009	2009 年 8 月 19 日
113	DB51/T 964—2009	无公害中药材造林技术规程 厚朴	四川省	现行	2009 年 6 月 2 日	2009 年 7 月 1 日	25366—2009	2009 年 6 月 25 日
114	DB45/T 534—2008	无公害中药材蛤蚧加工技术规程	广西壮族自治区	现行	2008 年 8 月 8 日	2008 年 9 月 8 日	24373—2009	2009 年 2 月 12 日
115	DB45/T 532—2008	无公害中药材产地环境条件	广西壮族自治区	现行	2008 年 8 月 8 日	2008 年 9 月 8 日	24371—2009	2009 年 2 月 12 日
116	DB45/T 538—2008	无公害中药材山豆根栽培技术规程	广西壮族自治区	现行	2008 年 8 月 8 日	2008 年 9 月 8 日	24377—2009	2009 年 2 月 12 日
117	DB45/T 544—2008	无公害中药材鸡骨草：毛相思子生产技术规程	广西壮族自治区	现行	2008 年 8 月 8 日	2008 年 9 月 8 日	24383—2009	2009 年 2 月 12 日
118	DB45/T 535—2008	无公害中药材蛤蚧人工养殖技术规程	广西壮族自治区	现行	2008 年 8 月 8 日	2008 年 9 月 8 日	24374—2009	2009 年 2 月 12 日
119	DB45/T 545—2008	无公害中药材山银花生产技术规程	广西壮族自治区	现行	2008 年 8 月 8 日	2008 年 9 月 8 日	24384—2009	2009 年 2 月 12 日
120	DB45/T 499—2008	中药材广金钱草生产技术规程	广西壮族自治区	现行	2008 年 4 月 16 日	2008 年 5 月 18 日	24337—2009	2009 年 2 月 11 日
121	DB45/T 498—2008	中药材天冬生产技术规程	广西壮族自治区	现行	2008 年 4 月 16 日	2008 年 5 月 18 日	24336—2009	2009 年 2 月 11 日
122	DB45/T 497—2008	中药材栀子生产技术规程	广西壮族自治区	现行	2008 年 4 月 16 日	2008 年 5 月 18 日	24335—2009	2009 年 2 月 11 日
123	DB45/T 496—2008	中药材泽泻生产技术规程	广西壮族自治区	现行	2008 年 4 月 16 日	2008 年 5 月 18 日	24334—2009	2009 年 2 月 11 日
124	DB51/T 805—2008	中药材白芍生产技术规程	四川省	现行	2008 年 6 月 6 日	2008 年 9 月 1 日	23079—2008	2008 年 6 月 24 日

（续表）

序号	标准号	标准名称	省区市	状态	批准日期	实施日期	备案号	备案日期
125	DB51/T 773—2008	中药材种苗川芎苓种生产技术规程	四川省	现行	2008 年 6 月 6 日	2008 年 9 月 1 日	23047—2008	2008 年 6 月 23 日
126	DB45/T 442—2007	中药材砂仁生产技术规程	广西壮族自治区	现行	2007 年 11 月 16 日	2007 年 12 月 18 日	22832—2008	2008 年 5 月 21 日
127	DB45/T 443—2007	中药材蔓荆子生产技术规程	广西壮族自治区	现行	2007 年 11 月 16 日	2007 年 12 月 18 日	22833—2008	2008 年 5 月 21 日
128	DB45/T 411—2007	无公害农产品 植物类中药材产地环境条件	广西壮族自治区	现行	2007 年 11 月 16 日	2007 年 12 月 18 日	22801—2008	2008 年 5 月 20 日
129	DB33/T 637.1—2007	无公害中药材杭白芍 第一部分：产地环境	浙江省	现行	2007 年 4 月 16 日	2007 年 5 月 16 日	20688—2007	2007 年 4 月 30 日
130	DB33/T 637.2—2007	无公害中药材杭白芍 第二部分：种栽	浙江省	现行	2007 年 4 月 16 日	2007 年 5 月 16 日	20689—2007	2007 年 4 月 30 日
131	DB33/T 637.3—2007	无公害中药材杭白芍 第三部分：生产与加工技术	浙江省	现行	2007 年 4 月 16 日	2007 年 5 月 16 日	20690—2007	2007 年 4 月 30 日
132	DB45/T 366—2006	中药材岩黄连生产技术规程	广西壮族自治区	现行	2006 年 5 月 19 日	2006 年 6 月 19 日	19750—2006	2006 年 11 月 20 日
133	DB45/T 365—2006	中药材水半夏生产技术规程	广西壮族自治区	现行	2006 年 5 月 19 日	2006 年 6 月 19 日	19749—2006	2006 年 11 月 20 日
134	DB45/T 363—2006	中药材郁金生产技术规程	广西壮族自治区	现行	2006 年 5 月 19 日	2006 年 6 月 19 日	19747—2006	2006 年 11 月 20 日
135	DB45/T 364—2006	中药材穿心莲生产技术规程	广西壮族自治区	现行	2006 年 5 月 19 日	2006 年 6 月 19 日	19748—2006	2006 年 11 月 20 日
136	DB33/T 613.3—2006	无公害中药材吴茱萸 第三部分：生产技术准则	浙江省	现行	2006 年 9 月 4 日	2006 年 10 月 1 日	19579—2006	2006 年 10 月 25 日
137	DB33/T 613.2—2006	无公害中药材吴茱萸 第二部分：种苗	浙江省	现行	2006 年 9 月 4 日	2006 年 10 月 1 日	19578—2006	2006 年 10 月 25 日
138	DB33/T 613.1—2006	无公害中药材吴茱萸 第一部分：产地环境	浙江省	现行	2006 年 9 月 4 日	2006 年 10 月 1 日	19577—2006	2006 年 10 月 25 日

（续表）

序号	标准号	标 准 名 称	省区市	状态	批准日期	实施日期	备案号	备案日期
139	DB41/T 375—2004	无公害中药材禹白芷生产技术规范	河南省	现行	2004 年 12 月 1 日	2005 年 1 月 1 日	16217—2005	2004 年 12 月 16 日
140	DB41/T 374—2004	无公害中药材禹南星生产技术规范	河南省	现行	2004 年 12 月 1 日	2005 年 1 月 1 日	16216—2005	2004 年 12 月 16 日
141	DB41/T 382—2004	无公害中药材桔梗生产技术规范	河南省	现行	2004 年 12 月 1 日	2005 年 1 月 1 日	16224—2005	2004 年 12 月 16 日
142	DB41/T 380—2004	无公害中药材牛蒡子生产技术规范	河南省	现行	2004 年 12 月 1 日	2005 年 1 月 1 日	16222—2005	2004 年 12 月 16 日
143	DB41/T 378—2004	无公害中药材菊花生产技术规范	河南省	现行	2004 年 12 月 1 日	2005 年 1 月 1 日	16220—2005	2004 年 12 月 16 日
144	DB41/T 376—2004	无公害中药材禹白附生产技术规范	河南省	现行	2004 年 12 月 1 日	2005 年 1 月 1 日	16218—2005	2004 年 12 月 16 日
145	DB33/T 487.3—2004	无公害中药材玄参 第三部分：生产技术准则	浙江省	现行	2004 年 3 月 3 日	2004 年 4 月 3 日	15080—2004	2004 年 3 月 15 日
146	DB33/ 487.1—2004	无公害中药材玄参 第一部分：产地环境	浙江省	现行	2004 年 3 月 3 日	2004 年 4 月 3 日	15078—2004	2004 年 3 月 15 日
147	DB33/T 487.4—2004	无公害中药材玄参 第四部分：收获与加工	浙江省	现行	2004 年 3 月 3 日	2004 年 4 月 3 日	15081—2004	2004 年 3 月 15 日
148	DB33/ 487.2—2004	无公害中药材玄参 第二部分：种栽	浙江省	现行	2004 年 3 月 3 日	2004 年 4 月 3 日	15079—2004	2004 年 3 月 15 日
149	DB62/T 1097—2003	张掖市无公害中药材生产技术规程 麻黄	甘肃省	现行	2003 年 12 月 16 日	2004 年 1 月 1 日	14932—2004	2004 年 2 月 12 日
150	DB62/T 1096—2003	张掖市无公害中药材生产技术规程 黄芩	甘肃省	现行	2003 年 12 月 16 日	2004 年 1 月 1 日	14931—2004	2004 年 2 月 12 日
151	DB62/T 1098—2003	张掖市无公害中药材生产技术规程 柴胡	甘肃省	现行	2003 年 12 月 16 日	2004 年 1 月 1 日	14933—2004	2004 年 2 月 12 日
152	DB62/T 1093—2003	张掖市无公害中药材生产技术规程 板蓝根	甘肃省	现行	2003 年 12 月 16 日	2004 年 1 月 1 日	14928—2004	2004 年 2 月 12 日
153	DB62/T 1095—2003	张掖市无公害中药材生产技术规程 生地	甘肃省	现行	2003 年 12 月 16 日	2004 年 1 月 1 日	14930—2004	2004 年 2 月 12 日
154	DB62/T 1094—2003	张掖市无公害中药材生产技术规程 甘草	甘肃省	现行	2003 年 12 月 16 日	2004 年 1 月 1 日	14929—2004	2004 年 2 月 12 日

（续表）

序号	标准号	标准名称	省区市	状态	批准日期	实施日期	备案号	备案日期
155	DB62/T 1123—2003	定西市无公害中药材丹参生产技术规程	甘肃省	现行	2003 年 12 月 8 日	2004 年 1 月 1 日	14685—2004	2003 年 12 月 24 日
156	DB62/T 892—2002	无公害中药材柴胡生产技术	甘肃省	现行	2002 年 12 月 6 日	2003 年 1 月 1 日	12804—2003	2002 年 12 月 18 日
157	DB62/T 893—2002	无公害中药材大黄生产技术	甘肃省	现行	2002 年 12 月 6 日	2003 年 1 月 1 日	12805—2003	2002 年 12 月 18 日
158	DB62/T 889—2002	无公害中药材黄连生产技术	甘肃省	现行	2002 年 12 月 6 日	2003 年 1 月 1 日	12801—2003	2002 年 12 月 18 日
159	DB62/T 894—2002	无公害中药材当归生产技术	甘肃省	现行	2002 年 12 月 6 日	2003 年 1 月 1 日	12806—2003	2002 年 12 月 18 日
160	DB62/T 895—2002	无公害中药材半夏生产技术	甘肃省	现行	2002 年 12 月 6 日	2003 年 1 月 1 日	12807—2003	2002 年 12 月 18 日
161	DB62/T 891—2002	无公害中药材党参生产技术	甘肃省	现行	2002 年 12 月 6 日	2003 年 1 月 1 日	12803—2003	2002 年 12 月 18 日
162	DB62/T 823—2002	定西地区无公害中药材当归生产技术规程	甘肃省	现行	2002 年 8 月 27 日	2002 年 9 月 5 日	12742—2002	2002 年 11 月 21 日

注：数据来源于地方标准信息服务平台 http://dbba.sacinfo.org.cn/。

附表 2　全国已备案中药材团体标准

序号	团体名称	标准编号	标准名称	公布日期	状态	详细	购买信息
1	中国林业生态发展促进会	T/CEDA 005—2019	中国森林药材及其产品评定技术规范	2019 年 12 月 17 日	现行	详细	不可出售
2	乐山市金口河区高山中药材种植协会	T/JGYX 02—2019	地理标志产品 金口河川牛膝	2019 年 12 月 16 日	现行	详细	不可出售
3	乐山市金口河区高山中药材种植协会	T/JGYX 01—2019	地理标志产品 金口河川牛膝生产技术规范	2019 年 12 月 16 日	现行	详细	不可出售
4	宽甸满族自治县中药材协会	T/KDXZYCXH 001—2019	北苍术栽培技术规程	2019 年 12 月 2 日	现行	详细	不可出售

（续表）

序号	团体名称	标准编号	标准名称	公布日期	状态	详细	购买信息
5	中华中医药学会	T/CACM 1021.76—2018	中药材商品规格等级秦艽	2019 年 5 月 28 日	现行	详细	不可出售
6	中华中医药学会	T/CACM 1021.75—2018	中药材商品规格等级吴茱萸	2019 年 5 月 28 日	现行	详细	不可出售
7	中华中医药学会	T/CACM 1021.74—2018	中药材商品规格等级前胡	2019 年 5 月 28 日	现行	详细	不可出售
8	中华中医药学会	T/CACM 1021.73—2018	中药材商品规格等级木香	2019 年 5 月 28 日	现行	详细	不可出售
9	中华中医药学会	T/CACM 1021.72—2018	中药材商品规格等级巴戟天	2019 年 5 月 28 日	现行	详细	不可出售
10	中华中医药学会	T/CACM 1021.71—2018	中药材商品规格等级柴胡	2019 年 5 月 28 日	现行	详细	不可出售
11	中华中医药学会	T/CACM 1021.70—2018	中药材商品规格等级酸枣仁	2019 年 5 月 28 日	现行	详细	不可出售
12	中华中医药学会	T/CACM 1021.69—2018	中药材商品规格等级玫瑰花	2019 年 5 月 28 日	现行	详细	不可出售
13	中华中医药学会	T/CACM 1021.68—2018	中药材商品规格等级苦杏仁	2019 年 5 月 28 日	现行	详细	不可出售
14	中华中医药学会	T/CACM 1021.67—2018	中药材商品规格等级葛根	2019 年 5 月 28 日	现行	详细	不可出售
15	中华中医药学会	T/CACM 1021.66—2018	中药材商品规格等级肉桂	2019 年 5 月 28 日	现行	详细	不可出售
16	中华中医药学会	T/CACM 1021.65—2018	中药材商品规格等级化橘红	2019 年 5 月 28 日	现行	详细	不可出售
17	中华中医药学会	T/CACM 1021.64—2018	中药材商品规格等级莲子	2019 年 5 月 28 日	现行	详细	不可出售
18	中华中医药学会	T/CACM 1021.63—2018	中药材商品规格等级西红花	2019 年 5 月 28 日	现行	详细	不可出售
19	中华中医药学会	T/CACM 1021.62—2018	中药材商品规格等级姜黄	2019 年 5 月 28 日	现行	详细	不可出售
20	中华中医药学会	T/CACM 1021.61—2018	中药材商品规格等级僵蚕	2019 年 5 月 28 日	现行	详细	不可出售
21	中华中医药学会	T/CACM 1021.60—2018	中药材商品规格等级木瓜	2019 年 5 月 17 日	现行	详细	不可出售
22	中华中医药学会	T/CACM 1021.59—2018	中药材商品规格等级沉香	2019 年 5 月 17 日	现行	详细	不可出售

（续表）

序号	团体名称	标准编号	标准名称	公布日期	状态	详细	购买信息
23	中华中医药学会	T/CACM 1021.58—2018	中药材商品规格等级 鹿茸	2019 年 5 月 17 日	现行	详细	不可出售
24	中华中医药学会	T/CACM 1021.57—2018	中药材商品规格等级 赤芍	2019 年 5 月 17 日	现行	详细	不可出售
25	中华中医药学会	T/CACM 1021.56—2018	中药材商品规格等级 苍术	2019 年 5 月 17 日	现行	详细	不可出售
26	中华中医药学会	T/CACM 1021.55—2018	中药材商品规格等级 白芍	2019 年 5 月 17 日	现行	详细	不可出售
27	中华中医药学会	T/CACM 1021.54—2018	中药材商品规格等级 黄柏	2019 年 5 月 17 日	现行	详细	不可出售
28	中华中医药学会	T/CACM 1021.53—2018	中药材商品规格等级 薏苡仁	2019 年 5 月 17 日	现行	详细	不可出售
29	中华中医药学会	T/CACM 1021.52—2018	中药材商品规格等级 桃仁	2019 年 5 月 17 日	现行	详细	不可出售
30	中华中医药学会	T/CACM 1021.51—2018	中药材商品规格等级 川芎	2019 年 5 月 17 日	现行	详细	不可出售
31	中华中医药学会	T/CACM 1021.50—2018	中药材商品规格等级 枸杞子	2019 年 5 月 17 日	现行	详细	不可出售
32	中华中医药学会	T/CACM 1021.49—2018	中药材商品规格等级 山茱萸	2019 年 5 月 17 日	现行	详细	不可出售
33	中华中医药学会	T/CACM 1021.48—2018	中药材商品规格等级 青皮	2019 年 5 月 17 日	现行	详细	不可出售
34	中华中医药学会	T/CACM 1021.47—2018	中药材商品规格等级 枳实	2019 年 5 月 17 日	现行	详细	不可出售
35	中华中医药学会	T/CACM 1021.150—2018	中药材商品规格等级 草果	2019 年 5 月 17 日	现行	详细	不可出售
36	中华中医药学会	T/CACM 1021.151—2018	中药材商品规格等级 车前子	2019 年 5 月 17 日	现行	详细	不可出售
37	中华中医药学会	T/CACM 1021.152—2018	中药材商品规格等级 瓜蒌	2019 年 5 月 17 日	现行	详细	不可出售
38	中华中医药学会	T/CACM 1021.153—2018	中药材商品规格等级 附子	2019 年 5 月 17 日	现行	详细	不可出售
39	中华中医药学会	T/CACM 1021.154—2018	中药材商品规格等级 川乌	2019 年 5 月 17 日	现行	详细	不可出售
40	中华中医药学会	T/CACM 1021.155—2018	中药材商品规格等级 荆芥	2019 年 5 月 17 日	现行	详细	不可出售

（续表）

序号	团体名称	标准编号	标准名称	公布日期	状态	详细	购买信息
41	中华中医药学会	T/CACM 1021.156—2018	中药材商品规格等级白头翁	2019 年 5 月 15 日	现行	详细	不可出售
42	中华中医药学会	T/CACM 1021.157—2018	中药材商品规格等级苍耳子	2019 年 5 月 15 日	现行	详细	不可出售
43	中华中医药学会	T/CACM 1021.158—2018	中药材商品规格等级枇杷叶	2019 年 5 月 15 日	现行	详细	不可出售
44	中华中医药学会	T/CACM 1021.159—2018	中药材商品规格等级鱼腥草	2019 年 5 月 15 日	现行	详细	不可出售
45	中华中医药学会	T/CACM 1021.160—2018	中药材商品规格等级蒺藜	2019 年 5 月 15 日	现行	详细	不可出售
46	中华中医药学会	T/CACM 1021.161—2018	中药材商品规格等级补骨脂	2019 年 5 月 15 日	现行	详细	不可出售
47	中华中医药学会	T/CACM 1021.162—2018	中药材商品规格等级草乌	2019 年 5 月 15 日	现行	详细	不可出售
48	中华中医药学会	T/CACM 1021.163—2018	中药材商品规格等级沙苑子	2019 年 5 月 15 日	现行	详细	不可出售
49	中华中医药学会	T/CACM 1021.164—2018	中药材商品规格等级川射干	2019 年 5 月 15 日	现行	详细	不可出售
50	中华中医药学会	T/CACM 1021.165—2018	中药材商品规格等级广金钱草	2019 年 5 月 15 日	现行	详细	不可出售
51	中华中医药学会	T/CACM 1021.166—2018	中药材商品规格等级虎杖	2019 年 5 月 15 日	现行	详细	不可出售
52	中华中医药学会	T/CACM 1021.167—2018	中药材商品规格等级天南星	2019 年 5 月 15 日	现行	详细	不可出售
53	中华中医药学会	T/CACM 1021.168—2018	中药材商品规格等级益母草	2019 年 5 月 15 日	现行	详细	不可出售
54	中华中医药学会	T/CACM 1021.169—2018	中药材商品规格等级麻黄	2019 年 5 月 15 日	现行	详细	不可出售
55	湖南省中药材产业协会	T/XZYC 0010—2019	玄参药材质量等级标准	2019 年 5 月 10 日	现行	详细	不可出售
56	湖南省中药材产业协会	T/XZYC 0009—2019	玄参饮片生产技术规范	2019 年 5 月 10 日	现行	详细	不可出售
57	湖南省中药材产业协会	T/XZYC 0008—2019	玄参采收和初加工技术规范	2019 年 5 月 10 日	现行	详细	不可出售
58	湖南省中药材产业协会	T/XZYC 0007—2019	玄参种植技术规范	2019 年 5 月 10 日	现行	详细	不可出售

（续表）

序号	团体名称	标准编号	标准名称	公布日期	状态	详细	购买信息
59	湖南省中药材产业协会	T/XZYC 0006—2019	玄参种芽繁育技术规范	2019 年 5 月 10 日	现行	详细	不可出售
60	湖南省中药材产业协会	T/XZYC 0005—2019	卷丹百合质量等级标准	2019 年 5 月 10 日	现行	详细	不可出售
61	湖南省中药材产业协会	T/XZYC 0004—2019	卷丹百合饮片生产技术规范	2019 年 5 月 10 日	现行	详细	不可出售
62	湖南省中药材产业协会	T/XZYC 0003—2019	卷丹百合采收和初加工技术规范	2019 年 5 月 10 日	现行	详细	不可出售
63	湖南省中药材产业协会	T/XZYC 0002—2019	卷丹百合种植技术规范	2019 年 5 月 10 日	现行	详细	不可出售
64	湖南省中药材产业协会	T/XZYC 0001—2019	卷丹百合种球繁育技术规范	2019 年 5 月 10 日	现行	详细	不可出售
65	中国中药协会	T/CATCM 001.2—2019	中药品牌评价 第二部分：中药材	2019 年 4 月 19 日	现行	详细	不可出售
66	馆陶县艾草协会	T /GTAC 002—2019	道地药材彭艾种苗标准	2019 年 4 月 1 日	现行	详细	不可出售
67	馆陶县艾草协会	T /GTAC 001—2019	道地药材彭艾栽培技术标准	2019 年 4 月 1 日	现行	详细	不可出售
68	中华中医药学会	T/CACM 1021.170—2018	中药材商品规格等级 绵马贯众	2019 年 1 月 24 日	现行	详细	不可出售
69	中华中医药学会	T/CACM 1021.171—2018	中药材商品规格等级 白果	2019 年 1 月 24 日	现行	详细	不可出售
70	中华中医药学会	T/CACM 1021.172—2018	中药材商品规格等级 赤小豆	2019 年 1 月 24 日	现行	详细	不可出售
71	中华中医药学会	T/CACM 1021.173—2018	中药材商品规格等级 大青叶	2019 年 1 月 24 日	现行	详细	不可出售
72	中华中医药学会	T/CACM 1021.174—2018	中药材商品规格等级 地骨皮	2019 年 1 月 24 日	现行	详细	不可出售
73	中华中医药学会	T/CACM 1021.175—2018	中药材商品规格等级 防己	2019 年 1 月 24 日	现行	详细	不可出售
74	中华中医药学会	T/CACM 1021.176—2018	中药材商品规格等级 狗脊	2019 年 1 月 24 日	现行	详细	不可出售
75	中华中医药学会	T/CACM 1021.177—2018	中药材商品规格等级 谷芽	2019 年 1 月 24 日	现行	详细	不可出售
76	中华中医药学会	T/CACM 1021.178—2018	中药材商品规格等级 火麻仁	2019 年 1 月 24 日	现行	详细	不可出售

（续表）

序号	团体名称	标准编号	标准名称	公布日期	状态	详细	购买信息
77	中华中医药学会	T/CACM 1021.179—2018	中药材商品规格等级 墨旱莲	2019 年 1 月 24 日	现行	详细	不可出售
78	中华中医药学会	T/CACM 1021.180—2018	中药材商品规格等级 蒲公英	2019 年 1 月 24 日	现行	详细	不可出售
79	中华中医药学会	T/CACM 1021.181—2018	中药材商品规格等级 神曲	2019 年 1 月 24 日	现行	详细	不可出售
80	中华中医药学会	T/CACM 1021.182—2018	中药材商品规格等级 葶苈子	2019 年 1 月 24 日	现行	详细	不可出售
81	中华中医药学会	T/CACM 1021.183—2018	中药材商品规格等级 王不留行	2019 年 1 月 24 日	现行	详细	不可出售
82	中华中医药学会	T/CACM 1021.184—2108	中药材商品规格等级 紫苏梗	2019 年 1 月 24 日	现行	详细	不可出售
83	中华中医药学会	T/CACM 1021.185—2018	中药材商品规格等级 紫苏叶	2019 年 1 月 24 日	现行	详细	不可出售
84	中华中医药学会	T/CACM 1021.186—2018	中药材商品规格等级 紫苏子	2019 年 1 月 24 日	现行	详细	不可出售
85	中华中医药学会	T/CACM 1021.187—2018	中药材商品规格等级 紫菀	2019 年 1 月 24 日	现行	详细	不可出售
86	中华中医药学会	T/CACM 1021.188—2018	中药材商品规格等级 车前草	2019 年 1 月 24 日	现行	详细	不可出售
87	中华中医药学会	T/CACM 1021.189—2018	中药材商品规格等级 木通	2019 年 1 月 24 日	现行	详细	不可出售
88	中华中医药学会	T/CACM 1021.190—2018	中药材商品规格等级 南沙参	2019 年 1 月 24 日	现行	详细	不可出售
89	中华中医药学会	T/CACM 1021.191—2018	中药材商品规格等级 南五味子	2019 年 1 月 24 日	现行	详细	不可出售
90	中华中医药学会	T/CACM 1021.192—2018	中药材商品规格等级 升麻	2019 年 1 月 24 日	现行	详细	不可出售
91	中华中医药学会	T/CACM 1021.193—2018	中药材商品规格等级 地肤子	2019 年 1 月 24 日	现行	详细	不可出售
92	中华中医药学会	T/CACM 1021.194—2018	中药材商品规格等级 使君子	2019 年 1 月 24 日	现行	详细	不可出售
93	中华中医药学会	T/CACM 1021.195—2018	中药材商品规格等级 淡竹叶	2019 年 1 月 24 日	现行	详细	不可出售
94	中华中医药学会	T/CACM 1021.196—2018	中药材商品规格等级 白茅根	2019 年 1 月 24 日	现行	详细	不可出售

（续表）

序号	团体名称	标准编号	标准名称	公布日期	状态	详细	购买信息
95	中华中医药学会	T/CACM 1021.197—2018	中药材商品规格等级 皂角刺	2019 年 1 月 24 日	现行	详细	不可出售
96	中华中医药学会	T/CACM 1021.198—2018	中药材商品规格等级 茵陈	2019 年 1 月 24 日	现行	详细	不可出售
97	中华中医药学会	T/CACM 1021.199—2018	中药材商品规格等级 海金沙	2019 年 1 月 24 日	现行	详细	不可出售
98	中华中医药学会	T/CACM 1021.200—2018	中药材商品规格等级 乌梅	2019 年 1 月 24 日	现行	详细	不可出售
99	中华中医药学会	T/CACM 1021.201—2018	中药材商品规格等级 秦皮	2019 年 1 月 24 日	现行	详细	不可出售
100	中华中医药学会	T/CACM 1021.202—2018	中药材商品规格等级 茜草	2019 年 1 月 24 日	现行	详细	不可出售
101	中华中医药学会	T/CACM 1021.203—2018	中药材商品规格等级 路路通	2019 年 1 月 24 日	现行	详细	不可出售
102	中华中医药学会	T/CACM 1021.204—2018	中药材商品规格等级 石菖蒲	2019 年 1 月 24 日	现行	详细	不可出售
103	中华中医药学会	T/CACM 1021.205—2018	中药材商品规格等级 野菊花	2019 年 1 月 24 日	现行	详细	不可出售
104	中华中医药学会	T/CACM 1021.206—2018	中药材商品规格等级 竹茹	2019 年 1 月 24 日	现行	详细	不可出售
105	中华中医药学会	T/CACM 1021.207—2018	中药材商品规格等级 青蒿	2019 年 1 月 24 日	现行	详细	不可出售
106	中华中医药学会	T/CACM 1021.208—2018	中药材商品规格等级 桑寄生	2019 年 1 月 24 日	现行	详细	不可出售
107	中华中医药学会	T/CACM 1021.209—2018	中药材商品规格等级 穿山甲	2019 年 1 月 24 日	现行	详细	不可出售
108	中华中医药学会	T/CACM 1021.210—2018	中药材商品规格等级 羚羊角	2019 年 1 月 24 日	现行	详细	不可出售
109	中华中医药学会	T/CACM 1021.211—2018	中药材商品规格等级 穿心莲	2019 年 1 月 24 日	现行	详细	不可出售
110	中华中医药学会	T/CACM 1021.212—2018	中药材商品规格等级 槐花	2019 年 1 月 24 日	现行	详细	不可出售
111	中华中医药学会	T/CACM 1021.213—2018	中药材商品规格等级 毛冬青	2019 年 1 月 24 日	现行	详细	不可出售
112	中华中医药学会	T/CACM 1021.214—2018	中药材商品规格等级 桃儿七	2019 年 1 月 24 日	现行	详细	不可出售

（续表）

序号	团体名称	标准编号	标准名称	公布日期	状态	详细	购买信息
113	中华中医药学会	T/CACM 1021.215—2018	中药材商品规格等级 九里香	2019 年 1 月 24 日	现行	详细	不可出售
114	中华中医药学会	T/CACM 1021.216—2018	中药材商品规格等级 蟾皮	2019 年 1 月 24 日	现行	详细	不可出售
115	中华中医药学会	T/CACM 1021.217—2018	中药材商品规格等级 蟾酥	2019 年 1 月 24 日	现行	详细	不可出售
116	中华中医药学会	T/CACM 1021.218—2018	中药材商品规格等级 琥珀	2019 年 1 月 24 日	现行	详细	不可出售
117	中华中医药学会	T/CACM 1021.219—2018	中药材商品规格等级 炉甘石	2019 年 1 月 24 日	现行	详细	不可出售
118	中华中医药学会	T/CACM 1021.220—2018	中药材商品规格等级 芒硝	2019 年 1 月 24 日	现行	详细	不可出售
119	中华中医药学会	T/CACM 1021.221—2018	中药材商品规格等级 硼砂	2019 年 1 月 24 日	现行	详细	不可出售
120	中华中医药学会	T/CACM 1021.222—2018	中药材商品规格等级 紫石英	2019 年 1 月 24 日	现行	详细	不可出售
121	中华中医药学会	T/CACM 1021.223—2018	中药材商品规格等级 白石英	2019 年 1 月 24 日	现行	详细	不可出售
122	中华中医药学会	T/CACM 1021.224—2018	中药材商品规格等级 白矾	2019 年 1 月 24 日	现行	详细	不可出售
123	中华中医药学会	T/CACM 1021.225—2018	中药材商品规格等级 龙骨	2019 年 1 月 24 日	现行	详细	不可出售
124	中华中医药学会	T/CACM 1021.226—2018	中药材商品规格等级 玄明粉	2019 年 1 月 24 日	现行	详细	不可出售
125	中华中医药学会	T/CACM 1021.46—2018	中药材商品规格等级 桂枝	2019 年 1 月 22 日	现行	详细	不可出售
126	中华中医药学会	T/CACM 1021.45—2018	中药材商品规格等级 艾叶	2019 年 1 月 22 日	现行	详细	不可出售
127	中华中医药学会	T/CACM 1021.44—2018	中药材商品规格等级 辛夷	2019 年 1 月 22 日	现行	详细	不可出售
128	中华中医药学会	T/CACM 1021.43—2018	中药材商品规格等级 牛膝	2019 年 1 月 22 日	现行	详细	不可出售
129	中华中医药学会	T/CACM 1021.42—2018	中药材商品规格等级 五味子	2019 年 1 月 22 日	现行	详细	不可出售
130	中华中医药学会	T/CACM 1021.41—2018	中药材商品规格等级 泽泻	2019 年 1 月 22 日	现行	详细	不可出售

（续表）

序号	团体名称	标准编号	标准名称	公布日期	状态	详细	购买信息
131	中华中医药学会	T/CACM 1021.40—2018	中药材商品规格等级 玄参	2019 年 1 月 22 日	现行	详细	不可出售
132	中华中医药学会	T/CACM 1021.39—2018	中药材商品规格等级 肉苁蓉	2019 年 1 月 22 日	现行	详细	不可出售
133	中华中医药学会	T/CACM 1021.37—2018	中药材商品规格等级 连翘	2019 年 1 月 22 日	现行	详细	不可出售
134	中华中医药学会	T/CACM 1021.36—2018	中药材商品规格等级 芡实	2019 年 1 月 22 日	现行	详细	不可出售
135	中华中医药学会	T/CACM 1021.35—2018	中药材商品规格等级 麦芽	2019 年 1 月 22 日	现行	详细	不可出售
136	中华中医药学会	T/CACM 1021.34—2018	中药材商品规格等级 黄精	2019 年 1 月 22 日	现行	详细	不可出售
137	中华中医药学会	T/CACM 1021.33—2018	中药材商品规格等级 冬虫夏草	2019 年 1 月 22 日	现行	详细	不可出售
138	中华中医药学会	T/CACM 1021.32—2018	中药材商品规格等级 川贝母	2019 年 1 月 22 日	现行	详细	不可出售
139	中华中医药学会	T/CACM 1021.31—2018	中药材商品规格等级 黄连	2019 年 1 月 22 日	现行	详细	不可出售
140	中华中医药学会	T/CACM 1021.30—2018	中药材商品规格等级 枳壳	2019 年 1 月 22 日	现行	详细	不可出售
141	中华中医药学会	T/CACM 1021.29—2018	中药材商品规格等级 栀子	2019 年 1 月 22 日	现行	详细	不可出售
142	中华中医药学会	T/CACM 1021.28—2018	中药材商品规格等级 薄荷	2019 年 1 月 22 日	现行	详细	不可出售
143	中华中医药学会	T/CACM 1021.27—2018	中药材商品规格等级 地黄	2019 年 1 月 22 日	现行	详细	不可出售
144	中华中医药学会	T/CACM 1021.26—2018	中药材商品规格等级 防风	2019 年 1 月 22 日	现行	详细	不可出售
145	中华中医药学会	T/CACM 1021.25—2018	中药材商品规格等级 杜仲	2019 年 1 月 22 日	现行	详细	不可出售
146	中华中医药学会	T/CACM 1021.24—2018	中药材商品规格等级 浙贝母	2019 年 1 月 22 日	现行	详细	不可出售
147	中华中医药学会	T/CACM 1021.23—2018	中药材商品规格等级 羌活	2019 年 1 月 22 日	现行	详细	不可出售
148	中华中医药学会	T/CACM 1021.22—2018	中药材商品规格等级 淫羊藿	2019 年 1 月 22 日	现行	详细	不可出售

（续表）

序号	团体名称	标准编号	标准名称	公布日期	状态	详细	购买信息
149	中华中医药学会	T/CACM 1021.21—2018	中药材商品规格等级百合	2019 年 1 月 22 日	现行	详细	不可出售
150	中华中医药学会	T/CACM 1021.20—2018	中药材商品规格等级砂仁	2019 年 1 月 22 日	现行	详细	不可出售
151	中华中医药学会	T/CACM 1021.19—2018	中药材商品规格等级白芷	2019 年 1 月 22 日	现行	详细	不可出售
152	中华中医药学会	T/CACM 1021.18—2018	中药材商品规格等级黄芩	2019 年 1 月 22 日	现行	详细	不可出售
153	中华中医药学会	T/CACM 1021.17—2018	中药材商品规格等级山药	2019 年 1 月 22 日	现行	详细	不可出售
154	中华中医药学会	T/CACM 1021.16—2018	中药材商品规格等级山楂	2019 年 1 月 22 日	现行	详细	不可出售
155	中华中医药学会	T/CACM 1021.15—2018	中药材商品规格等级红花	2019 年 1 月 22 日	现行	详细	不可出售
156	中华中医药学会	T/CACM 1021.14—2018	中药材商品规格等级牡丹皮	2019 年 1 月 22 日	现行	详细	不可出售
157	中华中医药学会	T/CACM 1021.13—2018	中药材商品规格等级茯苓	2019 年 1 月 22 日	现行	详细	不可出售
158	中华中医药学会	T/CACM 1021.12—2018	中药材商品规格等级铁皮石斛	2019 年 1 月 22 日	现行	详细	不可出售
159	中华中医药学会	T/CACM 1021.11—2018	中药材商品规格等级灵芝	2019 年 1 月 22 日	现行	详细	不可出售
160	中华中医药学会	T/CACM 1021.10—2018	中药材商品规格等级金银花	2019 年 1 月 22 日	现行	详细	不可出售
161	中华中医药学会	T/CACM 1021.9—2018	中药材商品规格等级天麻	2019 年 1 月 22 日	现行	详细	不可出售
162	中华中医药学会	T/CACM 1021.8—2018	中药材商品规格等级党参	2019 年 1 月 22 日	现行	详细	不可出售
163	中华中医药学会	T/CACM 010.3—2016	中药分子鉴定通则第三部分：中药材种子种苗	2019 年 1 月 22 日	现行	详细	不可出售
164	中华中医药学会	T/CACM 1021.7—2018	中药材商品规格等级丹参	2019 年 1 月 22 日	现行	详细	不可出售
165	中华中医药学会	T/CACM 1021.6—2018	中药材商品规格等级甘草	2019 年 1 月 22 日	现行	详细	不可出售
166	中华中医药学会	T/CACM 1021.5—2018	中药材商品规格等级当归	2019 年 1 月 22 日	现行	详细	不可出售

（续表）

序号	团体名称	标准编号	标准名称	公布日期	状态	详细	购买信息
167	中华中医药学会	T/CACM 010.1—2016	中药分子鉴定通则 第一部分：中药材与中药饮片	2019 年 1 月 22 日	现行	详细	不可出售
168	中华中医药学会	T/CACM 1021.4—2018	中药材商品规格等级 黄芪	2019 年 1 月 22 日	现行	详细	不可出售
169	中华中医药学会	T/CACM 1021.3—2018	中药材商品规格等级 西洋参	2019 年 1 月 21 日	现行	详细	不可出售
170	中华中医药学会	T/CACM 1021.2—2018	中药材商品规格等级 人参	2019 年 1 月 21 日	现行	详细	不可出售
171	中华中医药学会	T/CACM 1021.1—2016	中药材商品规格等级 标准编制通则	2019 年 1 月 21 日	现行	详细	不可出售
172	中华中医药学会	T/CACM 002.1—2016	道地药材茅山苍术	2019 年 1 月 21 日	现行	详细	不可出售
173	中华中医药学会	T/CACM 001—2016	道地药材标准编制通则	2019 年 1 月 21 日	现行	详细	不可出售
174	中国农业机械学会	T/NJ 1168—2018	根类中药材揉搓机	2019 年 1 月 20 日	现行	详细	不可出售
175	海南省有机农业协会	T/HNYJNYXH 002—2018	优质仿野生中药材标准	2018 年 10 月 25 日	现行	详细	不可出售
176	海南省有机农业协会	T/HNYJNYXH 003—2018	优质野生药材标准	2018 年 10 月 25 日	现行	详细	不可出售
177	海南省有机农业协会	T/HNYJNYXH 001—2018	优质道地中药材标准	2018 年 8 月 16 日	现行	详细	不可出售
178	浙江省中药材产业协会	T/ZJZYC 001—2018	浙贝母主要病虫害防治用药建议	2018 年 5 月 11 日	现行	详细	不可出售
179	中国中药协会	T/CATCM 001—2018	无公害人参药材及饮片农药残留与重金属及有害元素限量	2018 年 5 月 7 日	现行	详细	不可出售
180	中国中药协会	T/CATCM 004—2017	中药材及饮片防霉变储藏规范通则	2018 年 3 月 7 日	现行	详细	不可出售
181	中国中药协会	T/CATCM 003—2017	无公害三七药材及饮片的农药残留与重金属及有害元素残留限量	2017 年 3 月 28 日	现行	详细	不可出售

注：数据来源于全国团体标准信息平台 http://www.ttbz.org.cn/standardmanage/list/?organid=1762。

附表 3 《美国药典》草药卷待完成的专论

Monograph	Related Monographs	Version	Post date
Ammi majus Fruit	Ammi majus	Version 0.1	May 20, 2013
Ammi visnaga Fruit	Ammi visnaga	Version 0.1	May 20, 2013
Angelica gigas Root	Angelica gigas	Version 0.1	February 16, 2018
Angelica gigas Root Powder	Angelica gigas	Version 0.1	February 28, 2018
Atropa belladonna Leaf	Atropa belladonna	Version 0.1	November 7, 2013
Croton lechleri Latex	Croton lechleri	Version 0.1	May 20, 2013
Dioscorea polystachya Rhizome	Dioscorea polystachya	Version 0.1	May 20, 2013
Forsythia suspensa Fruit	Forsythia suspensa	Version 0.1	February 16, 2018
Forsythia suspensa Fruit Powder	Forsythia suspensa	Version 0.1	February 28, 2018
Harpagophytum Species Root	Harpagophytum Species	Version 0.1	May 20, 2013
Hibiscus sabdariffa Flower	Hibiscus sabdariffa	Version 0.1	May 20, 2013
Lepidium meyenii Tuber	Lepidium meyenii	Version 0.1	May 20, 2013
Lycium barbarum Fruit	Lycium barbarum	Version 0.1	May 20, 2013
Mucuna pruriens Seed	Mucuna pruriens	Version 0.1	May 31, 2016
Mucuna pruriens Seed Powder	Mucuna pruriens	Version 0.1	May 31, 2016
Nigella sativa Seed	Nigella sativa	Version 0.1	May 20, 2013
Paeonia Species Root	Paeonia Species	Version 0.1	May 20, 2013
Paullinia cupana Seed	Paullinia cupana	Version 0.1	May 20, 2013
Pelargonium sidoides Root	Pelargonium sidoides	Version 0.1	May 20, 2013
Peumus boldus Leaf	Peumus boldus	Version 0.1	May 20, 2013
Piper methysticum Rootstock Dry Extract	Piper methysticum	Version 0.1	January 9, 2014
Pterocarpus marsupium Heartwood	Pterocarpus marsupium	Version 0.1	July 24, 2014
Pterocarpus marsupium Heartwood Powder	Pterocarpus marsupium	Version 0.1	December 17, 2014
Rehmannia glutinosa Root	Rehmannia glutinosa	Version 0.1	May 20, 2013
Santalum album Oil	Santalum album	Version 0.1	January 6, 2020
Sceletium tortuosum Aerial Parts	Sceletium tortuosum	Version 0.1	May 20, 2013
Scutellaria baicalensis Root	Scutellaria baicalensis Root	Version 0.1	October 15, 2019
Scutellaria baicalensis Root Dry Extract	Scutellaria baicalensis Root	Version 0.1	October 15, 2019
Scutellaria baicalensis Root Powder	Scutellaria baicalensis Root	Version 0.1	October 15, 2019
Turnera diffusa Leaf	Turnera diffusa	Version 0.1	May 20, 2013
Ziziphus jujuba var. spinosa Seed	Ziziphus jujuba var. spinosa	Version 0.1	May 20, 2013

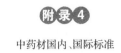
附表4 《美国药典》草药卷在公示期的专论

Monograph	Related Monographs	Version	Post date	Comments End
Aegle marmelos Fruit	Aegle marmelos	Version 0.2	May 7, 2018	August 5, 2018
Aegle marmelos Fruit Dry Extract	Aegle marmelos	Version 0.2	May 7, 2018	August 5, 2018
Aegle marmelos Fruit Powder	Aegle marmelos	Version 0.2	May 7, 2018	August 5, 2018
Antrodia camphorata Fruiting Body	Antrodia camphorata	Version 0.2	March 26, 2015	June 24, 2015
Antrodia camphorata Fruiting Body Dry Extract	Antrodia camphorata	Version 0.2	March 26, 2015	June 24, 2015
Antrodia camphorata Fruiting Body Powder	Antrodia camphorata	Version 0.2	March 26, 2015	June 24, 2015
Berberis aristata Stem	Berberis aristata	Version 0.2	May 7, 2018	August 5, 2018
Berberis aristata Stem Dry Extract	Berberis aristata	Version 0.2	May 7, 2018	August 5, 2018
Berberis aristata Stem Powder	Berberis aristata	Version 0.2	May 7, 2018	August 5, 2018
Cullen corylifolium Fruit	Cullen corylifolium	Version 0.2	May 7, 2018	August 5, 2018
Cullen corylifolium Fruit Dry Extract	Cullen corylifolium	Version 0.2	May 7, 2018	August 5, 2018
Cullen corylifolium Fruit Powder	Cullen corylifolium	Version 0.2	May 7, 2018	August 5, 2018
Mangifera indica Bark	Mangifera indica	Version 0.2	March 17, 2015	June 15, 2015
Mangifera indica Bark Dry Extract	Mangifera indica	Version 0.2	March 17, 2015	June 15, 2015
Mangifera indica Bark Powder	Mangifera indica	Version 0.2	March 17, 2015	June 15, 2015
Phyllanthus amarus Aerial Parts Powdered Extract	Phyllanthus amarus	Version 0.2	May 20, 2013	August 30, 2013
Picrorhiza kurrooa Root and Rhizome	Picrorhiza Species	Version 0.2	February 1, 2014	May 2, 2014
Picrorhiza kurrooa Root and Rhizome Dry Extract	Picrorhiza kurrooa	Version 0.2	February 1, 2014	May 2, 2014
Picrorhiza kurrooa Root and Rhizome Powder	Picrorhiza kurrooa	Version 0.2	February 1, 2014	May 2, 2014
Sphaeranthus indicus Aerial Parts	Sphaeranthus indicus	Version 0.2	March 17, 2015	June 15, 2015
Sphaeranthus indicus Aerial Parts Dry Extract	Sphaeranthus indicus	Version 0.2	March 17, 2015	June 15, 2015
Sphaeranthus indicus Aerial Parts Powder	Sphaeranthus indicus	Version 0.2	March 17, 2015	June 15, 2015
Terminalia chebula Fruit	Terminalia chebula	Version 0.3	May 9, 2018	August 7, 2018
Terminalia chebula Fruit Dry Extract	Terminalia chebula	Version 0.3	May 9, 2018	August 7, 2018

（续表）

Monograph	Related Monographs	Version	Post date	Comments End
Terminalia chebula Fruit Powder	Terminalia chebula	Version 0.3	May 9, 2018	August 7, 2018
Trigonella foenum-graecum Seed 4-Hydroxyisoleucine Powdered Extract	Trigonella foenum-graecum	Version 0.2	May 20, 2013	August 30, 2013
Vitex negundo Leaf	Vitex negundo	Version 1.1	May 7, 2018	August 5, 2018
Vitex negundo Leaf Dry Extract	Vitex negundo	Version 1.1	May 7, 2018	August 5, 2018
Vitex negundo Leaf Powder	Vitex negundo	Version 1.1	May 7, 2018	August 5, 2018
Ziziphus jujuba Fruit	Ziziphus jujuba	Version 0.2	April 11, 2014	July 10, 2014
Ziziphus jujuba Fruit Powder	Ziziphus Jujuba Fruit	Version 0.2	April 11, 2014	July 10, 2014

附表5 《美国药典》草药卷已经完成的专论

Monograph	Related Monographs	Version	Post date
Alcohol	Alcohol	Version 1.0	March 21, 2014
Cinnamomum cassia Twig	Cinnamomum cassia	Version 1.0	June 11, 2015
Cinnamomum cassia Twig Powder	Cinnamomum cassia Twig	Version 1.0	June 11, 2015
Citrus reticulata Peel	Citrus reticulata Peel	Version 1.0	August 23, 2017
Citrus reticulata Peel Dry Extract	Citrus reticulata Peel	Version 1.0	August 24, 2017
Citrus reticulata Peel Powder	Citrus reticulata Peel	Version 1.0	August 23, 2017
Coix lacryma-jobi Seed	Coix lacryma-jobi	Version 1.0	March 20, 2015
Coix lacryma-jobi Seed Powder	Coix lacryma-jobi	Version 1.0	March 20, 2015
Dehydrated Alcohol	Alcohol	Version 1.0	March 21, 2014
Ganoderma lucidum Fruiting Body	Ganoderma lucidum	Version 1.0	January 10, 2014
Ganoderma lucidum Fruiting Body Dry Extract	Ganoderma lucidum	Version 1.0	January 10, 2014
Ganoderma lucidum Fruiting Body Powder	Ganoderma lucidum	Version 1.0	January 10, 2014
Lagerstroemia speciosa Leaf	Lagerstroemia speciosa	Version 1.0	January 10, 2014
Lagerstroemia speciosa Leaf Dry Extract	Lagerstroemia speciosa	Version 1.0	January 10, 2014
Lagerstroemia speciosa Leaf Powder	Lagerstroemia speciosa	Version 1.0	January 10, 2014
Lonicera japonica Flower	Lonicera japonica	Version 1.0	February 13, 2015
Lonicera japonica Flower Dry Extract	Lonicera japonica Flower	Version 1.0	June 6, 2014

（续表）

Monograph	Related Monographs	Version	Post date
Lonicera japonica Flower Powder	Lonicera japonica Flower	Version 1.0	February 13, 2015
Panax ginseng Steamed Root and Rhizome	Panax ginseng Steamed Root and Rhizome	Version 1.0	February 17, 2016
Panax ginseng Steamed Root and Rhizome Dry Extract	Panax ginseng Steamed Root and Rhizame	Version 1.0	February 17, 2016
Panax ginseng Steamed Root and Rhizome Powder	Panax ginseng Steamed Root and Rhizame	Version 1.0	February 17, 2016
Panax notoginseng Root and Rhizome	Panax notoginseng	Version 1.0	March 28, 2014
Panax notoginseng Root and Rhizome Dry Extract	Panax notoginseng	Version 1.0	March 28, 2014
Panax notoginseng Root and Rhizome Powder	Panax notoginseng	Version 1.0	March 28, 2014
Phyllanthus amarus Aerial Parts	Phyllanthus amarus	Version 1.0	January 13, 2014
Phyllanthus amarus Aerial Parts Powder	Phyllanthus amarus	Version 1.0	January 10, 2014
Piper methysticum Root and Rhizome	Piper methysticum	Version 1.0	February 13, 2015
Piper methysticum Root and Rhizome Powder	Piper methysticum	Version 1.0	February 13, 2015
Polygonum multiflorum Root	Polygonum multiflorum	Version 1.0	February 13, 2015
Polygonum multiflorum Root Dry Extract	Polygonum multiflorum Root	Version 1.0	February 13, 2015
Polygonum multiflorum Root Powder	Polygonum multiflorum Root	Version 1.0	February 13, 2015
Purified Water	Purified Water	Version 1.0	March 21, 2014
Rhodiola crenulata Root and Rhizome	Rhodiola crenulata Root and Rhizome	Version 1.0	August 19, 2015
Rhodiola crenulata Root and Rhizome Dry Extract	Rhodiola crenulata Root and Rhizome	Version 1.0	August 19, 2015
Rhodiola crenulata Root and Rhizome Powder	Rhodiola crenulata Root and Rhizome	Version 1.0	August 19, 2015
Rhodiola rosea Root and Rhizome	Rhodiola rosea	Version 1.0	January 13, 2014
Rhodiola rosea Root and Rhizome Dry Extract	Rhodiola rosea	Version 1.0	January 13, 2014
Rhodiola rosea Root and Rhizome Powder	Rhodiola rosea	Version 1.0	January 13, 2014
Rhodiola rosea Root and Rhizome Tincture	Rhodiola rosea	Version 1.0	January 13, 2014
Salvia miltiorrhiza Root and Rhizome	Salvia miltiorrhiza	Version 1.0	March 28, 2014
Salvia miltiorrhiza Root and Rhizome Dry Extract	Salvia miltiorrhiza	Version 1.0	March 28, 2014
Salvia miltiorrhiza Root and Rhizome Powder	Salvia miltiorrhiza	Version 1.0	March 28, 2014
Schisandra chinensis Fruit	Schisandra chinensis	Version 1.0	February 13, 2015
Schisandra chinensis Fruit Dry Extract	Schisandra chinensis Fruit	Version 1.0	February 9, 2015

（续表）

Monograph	Related Monographs	Version	Post date
Schisandra chinensis Fruit Powder	Schisandra chinensis Fruit	Version 1.0	February 13, 2015
Trigonella foenum-graecum Seed	Trigonella foenum-graecum	Version 1.0	January 31, 2014
Trigonella foenum-graecum Seed Dry Extract	Trigonella foenum-graecum	Version 1.0	January 10, 2014
Trigonella foenum-graecum Seed Powder	Trigonella foenum-graecum	Version 1.0	January 10, 2014
Vitex negundo Leaf	Vitex negundo	Version 1.0	July 11, 2014
Vitex negundo Leaf Dry Extract	Vitex negundo	Version 1.0	July 11, 2014
Vitex negundo Leaf Powder	Vitex negundo	Version 1.0	July 11, 2014

附表6 ISO/TR 23975：2019 国际标准中排名前 100 位单味草药清单

综合优先级	草药名	药材名	中文名	英文名
1	*Panax ginseng* root	GINSENG RADIX ET RHIZOMA	人参	ginseng
2	*Ephedra sinica* stem/*Ephedra intermedia* stem/*Ephedra equisetina* stem	EPHEDRAE HERBA	麻黄	ephedra
3	*Pinellia ternata* tuber	PINELLIAE RHIZOMA	半夏	pinellia tuber
4	*Coptis chinensis* rhizome/*Coptis deltoidea* rhizome/*Coptis teeta* rhizome	COPTIDIS RHIZOMA	黄连	golden thread
5	*Eucommia ulmoides* bark	EUCOMMIAE CORTEX	杜仲	eucommia bark
6	*Panax notoginseng* root and rhizome	NOTOGINSENG RADIX ET RHIZOMA	三七	sanchi
7	*Glycyrrhiza uralensis* root and rhizome/*Glycyrrhiza inflata* root and rhizome/*Glycyrrhiza glabra* root and rhizome	GLYCYRRHIZAE RADIX ET RHIZOMA	甘草	licorice root
8	*Scutellaria baicalensis* root	SCUTELLARIAE RADIX	黄芩	baical skullcap root
9	*Atractylodes macrocephala* rhizome	ATRACTYLODIS MACROCEPHALAE RHIZOMA	白术	largehead atractylodes rhizome

（续表）

综合优先级	草 药 名	药 材 名	中文名	英 文 名
10	*Rheum palmatum* root and rhizome / *Rheum tanguticum* root and rhizome / *Rheum officinale* root and rhizome	RHEI RADIX ET RHIZOMA	大黄	rhurbarb
11	*Astragalus membranaceus* var. *mongholicus* root / *Astragalus membranaceus* root	ASTRAGLI RADIX	黄芪	milkvetch root
12	*Angelica sinensis* root	ANGELICAE SINENSIS RADIX	当归	Chinese angelica
13	*Strychnos nux-vomica* seed	STRYCHNI SEMEN	马钱子	nux vomica
14	*Ligusticum chuanxiong* rhizome	CHUANXIONG RHIZOMA	川芎	Szechwan lovage rhizome
15	*Fritillaria cirrhosa* bulb / *Fritillaria unibracteata* bulb / *Fritillaria przewalskii* bulb / *Fritillaria delavayi* bulb / *Fritillaria taipaiensis* bulb / *Fritillaria unibracteata* var. *wabuensis* bulb	FRITILLARIAE CIRRHOSAE BULBUS	川贝母	tendrilleaf fritillary bulb
16	processed *Aconitum carmichaeli* daughter root	ACONITI LATERALIS RADIX PRAEPARATA	附子	prepared common monkshood daughter root
17	*Gastrodia elata* tuber	GASTRODIAE RHIZOMA	天麻	tall gastrodia tuber
18	*Polygonum multiflorum* root tuber	POLYGONI MULTIFLORI RADIX	何首乌	fleeceflower root
19	*Cinnamomum cassia* bark	CINNAMOMI CORTEX	肉桂	cassia bark
20	*Schisandra chinensis* fruit	SCHISANDRAE CHINENSIS FRUCTUS	五味子	Chinese magnoliavine fruit
21	*Euodia rutaecarpa* fruit / *Euodia rutaecarpa* var. *officinalis* fruit / *Euodia rutaecarpa* var. *bodinieri* fruit	EUODIAE FRUCTUS	吴茱萸	medicinal euodia fruit
22	*Paeonia lactiflora* root	PAEONIAE RADIX ALBA	白芍	white peony root
23	*Cassia angustifolia* leaf / *Cassia acutifolia* leaf	SENNAE FOLIUM	番泻叶	senna leaf
24	*Tribulus terrestris* fruit	TRIBULI FRUCTUS	蒺藜	puncturevine caltrop fruit
25	*Pharbitis nil* seed / *Pharbitis pupurea* seed	PHARBITIDIS SEMEN	牵牛子	pharbitis seed
26	*Angelica dahurica* root / *Angelica dahurica* var. *formosana* root	ANGELICAE DAHURICAE RADIX	白芷	dahurian angelica root
27	*Panax quinquefolium* root	PANACIS QUINQUEFOLII RADIX	西洋参	American ginseng

（续表）

综合优先级	草 药 名	药 材 名	中文名	英 文 名
28	*Areca catechu* seed	ARECAE SEMEN	槟榔	areca seed
29	*Xanthium sibiricum* fruit	XANTHII FRUCTUS	苍耳子	Siberian cocklebur fruit
30	*Akebia quinata* stem / *Akebia trifoliata* stem / *Akebia trifoliata* var. *australis* stem	AKEBIAE CAULIS	木通	akebia stem
31	*Carthamus tinctorius* flower	CARTHAMI FLOS	红花	safflower
32	*Lycium barbarum* fruit	LYCII FRUCTUS	枸杞子	barbary wolfberry fruit
33	*Rehmannia glutinosa* root	REHMANNIAE RADIX	地黄	rehmannia root
34	*Codonopsis pilosula* root / *Codonopsis pilosula* var. *modesta* root / *Codonopsis tangshen* root	CODONOPSIS RADIX	党参	tangshen
35	*Curcuma phaeocaulis* rhizome / *Curcuma kwangsiensis* rhizome / *Curcuma wenyujin* rhizome	CURCUMAE RHIZOMA	莪术	zedoray rhizome
36	*Sophora flavescens* root	SOPHORAE FLAVESCENTIS RADIX	苦参	lightyellow sophora root
37	*Curcuma longa* rhizome	CURCUMAE LONGAE RHIZOMA	姜黄	turmeric
38	*Bupleurum chinense* root / *Bupleurum scorzonerifolium* root	BUPLEURI RADIX	柴胡	Chinese thorowrax root
39	*Saposhnikovia divaricata* root	SAPOSHNIKOVIAE RADIX	防风	divaricate saposhnikovia root
40	*Platycodon grandiflorum* root	PLATYCODONIS RADIX	桔梗	platycodon root
41	*Poria cocos* sclerotium	PORIA	茯苓	Indian bread
42	*Aloe barbadensis* juice / *Aloe ferox* juice	ALOE	芦荟	aloes
43	*Commiphora molmol* resin / *Commiphora myrrha* resin	MYRRHA	没药	myrrh
44	*Salvia miltiorrhiza* root and rhizome	SALVIAE MILTIORRHIZAE RADIX ET RHIZOMA	丹参	danshen root
45	*Mentha haplocalyx* herb	MENTHAE HAPLOCALYCIS HERB	薄荷	peppermint
46	*Cimicifuga heracleifolia* rhizome / *Cimicifuga dahurica* rhizome / *Cimicifuga foetida* rhizome	CIMICIFUGAE RHIZOMA	升麻	largetrifoliolious bugbane rhizome
47	*Anemarrhena asphodeloides* rhizome	ANEMARRHENAE RHIZOMA	知母	common anemarrhena rhizome

附录 4

中药材国内、国际标准

（续表）

综合 优先级	草 药 名	药 材 名	中文名	英文名
48	*Prunus persica* seed / *Prunus davidiana* seed	PERSICAE SEMEN	桃仁	peach seed
49	*Gentiana manshurica* root and rhizome / *Gentiana scabra* root and rhizome / *Gentiana triflora* root and rhizome / *Gentiana rigescens* root and rhizome	GENTIANAE RADIX ET RHIZOMA	龙胆	Chinese gentian
50	*Aconitum kusnezoffii* root tuber	ACONITI KUSNEZOFFII RADIX	草乌	kusnezoff monkshood root
51	*Glehnia littoralis* root	GLEHNIAE RADIX	北沙参	coastal glehnia root
52	*Aconitum carmichaeli* parent root tuber	ACONITI RADIX	川乌	common monkshood mother root
53	*Crocus sativus* stigma	CROCI STIGMA	西红花	saffron
54	*Hyoscyamus niger* seed	HYOSCYAMI SEMEN	天仙子	henbane seed
55	*Epimedium brevicornum* leaf / *Epimedium sagittatum* leaf / *Epimedium pubesceens* leaf / *Epimedium koreanum* leaf	EPIMEDII FOLIUM	淫羊藿	epimedium leaf
56	*Rhododendron molle* flower	RHODODENDRI MOLLIS FLOS	闹羊花	yellow azalea flower
57	*Pueraria lobata* root	PUERARIAE LOBATAE RADIX	葛根	kudzuvine root
58	*Polygala tenuifolia* root / *Polygala sibirica* root	POLYGALAE RADIX	远志	thinleaf milkwort root
59	*Gardenia jasminoides* fruit	GARDENIAE FRUCTUS	栀子	cape jasmine fruit
60	*Pseudolarix amabilis* root bark	PSEUDOLARICIS CORTEX	土荆皮	golden larch bark
61	*Datura metel* flower	DATURAE FLOS	洋金花	datura flower
62	*Euphorbia kansui* tuber root	KANSUI RADIX	甘遂	gansui root
63	*Euphorbia lathyris* seed	EUPHORBIAE SEMEN	千金子	caper euphorbia seed
64	*Daphne genkwa* flower bud	GENKWA FLOS	芫花	lilac daphne flower bud
65	*Dioscorea opposita* rhizome	DIOSCOREAE RHIZOMA	山药	common yam rhizome
66	*Anemone raddeana* rhizome	ANEMONES RADDEANAE RHIZOMA	两头尖	radde anemone rhizome
67	*Sinomenium acuturn* stem / *Sinamenium acutum* var. *cinereum* stem	SINOMENII CAULIS	青风藤	orientvine stem

（续表）

综合优先级	草 药 名	药 材 名	中文名	英 文 名
68	processed *Aconitum carmichaelii* parent root tuber	ACONITI RADIX COCTA	制川乌	prepared common monkshood mother root
69	*Ricinus communis* seed	RICINI SEMEN	蓖麻子	castor seed
70	*Sophora tonkinensis* root and rhizome	SOPHORAE TONKINENSIS RADIX ET RHIZOMA	山豆根	Vietnamese sophora root
71	*Cordyceps sinensis* stroma	CORDYCEPS	冬虫夏草	Chinese caterpillar fungus
72	*Periploca sepium* root bark	PERIPLOCAE CORTEX	香加皮	Chinese silkvine root bark
73	*Cinnamomum cassia* branch	CINNAMOMI RAMULUS	桂枝	cassia twig
74	*Ziziphus jujube* fruit	JUJUBAE FRUCTUS	大枣	Chinese date
75	*Arisaema erubescens* tuber /*Arisaema heterophyllum* tuber /*Arisaema amurense* tuber	ARISAEMATIS RHIZOMA	天南星	jackinthepulpit tuber
76	*Tussilago farfara* flower bud	FARFARAE FLOS	款冬花	common coltsfoot flower
77	*Curculigo orchioides* rhizome	CURCULIGINIS RHIZOMA	仙茅	common curculigo rhizome
78	*Eribotrya japonica* leaf	ERIBOTRYAE FOLIUM	枇杷叶	loquat leaf
79	*Polygonum bistorta* rhizome	BISTORTAE RHIZOMA	拳参	bistort rhizome
80	*Cistanche deserticola* fleshy stem / *Cistanche tubulosa* fleshy stem	CISTANCHES HERBA	肉苁蓉	desertliving cistanche
81	*Belamcanda chinensis* rhizome	BELAMCANDAE RHIZOMA	射干	blackberrylily rhizome
82	*Chelidonium majus* herb	CHELIDONII HERBA	白屈菜	greater celandine herb
83	*Leonurum japonicus* herb	LEONURI HERBA	益母草	motherwort herb
84	*Sophora japonica* flower and flower bud	SOPHORAE FLOS	槐花	pagodatree flower
85	*Gleditsia sinensis* fruit	GLEDITSIAE FRUCTUS ABNORMALIS	猪牙皂	Chinese honeylocust abnormal fruit
86	*Brucea javanica* fruit	BRUCEAE FRUCTUS	鸦胆子	java brucea fruit
87	*Magnolia biondii* flower bud /*Magnolia denudata* flower bud /*Magnolia sprengeri* flower bud	MAGNOLIAE FLOS	辛夷	biond magnolia flower
88	*Artemisia argyi* leaf	ARTEMISIAE ARGYI FOLIUM	艾叶	argy mormwoot leaf

（续表）

综合 优先级	草 药 名	药 材 名	中文名	英 文 名
89	*Melia toosendan* fruit	TOOSENDAN FRUCTUS	川楝子	Szechwan chinaberry fruit
90	*Dryopteris crassirhizoma* rhizome and frond bases	DRYOPTERIDIS CRASSIRHIZOMATIS RHIZOMA	绵马贯众	male fern rhizome
91	*Paeonia lactiflora* root / *Paeonia veitchii* root	PAEONIAE RADIX RUBRA	赤芍	red peony root
92	*Menispermum dauricum* rhizome	MENISPERMI RHIZOMA	北豆根	asiatic moonseed rhizome
93	*Actium lappa* fruit	ARCTII FRUCTUS	牛蒡子	great burdock achene
94	*Zanthoxylum nitidum* root	ZANTHOXYLI RADIX	两面针	shinyleaf pricklyash root
95	*Cnidium monnieri* fruit	CNIDII FRUCTUS	蛇床子	common cnidium fruit
96	*Daemonorops draco* fruit resin	DRACONIS SANGUIS	血竭	dragon's blood
97	*Isatis indigotica* root	ISATIDIS RADIX	板蓝根	isatis root
98	*Croton tiglium* fruit	CROTONIS FRUCTUS	巴豆	croton fruit
99	processed *Croton tiglium defatted* seed	CROTONIS SEMEN PULVERATUM	巴豆霜	defatted croton seed powder
100	*Trichosanthes kirilowii* root / *Trichosanthes rosthornii* root	TRICHOSANTHIS RADIX	天花粉	snakegourd root